整形外科専門医になるための診療スタンダード 1

脊椎・脊髄

監修●戸山芳昭
　　　大谷俊郎
編集●千葉一裕
　　　松本守雄

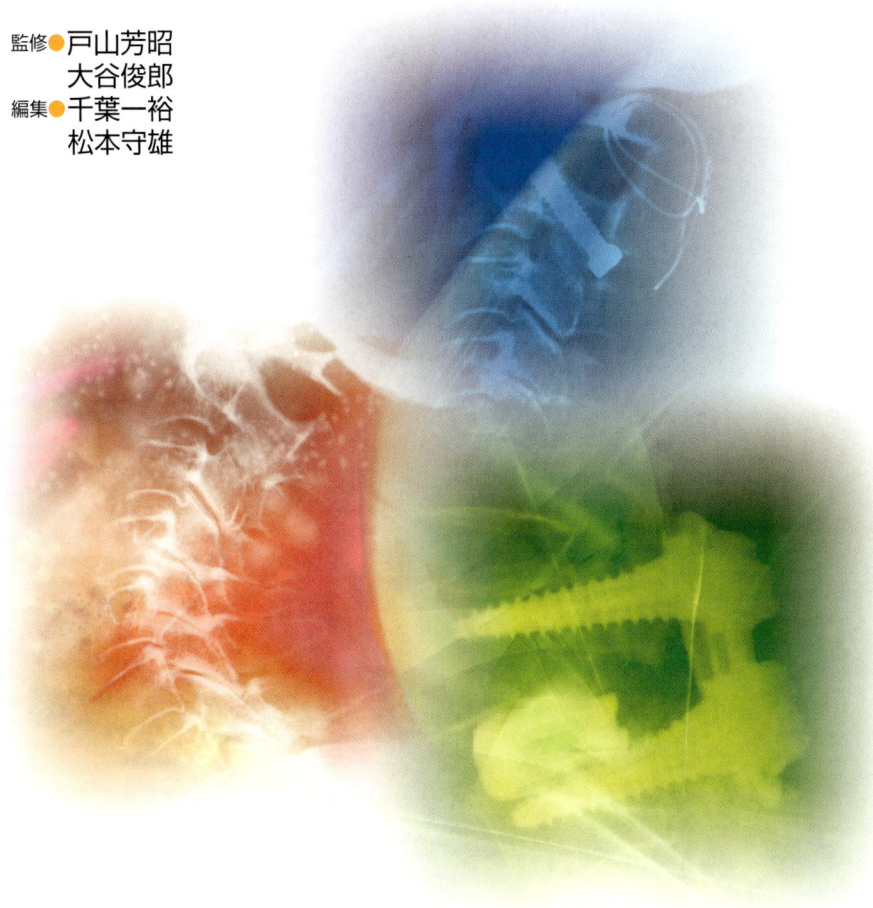

羊土社

謹告
　本書に記載されている診断法・治療法に関しては，発行時点における最新の情報に基づき，正確を期するよう，著者ならびに出版社はそれぞれ最善の努力を払っております．しかし，医学，医療の進歩により，記載された内容が正確かつ完全ではなくなる場合もございます．
　したがって，実際の診断法・治療法で，熟知していない，あるいは汎用されていない新薬をはじめとする医薬品の使用，検査の実施および判読にあたっては，まず医薬品添付文書や機器および試薬の説明書で確認され，また診療技術に関しては十分考慮されたうえで，常に細心の注意を払われるようお願いいたします．
　本書記載の診断法・治療法・医薬品・検査法・疾患への適応などが，その後の医学研究ならびに医療の進歩により本書発行後に変更された場合，その診断法・治療法・医薬品・検査法・疾患への適応などによる不測の事故に対して，著者ならびに出版社はその責を負いかねますのでご了承ください．

シリーズ監修の序

　超高齢化社会に突入した現代の日本に於いて，健康寿命に直結する運動器疾患はまさに国民的な重大関心事である．運動器を扱うプロとして，整形外科専門医の重要性は今後ますます大きくなると思われる．一方で，運動器全般を扱う整形外科学は，その守備範囲がきわめて広範囲にわたり，かつ各分野の専門性が高い．一例をあげれば，年齢では新生児から高齢者まで，部位では脊髄・末梢神経・骨・関節・筋腱など，疾患では先天性疾患・外傷・変性疾患・感染症・腫瘍など，治療では細胞レベルの再生医療から，マイクロサージェリー・脊柱再建術・人工関節手術など，枚挙にいとまがない．これから専門医を目指す専修医の方々にとって，日々多忙な業務の中でこれだけ膨大な範囲の知識と技術を身につけるのは決して容易いことではない．従来臨床は見て聞いて盗むものだと言われてきたが，現在の研修制度にあっては効率よく学ぶツールが必須である．そこで，教科書としてもハンドアウトとしても利用可能な，整形外科専門医になるための必携書として本シリーズを企画した．

　本シリーズは，日本整形外科学会が作成した「整形外科卒後研修ガイドライン」の中で，"経験することが望ましい"とされた外傷や疾患を可及的に網羅している．したがって，本シリーズを通読すれば研修記録に必要な疾患が一通り経験できることになる．さらに，各項目の最初にポイントをまとめて，タイトルにあげた項目全体を把握しやすくするように工夫した．

　執筆者は各分野の第一線で活躍中の指導者で，高度な専門性を備えていることはもちろん，現場で研修医・専修医・専門医に対する指導を日々実践中の，臨床指導のエキスパートばかりである．重要な記述のみならず，指導の現場でよく出る質問，間違えやすい知識，陥りやすいピットフォールなどを，経験に基づいて「指導医の教え」としてまとめてもらっている．臨床の現場で永年かかって身につけた技術や知識を，その人の言葉でかみ砕いて語ることによって，味わいあるワンポイントアドバイスが出来たと自負している．さらに，上級医にコンサルトが必要な場合や，他科依頼が必須の場合などについても，それぞれ項目をもうけて「専門医にコンサルトを要する場合」「他科にコンサルトを要する場合」としてまとめてある．これらの項目は，そこだけを拾い読みしても疾患のより深い理解に役立つはずである．

　本シリーズの目的は，整形外科専門医を目指す方々への道しるべとなることである．本シリーズが読者の方々に活用され，専門医としてふさわしい実力をつける一助となることを願う次第である．

2008年3月

戸山芳昭
大谷俊郎

編集の序

　近年の厚生労働省による日本国民の生活調査によれば，腰痛や頚部痛，肩こりなどの脊椎由来の愁訴は内科的なものも含めた愁訴の中でも，最も頻度が高い．また，整形外科外来を受診する患者に占める脊椎・脊髄疾患患者の割合も高い．腰痛や背部痛の原因は整形外科的なものだけでなく，内科，婦人科，外科などの他科疾患でも認められるため，その原因疾患についての知識はすべての医師にとって不可欠である．脊椎・脊髄疾患は加齢性疾患，腫瘍，外傷，炎症性疾患，代謝性疾患など多岐にわたるうえ，後頭頚椎移行部から仙尾椎まで広い範囲に発生する可能性があるため，整形外科専門医を目指す医師の方々が学ぶべき範囲は膨大である．

　本書では多岐にわたる脊椎・脊髄疾患のなかから「整形外科卒後研修ガイドライン」に沿って，日常診療する機会が多く，専門医として必ず知識を身につけておくべき疾患をとりあげ，臨床の最前線で活躍している指導医の方々に，病態，診断，治療などについて基礎的なエッセンスを記していただいたのみならず，臨床にすぐに役立つ診断・治療上のポイントも含めた応用的なことも含めて解説していただいた．

　本書は通読していただいてもよいし，診療時にポケットブックとして利用していただいてもよい．本書が読者の脊椎・脊髄疾患の診断・治療の手助けになるよう祈ってやまない．

2008年3月

千葉一裕
松本守雄

整形外科専門医になるための診療スタンダード 1

脊椎・脊髄

シリーズ監修の序 ……………………………………………… 戸山芳昭，大谷俊郎

編集の序 ………………………………………………………… 千葉一裕，松本守雄

概 論

＜脊椎・脊髄疾患診療のポイント＞

1. **解剖** ……………………………………………………………… 名倉武雄　12
　　1. 頚椎／2. 胸椎／3. 腰椎／4. 仙椎・尾椎

2. **診察法** …………………………………………………………… 千葉一裕　16
　　1. はじめに／2. 問診／3. 視診／4. 触診／5. 神経所見

3. **画像診断** ………………………………………………………… 小柳貴裕　23
　　1. はじめに／2. 単純X線／3. CT／4. MRI／5. 骨シンチグラフィー／6. 造影検査

4. **確定診断** …………………………………………………………… 辻　崇　29
　　1. はじめに／2. 問診・視診／3. 神経所見／4. 病態別のアプローチ／
　　5. そのほかの検査／6. 鑑別疾患

5. **脊椎・脊髄疾患のインフォームドコンセント** ……………… 手塚正樹　33
　　1. はじめに／2. インフォームドコンセントの実際

6. **治療** ……………………………………………………………… 小粥博樹　37
　　1. 脊椎・脊髄疾患治療の基本／2. 治療方針／3. 術前・術後治療

7. **リハビリテーション** ………………………………… 阿部玲音，高橋秀寿　42
　　1. はじめに／2. 運動療法／3. 牽引療法／4. 物理療法／5. 装具療法

＜リスクマネジメント＞

1. 脊椎手術におけるリスクマネジメント ………………………………… 稲見州治　52
　　1. はじめに　／2. 術前のリスクマネジメント　／3. 術中のリスクマネジメント　／
　　4. 術後のリスクマネジメント

疾　患

第1章　頚　椎

1. 頚椎損傷（脱臼・骨折） ………………………………………………… 塩田匡宣　58
2. むち打ち損傷 ……………………………………………………………… 清水健太郎　71
3. 頚椎椎間板ヘルニア ……………………………………………………… 谷戸祥之　78
4. 脊柱靱帯骨化症［頚椎］ ………………………………………………… 小川祐人　83
5. 変形性脊椎症（頚椎症，頚髄症） ……………………………… 谷戸祥之，白石　建　89
6. 頚椎の先天異常
　　a. 頭蓋底陥入症 ………………………………………………………… 朝妻孝仁　95
　　b. Klippel-Feil 症候群 ………………………………………………… 朝妻孝仁　100
　　c. os odontoideum（歯突起骨） …………………………………… 朝妻孝仁　103
7. 破壊性脊椎関節症 ………………………………………………………… 市村正一　107
8. 筋性斜頚 …………………………………………………………………… 日下部浩　112

第2章　胸　椎

1. 脊椎損傷（骨折・脱臼）［胸・腰椎］ ………………………………… 福井康之　118
2. 胸郭損傷 …………………………………………………………………… 栩木弘和　131
3. 脊柱靱帯骨化症［胸・腰椎］ …………………………………………… 野尻賢哉　134

第3章　腰椎・仙椎

1. 腰椎椎間板症，椎間板ヘルニア ………………………………… 依光悦朗　140
2. 腰椎分離症，分離すべり症，形成不全すべり症 ……………… 松本守雄　147
3. 脊柱管狭窄症（変性すべり症を含む） ………………………… 高畑武司　152
4. 変形性脊椎症［腰椎］ …………………………………………… 吉田英彰　161

第4章　脊椎・脊髄の疾患

1. 脊椎骨粗鬆症，脊椎圧迫骨折 …………………………………… 河野　亨　166
2. 化膿性脊椎炎 ……………………………………………………… 田村睦弘　171
3. 結核性脊椎炎 ……………………………………………………… 斉藤正史　175
4. リウマチ性脊椎炎 ………………………………………………… 石井　賢　180
5. 強直性脊椎炎，乾癬性脊椎炎（seronegative spondyloarthropathy） … 石川雅之　189
6. 二分脊椎，脊髄係留症候群 ……………………………………… 今林英明　194
7. 脊椎腫瘍 …………………………………………………………… 高石官成　202
8. 脊柱側弯症 ………………………………………………………… 渡辺航太　207
9. 脊柱後弯症 ………………………………………………………… 河野克己　212
10. 脊髄損傷 ………………………………………………………… 河野　仁　222
11. 脊髄・馬尾腫瘍 ………………………………………………… 中村雅也　229
12. 脊髄空洞症 ……………………………………………………… 鎌田修博　235
13. 脊髄疾患と鑑別を要する神経，筋疾患（筋萎縮性側索硬化症ほか） ……… 石原傳幸　240

索引 …………………………………………………………………………………… 244

執筆者一覧

監修
戸山　芳昭	（Yoshiaki TOYAMA）	慶應義塾大学医学部整形外科 教授
大谷　俊郎	（Toshiro OTANI）	慶應義塾大学看護医療学部 教授

編集
千葉　一裕	（Kazuhiro CHIBA）	慶應義塾大学医学部整形外科 准教授
松本　守雄	（Morio MATSUMOTO）	慶應義塾大学医学部先進脊椎脊髄病治療学講座 准教授

執筆者（執筆順）
名倉　武雄	（Takeo NAGURA）	慶應義塾大学医学部整形外科
千葉　一裕	（Kazuhiro CHIBA）	慶應義塾大学医学部整形外科
小柳　貴裕	（Takahiro KOYANAGI）	川崎市立井田病院整形外科
辻　　崇	（Takashi TSUJI）	慶應義塾大学医学部整形外科
手塚　正樹	（Masaki TEZUKA）	東京都済生会中央病院整形外科
小粥　博樹	（Hiroki OKAI）	公務員共済組合立川病院整形外科
阿部　玲音	（Reon ABE）	慶應義塾大学月が瀬リハビリテーションセンターリハビリテーション科
高橋　秀寿	（Hidetoshi TAKAHASHI）	国立成育医療センターリハビリテーション科
稲見　州治	（Kuniharu INAMI）	稲城市立病院整形外科
塩田　匡宣	（Masanobu SHIODA）	国立病院機構村山医療センター整形外科
清水健太郎	（Kentaro SHIMIZU）	佐野厚生総合病院整形外科
谷戸　祥之	（Yoshiyuki YATO）	防衛医科大学校整形外科
小川　祐人	（Yuto OGAWA）	埼玉社会保険病院整形外科
白石　　建	（Tateru SHIRAISHI）	東京歯科大学市川総合病院整形外科
朝妻　孝仁	（Takashi ASAZUMA）	防衛医科大学校整形外科
市村　正一	（Shoichi ICHIMURA）	杏林大学医学部整形外科
日下部　浩	（Hiroshi KUSAKABE）	国立成育医療センター整形外科
福井　康之	（Yasuyuki FUKUI）	国際医療福祉大学三田病院脊椎脊髄センター
栃木　弘和	（Hirokazu TOCHIGI）	東京歯科大学市川総合病院整形外科
野尻　賢哉	（Kenya NOJIRI）	伊勢原協同病院整形外科
依光　悦朗	（Etsuro YORIMITSU）	日野市立病院整形外科
松本　守雄	（Morio MATSUMOTO）	慶應義塾大学医学部先進脊椎脊髄病治療学講座
高畑　武司	（Takeshi TAKAHATA）	伊勢原協同病院整形外科
吉田　英彰	（Hideaki YOSHIDA）	公立福生病院整形外科
河野　　亨	（Toru KONO）	荻窪病院整形外科
田村　睦弘	（Mutsuhiro TAMURA）	済生会横浜市東部病院整形外科
斉藤　正史	（Masashi SAITO）	慶友整形外科病院整形外科
石井　　賢	（Ken ISHII）	慶應義塾大学医学部整形外科
石川　雅之	（Masayuki ISHIKAWA）	国際医療福祉大学三田病院脊椎脊髄センター
今林　英明	（Hideaki IMABAYASHI）	防衛医科大学校整形外科
高石　官成	（Hironari TAKAISHI）	慶應義塾大学医学部整形外科
渡辺　航太	（Kota WATANABE）	慶應義塾大学医学部整形外科
河野　克己	（Katsuki KONO）	済生会神奈川県病院整形外科
河野　　仁	（Hitoshi KONO）	国立病院機構村山医療センター整形外科
中村　雅也	（Masaya NAKAMURA）	慶應義塾大学医学部整形外科
鎌田　修博	（Michihiro KAMATA）	けいゆう病院整形外科
石原　傳幸	（Tadayuki ISHIHARA）	国立病院機構箱根病院神経内科

■ 注 意

　本書に記載されている内容に関しては，発行時点における最新の情報に基づき，正確を期するよう，執筆者ならびに出版社はそれぞれ最善の努力を払っております．しかし，医学，医療の進歩により，記載された内容が正確かつ完全ではなくなる場合もございます．

　従って，実際の診断法・治療法で，熟知していないあるいは汎用されていない新薬をはじめとする医薬品の使用，検査の測定および判読にあたっては，まず医薬品添付文書や機器および試薬の説明書で確認され，また処置技術に関しては充分考慮されたうえで，常に細心の注意を払われるようお願いいたします．

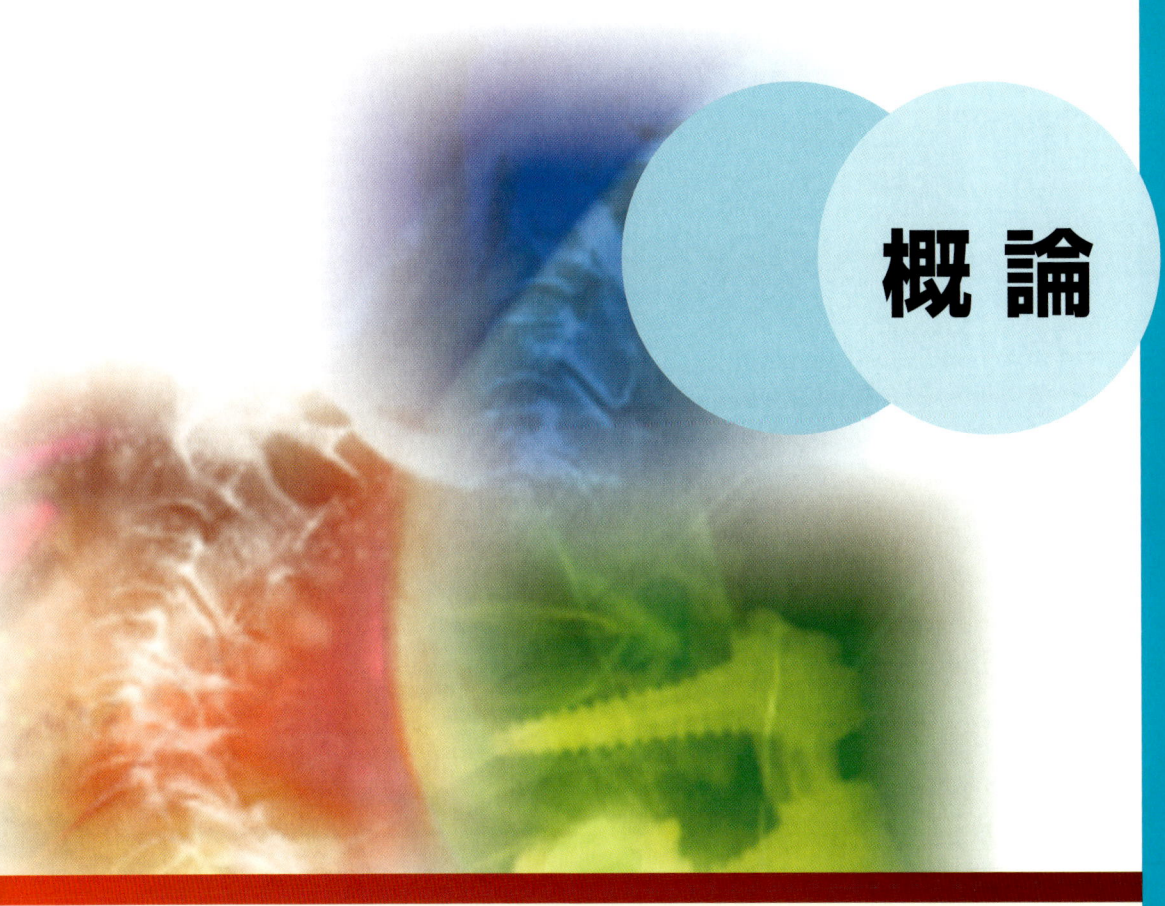

概 論

＜脊椎・脊髄疾患診療のポイント＞
1. 解剖 …………………………………………… 12
2. 診察法 ………………………………………… 16
3. 画像診断 ……………………………………… 23
4. 確定診断 ……………………………………… 29
5. 脊椎・脊髄疾患のインフォームドコンセント …… 33
6. 治療 …………………………………………… 37
7. リハビリテーション ………………………… 42

＜リスクマネジメント＞
1. 脊椎手術におけるリスクマネジメント ………… 52

概論　脊椎・脊髄疾患診療のポイント

1. 解剖

名倉武雄

> **Point**
> 1. 頚椎・胸椎・腰椎各部の機能・解剖学的特徴を把握する
> 2. 高位診断のため脊髄分節と高位，各神経根の支配領域を十分に理解する
> 3. 疾患の多い高位（特にC4–7，T10–12，L4–S）を中心に覚える
> 4. これらの解剖学的基礎知識が，画像撮影・臨床診断を進めるうえで大きな助けとなる

1 頚椎

1）C1，C2

環椎（C1）・軸椎（C2）は特異な形態をとっており，前後屈・回旋の可動域が大きい．特に回旋については左右40°の可動性を有する．生命中枢である延髄下部と脊髄上部がここを通過する．C2は棘突起が大きくこれに多くの回旋筋が付着し，体表からのメルクマールとなる．C1-2間は横靱帯（transverse ligament）を中心にたくさんの靱帯があり安定な構造をとるが，形態異常（Os odontoideum）やリウマチなどにより不安定性を生じるときに重篤な麻痺（呼吸麻痺，四肢麻痺）を生じる．上位頚椎は脊柱管が広く，前後径はC1で20〜23 mm，C2で18〜20 mmあるため，後縦靱帯骨化症（OPLL）や硬膜外腫瘍などが好発する部位であるにもかかわらず，脊髄圧迫症状がみられず無症状に経過しX線写真やMRIにて偶然発見されることも多いため注意が必要である．

2）C3以下

C3以下は同様の形態をとり，下位ほど大きい．頚椎の横突起は椎骨動脈を通すため他の脊椎に比し大きい．前方に隆起したC6横突起（頚動脈結節）と，通常最も大きい棘突起をもつC7は触知しやすく，体表のよいランドマークとなる．脊柱管前後径はC4-5レベルで15〜18 mmと最も狭くなる（図1）．一方，C4-5，C5-6椎間は前後屈（20°），回旋（7°）の可動域が大きい．この解剖学的・機能的特性によりC4-6レベルでは椎間板の変性・ヘルニアを生じるだけでなく，動的な圧迫によるはさみこみ（pincers mechanism）により脊髄症状を呈しやすい．C2-3以下の椎間板は前外側が上方に切れ上がり，椎体前外側が下位椎体にあたかもはまりこみ関節を形成しているように見える．このためこの部位はルシュカ関節（Luschka joint）と呼ばれ，滑膜を有さないため厳密には関節ではないが，機能的には関節となり頚椎の回旋・側屈に関与している．Luschka関節にはしばしば骨棘が発生するが，C4-5，5-6，6-7椎間に多く発生し，椎間孔の狭窄によりそれぞれC5，6，7神経根を障害する．これらの診断には頚椎X線の斜位撮影が有効である．

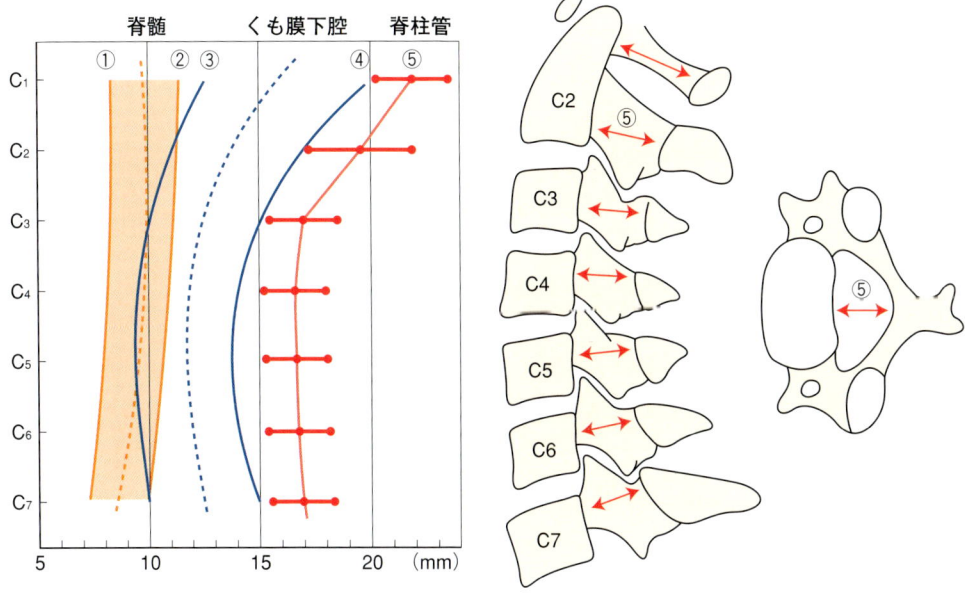

図1 ● 脊柱管の前後径（頚椎）
①②：各高位における脊髄前後径（下限，上限，点線は平均）
③④：各高位におけるくも膜下腔前後径（下限，上限，点線は平均）
⑤　：X線上の脊柱管前後径の平均
（文献1 p.27より改変）

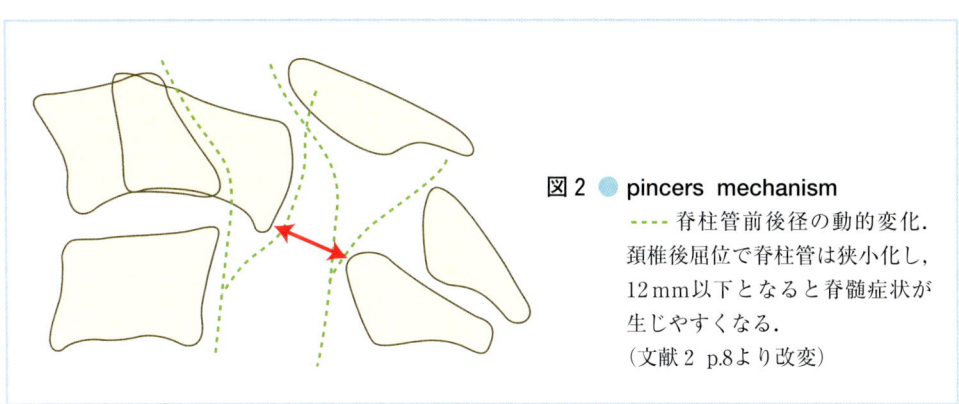

図2 ● pincers mechanism
---- 脊柱管前後径の動的変化．頚椎後屈位で脊柱管は狭小化し，12 mm以下となると脊髄症状が生じやすくなる．
（文献2 p.8より改変）

指導医の教え

上位椎体の下縁と下位椎弓上縁により脊髄が動的に圧迫される現象（dynamic canal stenosis）は，pincers mechanism（はさみこみ機構）といわれ，頚椎伸展位で椎体弓間距離が12 mm以下となると脊髄症状を生じやすくなる（図2）．

2　胸椎

胸椎の解剖学的な特徴は，12個ある椎骨すべてが肋骨と連結しこの肋骨が胸郭を形成しているため，可動性が乏しいこと，生理的に後弯していることである．可動性が小さいため，椎間板ヘルニアや椎間関節の変形による神経障害を呈することは頚椎・腰椎に比べ少ない．一方

OPLLや黄色靭帯骨化症，転移性脊椎腫瘍，脊髄腫瘍などは胸椎に多くみられるが，上述のように症状を呈しにくく，また胸郭・肺の存在により単純X線で病変描出が困難であるためしばしば見落とされる．原因不明の下肢のしびれや痙性，歩行障害を認める症例では胸椎のCT・MRIを行うことが診断の助けになる．また下位胸椎，胸腰椎移行部（T10-12，L1-2）は脊椎の彎曲が後弯から前弯に変化することに加え，下位腰椎よりも椎体が小さく圧縮力に対する抵抗が弱いため，外力により圧迫骨折を生じやすい力学的特性を有している．高齢者の骨粗鬆症による椎体圧潰，高所からの転落による椎体破裂骨折（burst fracture）の好発部位であることに留意する．

> **指導医の教え**
>
> 胸椎は体表からのランドマークに乏しく，また形状が似ているため高位を誤認しやすい．X線・MRIの撮影などに際し，肋骨の有無に留意すること，頚椎・腰椎を入れたイメージを撮影することが高位の誤認を防ぐポイントである．

3 腰椎

腰椎の特徴は，直立姿勢保持のために周囲筋・筋膜の発達が著しいこと，力学的負荷が大きいことである．

1) 上位腰椎

上位腰椎部は解剖学的に胸椎に近く，下位腰椎に比して力学的負荷・可動性は小さいため椎間関節の変形や椎間板ヘルニアを生じる頻度は少ないが，圧迫骨折や硬膜外腫瘍の好発部位である．成人では通常L1-2高位に脊髄の末端（脊髄円錐下端）があり，それ以下は馬尾神経となるため，L2以下の病変では脊髄障害（＝痙性麻痺）は生じえず，馬尾または神経根の障害（＝間欠性跛行や弛緩性麻痺）を呈することを理解する必要がある．

> **指導医の教え**
>
> 延髄以下の脊髄髄節は，頚椎・胸椎部で1-2椎の高位差があり，髄節は常に1-2レベル低い（例：C7高位にはC8髄節が存在）．しかし末端に近い脊髄円錐部ではT11-L2間の短い部位に腰髄（L1-5）・仙髄（S1-5）・尾髄が集中している．このため，脊髄円錐部の病変では多彩な神経症状を呈し，症状からの高位診断がしばしば困難となる（図3）．

2) L3以下の腰椎

L3以下の腰椎は，下部ほど椎体・椎間板とも大きく，増大する力学負荷を許容するようになっている．この力学的負荷に加え，L4-5，L5-S椎間は前後屈においてそれぞれ約20°と大きな可動域をもつため，椎間関節・椎間板の変性を生じやすい．変性すべり症，椎間板ヘルニアや脊柱管狭窄がこの2椎間に圧倒的に多いのは，このような機能的・解剖学的特徴による．このレベルの神経根障害，馬尾障害は日常非常に多く遭遇するため，解剖を熟知し病変の部位とそれにより生じる神経障害の関係を理解する（図4）．

腰椎のランドマークとなるのは，両側の腸骨稜を結んだJacoby線であり，通常これがL4-5高位に相当する．腰椎では10〜20%の頻度で移行椎（sacralization：L5が仙椎に癒合＝腰椎は4つ，lumbarisation：仙椎が腰椎化＝腰椎は6つ）を認めるが，これらが存在する場合直上の椎間板変性を生じやすく腰痛の頻度が高い．

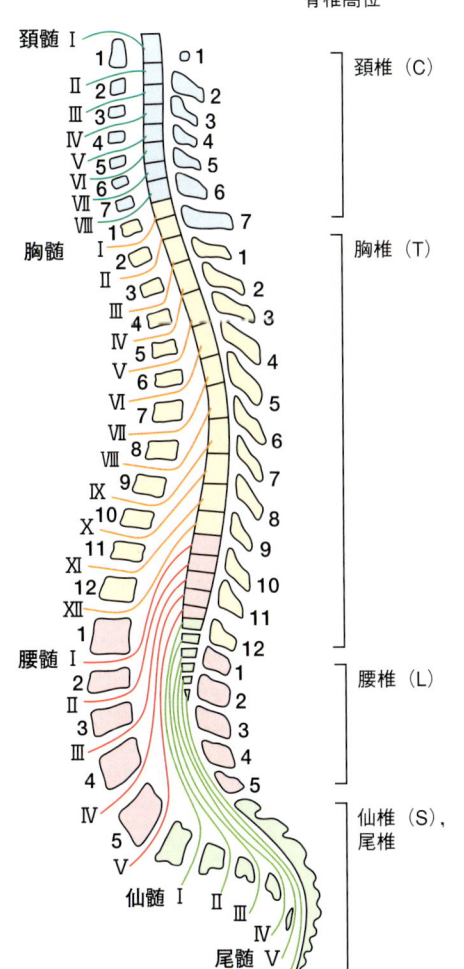

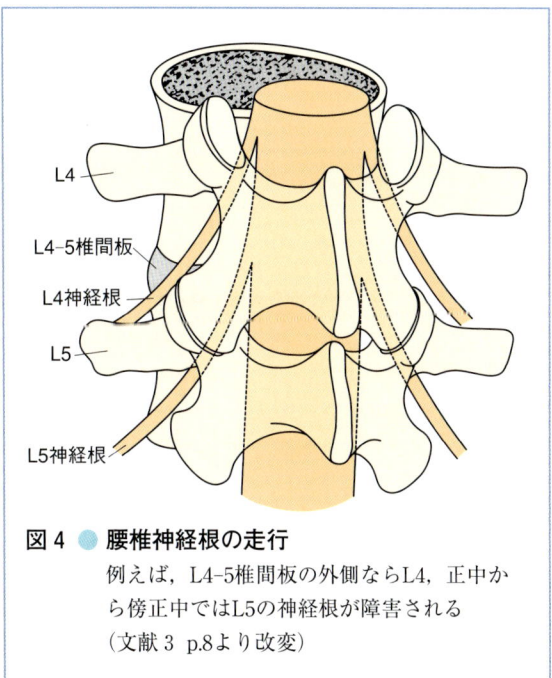

図4 ● 腰椎神経根の走行
例えば，L4-5椎間板の外側ならL4，正中から傍正中ではL5の神経根が障害される
（文献3 p.8より改変）

図3 ● 脊髄分節と脊椎高位
脊髄円錐部には腰髄・仙髄が集中する
（文献3 p.38より改変）

4 仙椎・尾椎

　仙骨は5つの仙椎が癒合したもので，S1-5の神経根がこれを貫いて走行している．S2以下の神経根は骨盤内・陰部に分布し，膀胱直腸・性機能に関与しているため，仙骨部の腫瘍（脊索腫などが好発）ではこれらの機能障害が問題となることが多い．尾椎は"尻もち"外傷による骨折にしばしば遭遇するが，機能障害をみることはほとんどない．外来にて行うことの多い仙骨裂孔硬膜外ブロックでは，尾椎の直上にある2対の仙骨角が穿刺のランドマークとなる．

<文　献>

1）2 上位頚椎解剖—C1，C2と脊柱管．「整形外科手術のための解剖学　脊椎・骨盤」（伊藤達雄 編），メジカルビュー社，1998

2）I 疾患の臨床分類・X線分類・骨のX線計測ほか．「整形外科カンファレンス必携」（小林 昭 編），共和企画通信，1994

3）1．脊椎・脊髄の解剖とバイオメカニクス．「臨床整形外科ハンドブック 3 脊椎」（上野良三 編），金原出版，1997

概論 脊椎・脊髄疾患診療のポイント

2. 診察法

千葉一裕

Point

1. 脊椎・脊髄疾患診察の際は着衣を最小限にさせ，全身を診る
2. 自分なりの手順を決め，毎回同じように診察を進めることで漏れをなくす
3. 病態を考える際には脊椎所見と神経所見に分けて考える
4. 神経所見は上位ニューロン障害と下位ニューロン障害に分けて考える
5. 画像検査は臨床診断の確認として行うものであり，必ず診察後にオーダーする

1 はじめに

　脊椎・脊髄疾患の疑いがある患者を診察する際には，着衣を最小限にして全身をくまなく診る必要がある．その病態を考察する際には，脊椎所見と神経所見の両者に分けて考え，両者の組み合わせから可能性の高い鑑別疾患を念頭に描く．画像検査はあくまでも臨床所見から考えられる疾患を鑑別する目的で行うべきであり，診察前に画像検査をオーダーするようなことがあってはならない．

2 問　診

　疼痛，しびれ，こり，脱力など主訴の部位や性状，原因や誘因の有無，体動による変化，経時的変化などを手際よく聞き出す．歩行，食事，着衣や書字など日常生活動作障害の有無を聞くことは神経障害，特に脊髄障害の把握に重要である．関節リウマチ，骨粗鬆症，悪性腫瘍，糖尿病などの既往歴，家族歴はもちろん，職業，家庭環境なども必要に応じて聴取する．

> **指導医の教え**
> 腰痛や頚肩腕症状を訴える患者では，精神・心理状態の把握が特に重要である．

3 視　診

　視診は入室時に歩行状態を観察することから始まっている（**表1**）．斜頚，側弯，後弯，過前弯など姿勢・脊柱弯曲異常の有無，さらに可動域制限の有無を診る．次いで四肢，体幹の筋萎縮の有無を確認する．さらに必要に応じて手指の自動運動を観察し，ミエロパチーハンド[※1]の有無を診る．

> **指導医の教え**
> 　顔色，体格，栄養状態などの全身所見や患者の態度をよく観察することで，癌の転移，化膿性疾患などの重大な疾患はもちろん，詐病などの見逃しを減らすことができる．

[※1] ミエロパチーハンド（myelopathy hand）：頚髄症の際に手指に現れる特徴的な徴候．

表1 ● 歩行異常

1．痙性歩行	膝を伸ばしたままあまり足を挙げずに，つま先で歩幅を狭くして小刻みに歩く．脊髄障害や脳性麻痺の際にみられる．	
2．失調歩行	外傷や脊髄癆などによる後索障害では両足を開き，足を高く挙げ投げ出して歩く．足下を注視していないとうまく歩けず，暗がりでは歩行できない．	
3．鶏歩行	足を高く挙げ，先に投げ出すように歩く．脊髄下位運動ニューロン障害による弛緩性麻痺があるとき，特に前脛骨筋力低下時にみられる．腓骨神経麻痺のほか椎間板ヘルニアや狭窄症による馬尾，神経根麻痺でも生じる．	
4．疼痛性跛行	疼痛がある側の足を引きずる，あるいは疼痛を避けるためどちらか一方に体幹を傾けて歩く．椎間板ヘルニア，狭窄症や腫瘍などによる神経根障害が強いときにみられる．	
5．間欠跛行	歩行により下肢・臀部の疼痛，しびれ，脱力などが出現あるいは増強し，歩行が困難となる．短い休息によって症状が改善し，再び歩行可能となる．原因によって以下のような特徴がある．	
	ⓐ 神経根性	：歩行により一側の下肢痛が増強する．神経根領域に一致した知覚障害，筋力低下をみることが多い．
	ⓑ 馬尾性	：下肢，会陰部のしびれ，脱力，灼熱感，ときとして膀胱直腸障害などの増強をみる．神経症状は神経根領域に一致しない．
	ⓒ 脊髄性	：歩行により下肢にしびれ，筋力低下とともに痙性が出現する．
	ⓓ 血管性	：足背動脈拍動が欠如し，下肢の冷感，疼痛を伴う．また姿勢による症状の変化がない．

1）Finger escape sign

全指を完全伸展位とし，内転位を保持させた際に，小指，環指，中指の尺側指の内転を保持できず，自然に指が外転し開いてしまう状態．程度により正常〜4度までの5段階に分類される（表2）．

表2 ● Finger escape sign

グレード	手指	障害
0	全指	なし
1	小指	内転位の保持不能
2	小指あるいは小指と環指	内転不能
3	小指と環指	内転不能あるいは完全伸展不能
4	小，環，中指	内転不能あるいは完全伸展不能

（文献3より）

2）10秒テスト（10 second test）

10秒間の間に全手指の屈伸をできるだけ早く繰り返させ，その回数を数える．その際，全指を完全に伸展させるように命ずる．正常では25回以上可能である．20回以下で頸髄症による巧緻運動障害を疑う．

触診

傍脊柱筋や上・下肢帯筋の硬結の有無や圧痛点の有無を確認する．骨折・脱臼など外傷性変化のほかに，脊椎すべりによる棘突起のズレなどの配列異常の有無や叩打痛の有無を確認する．

5 神経所見

誘発テスト，反射，知覚，筋力を順序よく系統的に診る．

1）誘発テスト

a. Spurling テスト（図1a）
　頚椎を症状側に後側屈させ，頭部を圧迫し軸圧をかけると上肢に根性疼痛が走る．頚椎椎間板ヘルニア，頚椎症による椎間孔狭窄などで陽性となる．

b. Jackson テスト（図1b）
　頚椎を後屈させ，軸方向に圧を加えると上肢あるいは下肢に放散痛やしびれを生じる．神経根障害，脊髄障害いずれでも陽性になる．

c. Lhermitte徴候
　仰臥位で頭部を他動的に前屈させると電撃様の疼痛が背部から両下肢に下行する．多発性硬化症で陽性となることが多く，脊髄損傷，腫瘍，椎間板ヘルニア，頚椎症などでもみられることがある．

d. Kemp 徴候
　体幹を患側に側屈させつつ過伸展すると臀部や下肢に放散痛が誘発される．腰椎椎間板ヘルニア，腰部脊柱管狭窄症，椎間関節症などでみられる．

e. 大腿神経伸長テスト（femoral nerve stretch test）
　腹臥位で患側下肢の膝を90°屈曲させ股関節を伸展するように持ち上げると大腿前面に放散痛が生じる．L3-4より上位の椎間板ヘルニアで陽性となる．

f. 下肢伸展挙上テスト（straight leg raising test）
　膝関節を伸展させたままで下肢を挙上するとある角度で臀部から下肢後面に疼痛を訴え挙上ができなくなる．70°以下を陽性としその際の角度を記載する．L5，S1神経根の障害で陽性となる．

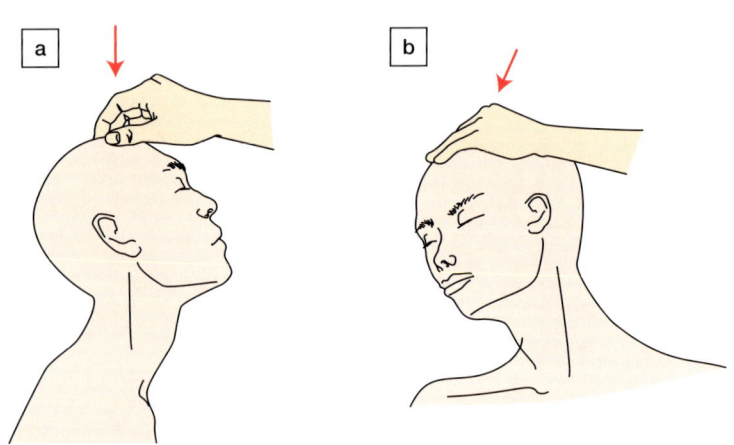

図1 ● Jacksonテスト（a），Spurlingテスト（b）
（文献6より改変）

2）反射（表3）

a. 深部腱反射

　被験筋の腱部をハンマーで軽く叩打し筋肉を急激に伸展し，防御性の収縮をみる．反射亢進は反射弓[※2]より上位すなわち1次（上位）運動ニューロンの障害を意味し，減弱・消失は2次（下位）運動ニューロンを含めた反射弓そのものの障害を示唆する．ただし両側性に亢進や減弱がみられる場合は病的意義がないこともあるため，必ず両側を比較して左右差をみることが大切である．

> **指導医の教え**
> 　常に1次ニューロン障害（脊髄障害）と2次ニューロン障害（馬尾・神経根障害）の違いにつき意識する．

b. 皮膚表在反射

　皮膚をピンなどで素早く擦り，近傍の筋肉の収縮の有無をみる．その消失は錐体路障害の重要な徴候である．反射弓は深部腱反射より複雑であり，遠心路は必ずしも求心路と同じ髄節から出るわけではない．刺激は加重するため，繰り返しにより出現しやすくなる．
　腹壁反射（abdominal reflex）は腹壁をピンで外側から臍へ向けて素早くこすると腹壁筋の収縮により，臍が刺激された側へ偏位する．挙睾反射（cremaster reflex）は大腿の内側面を上から下へピンなどでこすると，同側の精巣挙筋の収縮により，睾丸が挙上する．肛門反射（anal reflex）は会陰部や肛門周囲をピンなどでこすり，肛門括約筋の収縮を見るか，肛門に前もって挿入した指で確認する．

表3 ● 主な反射と中枢

肩甲上腕反射	scapulohumeral reflex	C3より上位
上腕二頭筋腱反射	biceps tendon reflex	C5-6
腕橈骨筋腱反射	brachioradialis tendon reflex	C6-7
上腕三頭筋腱反射	triceps tendon reflex	C7-8
膝蓋腱反射	patellar tendon reflex	L2-4
アキレス腱反射	Achilles tendon reflex	S1-2
上腹壁反射	epigastric reflex	T6-9
中腹壁反射	mid-abdominal reflex	T9-11
下腹壁反射	hypogastric reflex	T11-L1
挙睾反射	cremaster reflex	L1-2
肛門反射	anal reflex	S3-5

※2 反射弓：正常な反射出現には反射弓が健常であることが必要であり，これには①感覚受容器（皮膚，筋紡錘など），②知覚神経線維，③反射中枢にある脊髄内介在細胞やそれを支配する上位神経線維，④運動神経細胞と線維，⑤運動器（筋肉）が含まれる．したがって，以上の①〜⑤のいずれかが侵されても反射異常が出現する．

c. 病的反射

正常では認められず，その出現が病的意義を有する．

- **Hoffmann反射**：母指尖で患者の中指の爪を鋭く手掌側にはじくと，示指と母指が屈曲する．基本的には反射の亢進と同義であり1次ニューロン障害を意味する．ときに病的意義がないことがあるためその解釈には注意が必要である．
- **Trömner反射**：中指掌側を背側へはじくと，示指と母指が屈曲する．Hoffmann反射と同義である．
- **Babinski反射**：足底外側を踵からゆっくり上に向かってこすり，小指球のあたりで母趾の方へ曲げる．正常では足底反射が起こり母趾が底屈する．陽性例では逆に母趾が背屈し，母趾以外の足趾は外転し開扇現象（fanning）といわれる．最も信頼できる錐体路徴候である．類似法としてChaddock反射，Oppenheim反射，Gordon反射などがある．

d. クローヌス

筋トーヌスの亢進を意味するもので，錐体路症状である．膝蓋骨の上端を母趾と示指で把持し，急速に末梢側へ押し下げる膝クローヌスと，足底を把持し急速に足関節を背屈させる足クローヌスがある．

3) 感覚（表4）

従来は正常，感覚鈍麻（hypesthesia），感覚脱失（anesthesia），感覚過敏（hyperesthesia）などと定性的に評価したが，最近では健側あるいは正常他部位を10とした際の被験部の相対的感覚を1～10で自己申告させ，半定量的に表現することが多い．

a. 表在感覚

- **触覚**：筆や綿で軽く皮膚表面を触れながら調べる．伝導路は粗大触圧覚と明瞭な触覚で異なり，前者は前脊髄視床路，後者は後索を通るといわれている．
- **痛覚**：先端を鈍にした安全ピンなどで皮膚を軽く刺しながら調べる．伝導路は外側脊髄視床路である．
- **温覚**：通常は痛覚で代用するが，調べる場合は冷たい金属，暖めた湯の入った試験官，アルコール綿などを適宜皮膚に当てながら調べる．外側脊髄視床路を伝導するといわれている．

b. 深部感覚

圧覚，振動覚，位置覚，運動覚などがあり，振動覚は音叉を骨の突出部（胸骨，腸骨，肘頭，膝蓋，手関節，足関節果部など）に当てて調べる．位置覚，運動覚は手指，足趾の側面を摘んで他動的に動かし，動いた方向や位置を当てさせる．振動覚は後索のほか一部側索も伝導する可能性がある．位置覚（関節覚）は後索を伝導する．

表4 ● 感覚障害の分類

1. 末梢性	特定の末梢神経固有領域に一致した感覚障害．ただし末梢性でも糖尿病などでみられる多発神経炎（polyneuropathy）では四肢末端優位のglove & stocking型の障害をみる．	
2. 神経根性	髄節領域（いわゆるデルマトーム）に一致する感覚障害．	
3. 脊髄性	髄節性の感覚障害に索路性の感覚障害が重なり複雑な障害様式を呈する．圧迫部位以下で髄節あるいは固有神経領域に一致しない感覚障害を呈する．圧迫程度の進行に伴い，髄内からの圧迫では下行性に，髄外からの圧迫では上行性に障害が進展することが多い．脊髄横断面での障害部位により横断性，中心性，Brown-Sequard型，後索性など，また高位別では頭蓋頚椎移行部での交叉性障害や円錐部障害など，特有の障害形式をとることがある．	

4）筋力・筋萎縮

徒手筋力テスト（図2）を行い0〜5の6段階で評価する（表5）．障害された筋の分布から障害高位を推定する（表6）．下位運動ニューロン障害や筋原性疾患では著明な筋萎縮を認める．上位運動ニューロンの障害では筋萎縮はわずかなことが多い．

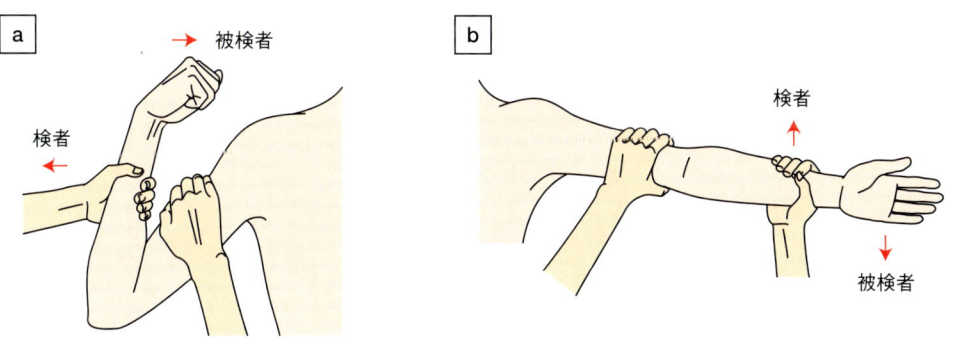

図2 ● 徒手筋力テスト
（文献6より改変）

表5 ● 徒手筋力テスト（manual muscle testing，MMT）

5	normal	最大の抵抗と重力に抗して，全可動域にわたり関節運動が可能なもの．
4	good	ある程度の抵抗と重力に抗して，全可動域にわたり関節運動が可能なもの．
3	fair	重力に抗して全可動域にわたり関節運動が可能なもの．
2	poor	重力を除けば全可動域にわたり関節運動が可能なもの．
1	trace	筋の収縮のみみられ，関節運動はみられないもの．
0	zero	筋の収縮も全くみられないもの．

（文献5より和訳・引用）

表6 ● 髄節高位と主な支配筋

C4	横隔膜	L1-L2	腸腰筋
C5	三角筋，棘上・棘下筋，上腕二頭筋	L3	腸腰筋，内転筋
C6	腕橈骨筋，橈側手根伸筋	L4	大腿四頭筋，前脛骨筋
C7	上腕三頭筋，手指伸筋，手根屈筋	L5	長母趾伸筋，長趾伸筋
C8	指屈筋	S1	長母趾屈筋，腓腹筋，ヒラメ筋
T1	手内在筋	S2	殿筋
T2-12	肋間筋，腹筋	S3-5	肛門括約筋，排尿筋

5）膀胱直腸障害

副交感系の骨盤神経が膀胱利尿筋を支配し，尿意もこの神経を介して伝わる．一方，脳脊髄神経の陰部神経は外尿道括約筋を随意的にコントロールしている．両神経の中枢はS2, 3, 4にあり，大脳や脳幹からの支配を受けている．脊髄障害などで脊髄排尿中枢より上位で損傷された場合，反射が亢進し，少量の尿貯留で排尿反射が起こり，抑制は不能となり，失禁となるが，残尿は比較的少ない（核上障害）．一方，仙髄反射中枢や馬尾あるいは骨盤内での末梢神経の損傷すなわち排尿反射弓の損傷では排尿反射自体が消失し，膀胱内圧は低下し容量が増大し，残尿が多く，溢流性尿失禁となる．

＜文　献＞

1) 千葉一裕：神経学的所見の取り方（高位診断）．「整形外科研修マニュアル」（戸山芳昭，松本秀男 編），pp.9-18，南江堂，2004
2) 鳥巣岳彦：整形外科的現症の取り方．「標準整形外科学　第9版」（中村利孝，松野丈夫，内田淳正 編），pp.84-104，医学書院，2005
3) Ono, K. et al. : Myelopathy hand. New clinical signs of cervical cord damage. J. Bone Joint Surg., 69-B : 215-219, 1987
4) 「ベッドサイドの神経の診かた　第16版」（田崎義昭，斉藤佳雄 著，坂井文彦 改訂），南山堂，2004
5) "Daniels and Worthingham's Muscle Testing-Techniques of Manual Examination 8th ed." (Hislop, H. J. & Montgomery, J.), W.B. Saunders, Philadelphia, 2007
6) 中井 修：整形外科的診察．「写真とイラストでみる身体所見のとり方」（奈良信雄 編），pp.138-145，羊土社，2001

概論　脊椎・脊髄疾患診療のポイント

3. 画像診断

小柳貴裕

Point
1. 現病歴や身体所見の詳細な把握により，必要な画像診断を絞り込む
2. 退行変性所見を短絡的に臨床症状と結びつけるべきでない
3. 骨粗鬆症などでは発症直後のX線像だけで最終診断とすべきでない

1 はじめに

　画像診断は臨床決断[※1]に至る過程で欠くべからざる手段であるが，あくまで診察の補助として位置づけされるべきもので，まずは身体所見の詳細な把握により必要な画像診断を絞り込まなければならない．診察情報の分析が不十分なまま画像にむやみに頼ることは混乱をきたすばかりでなく，コスト面でも保険医として避けるべきことである．

> **指導医の教え**
> 　脊椎症性変化などの退行変性所見をすべてそのまま臨床症状と短絡的に直結させてはならない（図1）．内科的疾患を含めた鑑別診断を念頭に置き，柔軟な診療戦略を立てなければならない．
> 　筆者はMRIの所見から上位腰椎椎間板ヘルニアを疑い，その後の経過で大腿骨頭壊死や肝癌大腿骨転移が判明したヒューリスティックス[※2]による苦い経験がある．それ以前にいずれも類似した症状の上位腰椎椎間板ヘルニアを経験していた．

2 単純X線

　骨以外の病巣の診断的意義は乏しいが，前後屈などの機能撮影は容易で，不安定性の所見から固定術を選択する一助となるなどその役割は依然として大きい．リウマチをはじめ，歯突起骨折を含めた上位頸椎の不安定性の評価には依然X線が最も有用な手段といえる（図2）．また腰椎斜位像は腰椎分離症の確定診断に欠かせない．

　骨粗鬆症に伴う緩徐に進む椎体の圧潰の確認なども，X線は保険医として月複数回の撮像が許される唯一の手段である．発症直後に側面像で明らかな異常が確認できなくても1〜2週後の再検査で圧潰をみることはしばしばであり，直後のX線だけで骨折の有無を断言してはならない．またこの病態では主訴が腰痛といっても実際は胸腰移行部に病態があることが多く，画

※1 臨床決断（decision making）：検査や治療での害と益を程度と確率で検討して患者に最も有益なアウトカムが得られるような方針を決定すること．
※2 ヒューリスティックス：最近の印象的臨床経験による思い込みにより診断が歪められること．心理学用語で認知バイアスともいわれる．

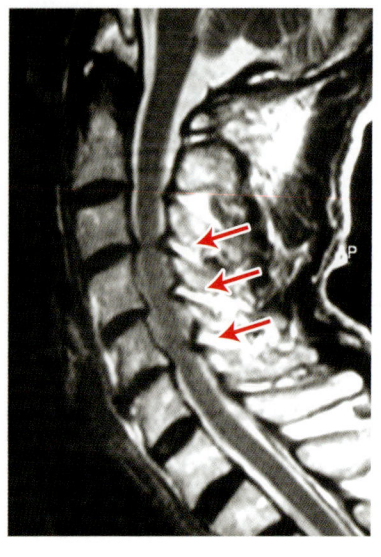

図1 ● 62歳 男性　両手脱力，片側手内筋萎縮
MRIでは脊椎症性変化が明らかであるが（→），その後筋萎縮は全身に及び，最終診断はALS（筋萎縮性側索硬化症）であった．normal agingの域を出ない所見を早々に責任病巣と決めつけるべきでない

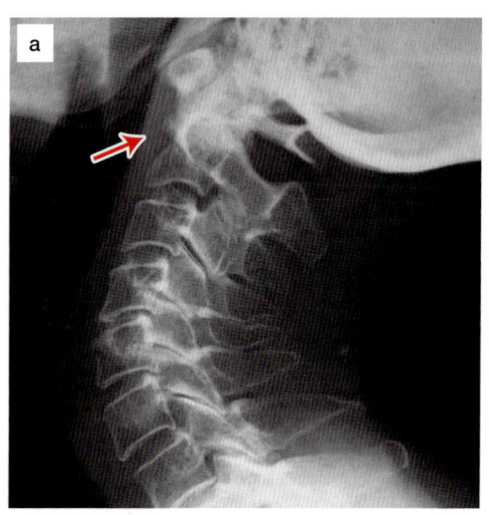
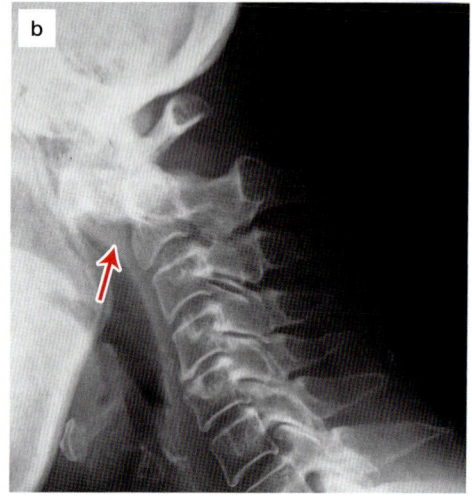

図2 ● 62歳 女性　関節リウマチ（RA）
後屈で環椎歯突起間距離が拡大し，環軸関節不安定性が確認される（→）
a：後屈位，b：前屈位

像と臨床所見の高位がしばしば乖離することも念頭に置いた撮像指示と診断方針をもたねばならない（図3）．

> **指導医の教え**
> ① 頑強な腰痛が続く場合，転移性骨腫瘍，化膿性脊椎炎とともに，圧潰を伴う骨粗鬆症による腰痛を念頭におき，初診時異常所見がみられなくとも経時的に追うこと．
> ② 頚胸移行部の診断はX線の弱点である．X線と臨床症状の整合性に疑問がもたれるときは迷わずCTやMRIの追加診断を行うこと（図4）．

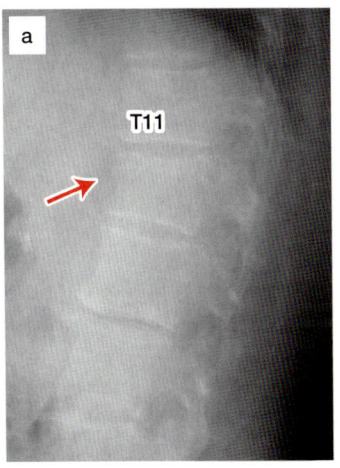 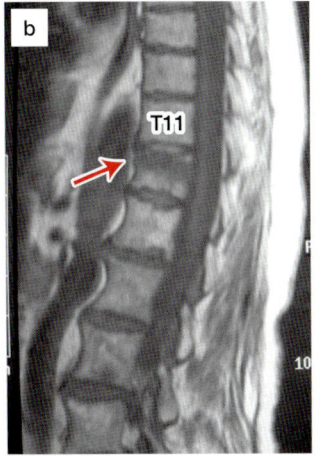

図3 ● 69歳 女性　転倒し,「腰痛がひどい」と訴えた
a：受傷後2日目のX線側面像．慎重な判読が必要（→）
b：受傷後7日目のMRI T1強調像．圧迫骨折が明瞭に描出される（→）
本症では腰，骨盤部痛を訴えたが，このような場合に下位腰椎中心のオーダーとすると下位胸椎が撮像範囲から外れ，見落とす可能性がある

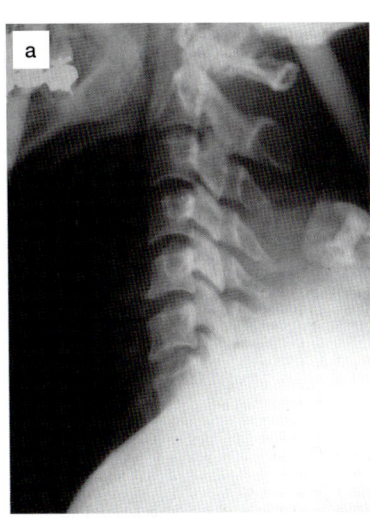 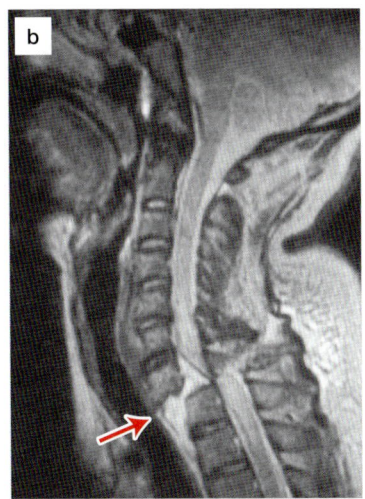

図4 ● 62歳 女性　事故による頚部痛と対麻痺
a：X線側面像．一見異常がないように見える
b：MRI T2強調像．C7-T1脱臼骨折が確認できる（→）

3 CT

　最近はナビゲーション手術などのベース情報としても用いられるが，単純CTは主に外傷による脱臼骨折や粉砕骨折時の脊柱管の状態把握や脊椎腫瘍などの骨破壊像の発見に威力を発揮する．小児上位頚椎回旋位固定（機序不明だが経験的にCT撮像後自然整復されることがある）や靱帯骨化症の判読にも有用である．また造影検査の追加検査としても用いられる．最近のマルチスライスCTでは椎骨の概要が鮮明に描出され，立体的情報の詳細な取得が可能となった（図5）．

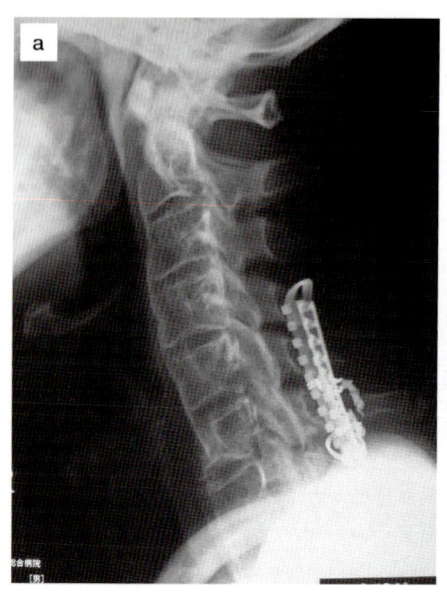
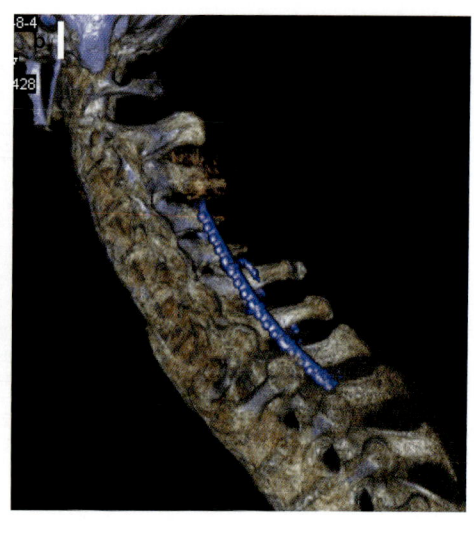

図5 ● 48歳 男性 強直性脊椎炎によるbamboo spine（竹様脊柱）．自転車で転倒し，C6骨折
　a：後方固定術後単純X線
　b：マルチスライスCT．金属であるアリゲータープレートもアーチファクトなく描出される

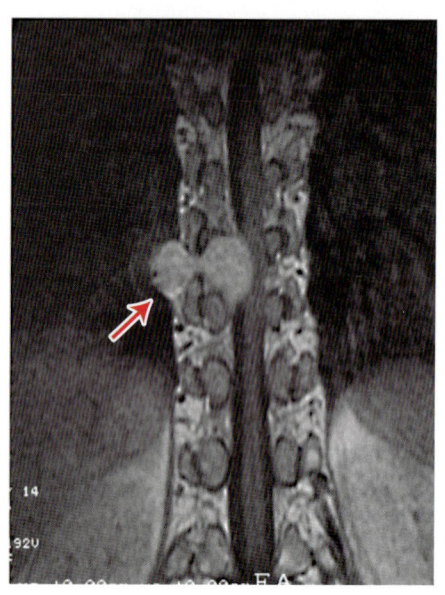

図6 ● 59歳 男性 背部痛，歩行障害
胸髄砂時計腫（神経鞘腫）（）．MRIを撮るまで診断不能であった

4　MRI

　MRIも改良が重ねられ，外来での精度の高い診断が可能となった．いうまでもなくヘルニアや脊髄腫瘍，空洞症などの軟部や神経組織の病巣をとらえ得る最強の手段である（図6）．コントラスト分解能が高く，X線では判断しづらい圧潰の少ない椎体骨折や，初期の癌骨転移，椎間板炎（図7a, b）に対しても鋭敏である．ミエロパチーにおいては脊髄内高信号が確認されるが，（図8a）この質的な変化の描出は空間的圧迫の描出を主たる目的としたヨード系造影検査では確認できない．

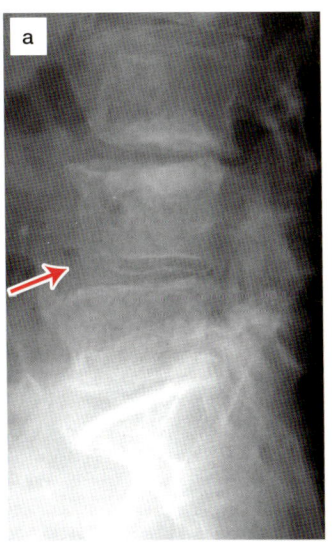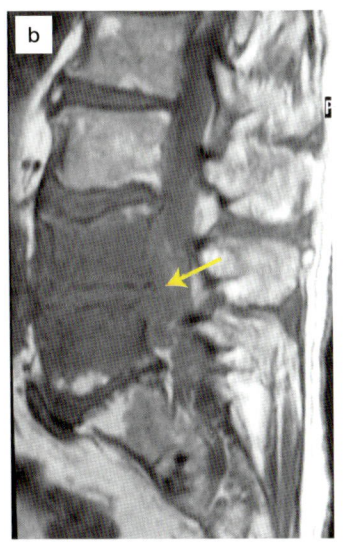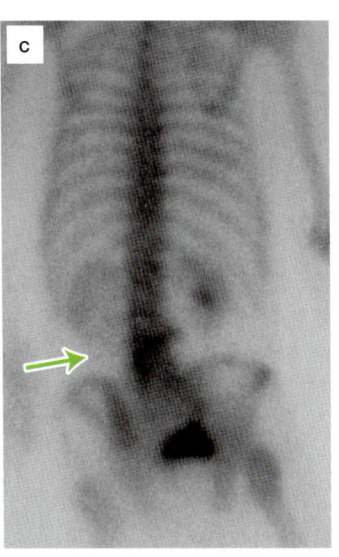

図7 ● 74歳 男性　徐々に悪化する腰痛．大腸癌の既往あり
　　a：腰痛発症後14日のX線．第4腰椎椎体下縁の骨融解像（→）
　　b：MRI T1強調像．著明な輝度変化（→）
　　c：^{99m}Tc骨シンチグラム．下位腰椎に集積（+）（→）
　　経皮的髄核洗浄術施行後，カンジダ性脊椎炎と判明した

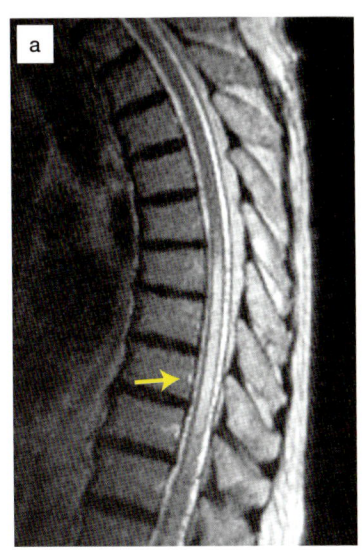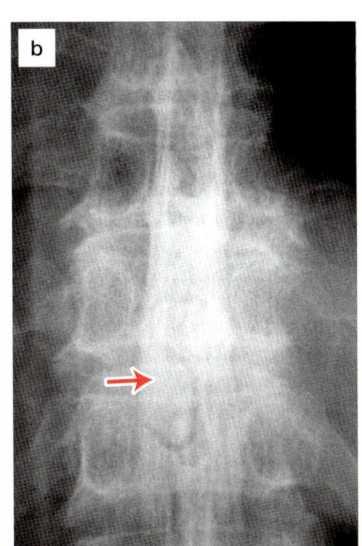

図8 ● 67歳 男性　間欠跛行，両下肢しびれ．動静脈瘻（AVF：arterio venous fistula）
　　a：MRI T2強調画像における広範な輝度上昇（→）．
　　b：動静脈奇形診断の強力なgolden standardとなる脊髄造影．worm like appearance（→）．

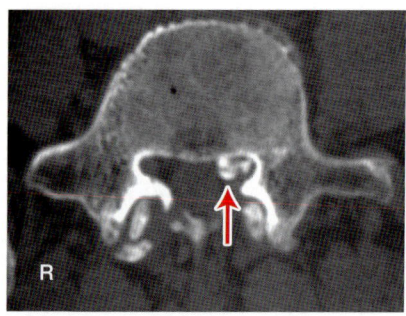

図9 ● 50歳 男性　左座骨神経痛
脊髄造影後のCTでは明らかな異常所見なし．L4-5椎間板造影にて疼痛が誘発され，直後のCTで左L5椎弓根内側に逸脱するヘルニアが描出された（→）．この位置のヘルニアの診断には依然椎間板造影の診断価値がある

5　骨シンチグラフィー

　転移性骨腫瘍の診断には欠かせないが，高価であり，適応は限定されなければならない．腰以外に多数散在するホットスポットがある場合，転移性骨腫瘍を疑うが，骨粗鬆症に伴う多発性肋骨脆弱性骨折などでも類似した所見を呈することがある．腫瘍，炎症以外にも退行変性でも取り込みは増加するので診断には注意が必要である（図7c）．

6　造影検査

　侵襲的であるため，MRIの精度向上に伴いその施行頻度は減少している．

1）脊髄造影（ミエログラフィー）

　同時に髄液検査を行えるほかに，頚髄症，腰部脊柱管狭窄においては機能撮影により，MRIでは判読しづらい動的圧迫を明らかにすることができる．また動静脈奇形では特徴的なミエログラフィーの所見が決め手となる（図8b）．

2）椎間板造影（ディスコグラフィー）

　造影剤注入時の疼痛再現は高位診断の有用な手がかりとなる．造影後のCTは，他の画像診断では判読しづらい外側ヘルニアや，椎間孔付近に逸脱したヘルニアの診断に有用である（図9）．

概論 | 脊椎・脊髄疾患診療のポイント

4. 確定診断

辻　崇

Point

1. 患者の主訴を正確に聴取する
2. 神経所見を最も重視すべきである
3. 無症候性の画像所見があることを忘れてはならない
4. 主訴と神経所見さらに画像所見，血液・生化学検査，電気生理学検査の所見が一致して確定診断となる
5. 非侵襲的検査にて確定診断が得られない場合は生検術を行う

1 はじめに

　脊椎・脊髄疾患は体幹および四肢の運動機能障害をもたらす疾患であり，患者の主訴がそのまま機能障害となっていることが多い．したがって，正確な主訴を聴取することが，正しい診断を下すうえで非常に重要である．

2 問診・視診

　脊椎脊髄疾患の主訴で最も多い，「痛み」「しびれ」に対しては，性質，経過，誘発される動作や姿勢を聴取することで，診断名が推察できることが少なくない．機能障害を扱うことの多い脊椎・脊髄疾患では，既往歴や家族歴の聴取に加えて職業や生活環境，スポーツ歴などを聴取することも診断・治療に直結する重要な情報である．
　視診では歩容や立位での体幹バランスをチェックする．亀背（脊椎カリエス）や円背（骨粗鬆症性椎体骨折），肋骨隆起や肩甲骨の突出（側弯症）などの体幹変形，カフェオレスポット（神経線維腫症など），臀部の発毛や隆起（二分脊椎や髄膜瘤など）などの皮膚の所見に注意する．これらの特徴的所見から確定診断に至ることもある．

3 神経所見

　知覚（表在知覚と深部知覚），反射（表在反射，深部腱反射および病的反射）および筋力検査を行うことで，障害の程度，高位，脊髄横断面での障害部位，さらに脊髄性か末梢性かの診断を行う．

4 病態別のアプローチ

　問診，視診，神経学的所見の診察を行い，まず緊急に対処すべき ① 神経障害を有する疾患，② 骨傷を有する疾患，③ 悪性腫瘍および感染性疾患，を早期に診断することが重要である．これらの疾患を早期にとらえることができる危険信号（red flags）に注意するとよい（表1）．

表1 ● 危険信号 "red flags" とそれに関連ある病態

	脊髄・神経根障害	骨折	悪性腫瘍	感染
感覚・筋力低下	■			
排尿障害	■			
巧緻運動障害	■			
外傷		■		
長期のステロイド使用		■		■
年齢＞50歳		■	■	
癌の既往			■	
夜間，安静時の痛み			■	■
いつの間にか始まった痛み			■	■
発熱			■	■
原因不明の体重減少			■	■
尿路その他の感染症				■
免疫不全状態（糖尿病，HIVなど）				■
最近の手術				■

　病態が推察できれば，その病態別にアプローチを考える．脊椎・脊髄疾患の病態を大きく分けると，①変性疾患，②外傷，③腫瘍・炎症性疾患，④脊柱変形・先天性疾患に大別できる．

① 変性疾患

　変性疾患は，外来で最も遭遇する機会の多い疾患である．神経脱落症状を認める場合には，単純X線撮影に加えてMRIを施行する．脊髄造影は脊柱管狭窄に対する動的因子の関与が評価できる．椎間板造影はMRIでは評価が困難なことも多い椎間孔内や外側型のヘルニアの診断に有用である．神経根造影およびブロックは，外側神経根障害の診断や多根障害が疑われる症例において再現痛や疼痛の消失の有無により，原因神経根の確定に有用である．

> **指導医の教え**
> 　MRIが脊椎・脊髄疾患の診断に大きな役割を果たしていることに異論はないが，無症候性の画像所見があることを忘れてはならない．無症状の60歳以上の高齢者において，MRI上の異常所見が半数以上の症例に認められるとの報告がある[1]．

② 外傷

　外傷では，まず単純X線写真で骨折・脱臼の有無を評価する．神経脱落症状を合併していればMRIを行う．詳細な骨傷の評価にはマルチスライスCTが有用である．

> **指導医の教え**
> - 頚胸移行部の骨傷は肩が重なり見落とされることが多く，注意を要する（図1）．
> - 骨粗鬆症性椎体骨折は明らかな外傷を伴わず発症し，初診時の単純X線写真で椎体の変形がごくわずかなため，診断困難な症例も多い．起き上がり時に強く，一度起き上がってしまえば疼痛が軽減する高齢者の背部痛の場合，臨床所見を重視すべきである．また骨粗鬆症性椎体骨折の3分の2は無症候性に生じると報告されている[2]．

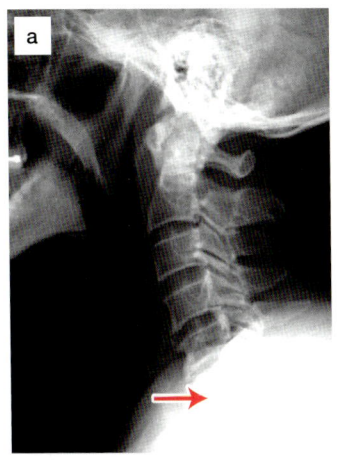 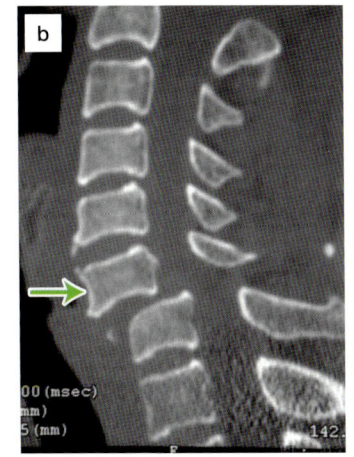 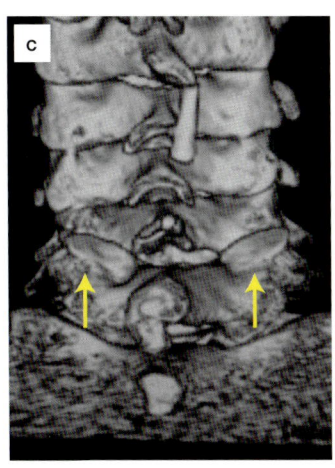

図1 ● 単純X線写真のピットフォールとCTの有用性
C6脱臼症例．X線写真（a）では肩が重なり読影困難である（→）．マルチスライスCTを用いた矢状断再構築像（b →）や3D-CT（c →）にて脱臼の状態が詳細に評価可能である

③ 腫瘍・炎症性疾患

　腫瘍・炎症性疾患では造影MRI，骨シンチグラフィー，血管造影および血液・生化学検査（各種マーカー検査）が有用である．脊髄腫瘍では，MRIで質的診断がある程度可能（硬膜内髄外腫瘍の神経鞘腫と髄膜腫の鑑別や髄内腫瘍の星細胞腫と上衣腫の鑑別など）であるが，難しい症例も多い．脊椎腫瘍は転移性腫瘍，脊索腫，骨巨細胞腫，骨髄腫やリンパ腫などの血球系腫瘍が多く，年齢，高位，画像所見に特徴的な腫瘍もあるが，確定診断には生検術を要する．

> **指導医の教え**
> ● 臨床上しばしば問題となる腫瘍と炎症の鑑別において，人体最大の無血管野である椎間板は腫瘍進展に対するバリアとなる．椎間板に破壊が及んでいる症例では炎症の可能性が高い．
> ● 骨シンチグラムは全身スクリーニングに有用であるが，MRIと比較して感度の面で劣る[3]．また外傷や炎症などの非特異的集積もある．

④ 脊柱変形・先天性疾患

　脊柱変形・先天性疾患では，3D-CT（図2），CT-アンギオ，MRIの有用性が高い．

5　そのほかの検査

　電気生理学検査では，針筋電図および誘発筋電図（神経伝導速度）により，神経原性変化と筋原性変化の鑑別，神経障害の高位と障害部位の診断が可能である．
　髄液検査では，色調，細胞数，タンパク，糖，Cl（クロール）を調べる．脱髄疾患や脊髄炎が疑われる場合には，IgG index[※1]，オリゴクロナールバンド，ウイルス抗体価などを調べる．

※1　IgG index：［IgG index＝（髄液IgG/血清IgG）÷（髄液アルブミン/血清アルブミン）］．正常値は0.7以下．

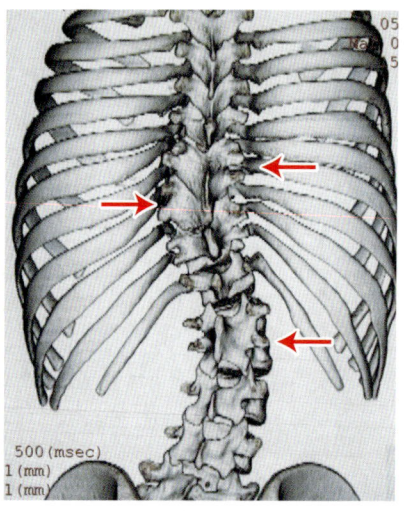

図2 ● 先天性側弯症の3D-CT像
側弯とともに椎弓の形態異常や癒合の
状態が詳細に読影できる（➡）

6 鑑別疾患

　注意すべき鑑別疾患として，胸郭出口症候群，絞扼性神経障害（手根管症候群，肘部管症候群など），梨状筋症候群，腓骨神経麻痺などがあげられる．さらに変形性股関節症や膝関節症の訴えと坐骨神経痛が紛らわしいことも多い．また，内臓由来の疼痛や中枢・末梢神経の変性疾患，脱髄疾患，代謝性疾患の合併なども常に念頭においておく必要がある．

＜文　献＞

1) Boden, S. D. et al. : Abnormal magnetic-resonance scans of the lumbar spine in asymptomatic subjects. A prospective investigation. J. Bone Joint Surg. Am., 72 (3) : 403-408, 1990.
2) Black, D.M. et al. : Randomised trial of effect of alendronate on risk of fracture in women with existing vertebral fractures. Fracture Intervention Trial Research Group. Lancet, 348 (9041) : 1535-1541, 1996.
3) Gehanem, N., et al. : Diagnostic value of MRI in comparison to scintigraphy, PET, MS-CT and PET/CT for the detection of metastases of bone. Eur. J. Radiol., 55 (1) : 41-55, 2005

概論　脊椎・脊髄疾患診療のポイント

5. 脊椎・脊髄疾患のインフォームドコンセント

手塚正樹

Point

1. 脊椎・脊髄手術に対しては十分なインフォームドコンセントを行い，医師・患者間の信頼関係を深めておくこと
2. 手術による改善には限界があることを明確にし，患者に過度の期待を抱かせないこと
3. 手術合併症について患者に詳細に説明し理解させ，合併症と医療過誤は別物であることを十分認識してもらうこと
4. 法的トラブルが生じた場合，インフォームドコンセントが適切であったかが問題となることを，医師は認識すべきである

1　はじめに

　日々の診療には100％安全な行為などなく，必ず何らかの危険をはらんでいる．たとえ1錠の薬を処方しても，副作用の可能性は必ず存在する．だからこそ医師は患者に，その危険性について十分に説明し，同意を得たうえで診療を行う．脊椎・脊髄疾患の手術の場合は，侵襲の内容からその危険性はかなり大きいといえる．そこで，より詳細なインフォームドコンセント[※1]（以下IC）が必要となる．

　患者や家族は，手術とはいかに危険と隣り合わせの行為かを理解せず，「手術を受ければ治るのが当たり前」といった過度の期待を抱いていることが多い．患者にとって結果が不満足であると，法的トラブルに発展することすらある．この場合医療行為よりも適切なICが行われたかが論争の焦点となることが多い．そこでここでは最悪の事態を回避するために，どのようなポイントに注意してICを行うべきかを説明する．

　脊椎・脊髄手術のICに必要な内容は，①現在の病態についての説明，②保存的治療の限界と放置した場合の不都合（病状の悪化），③手術の方法，④一般的な術後経過，⑤手術の効果と限界，⑥手術合併症，⑦同意書の作成などである（表1）．

　医師はこれらの医学的情報と自らの見解を述べ，治療の決定は患者自身が行う．決して誘導するような言動をとってはならない．

> **指導医の教え**
> 　ICは話を理解しやすくするため，上記①～⑥の順に進めていき，所々で患者に質問を促すとよい．そして最後に手術を受けるか否か，患者本人に決定してもらう．その場で返答するのでなく，家族と十分に合議したうえで結論を出すよう，時間的余裕を与える必要がある．

※1　インフォームドコンセント（informed consent）：「説明と同意」と訳されるが，正しくは「十分な説明とそれに対する理解，リスクを含めた医療内容とその効果，結果への同意」と解釈される．一方，古くから使われているムンテラ（mund therapie）は，医師の意図している治療に誘導し，また結果に対し納得させる意味合いをもつ．

表1 ● インフォームドコンセントに必要な項目

1. 患者・家族への説明
   ① 現在の病態についての説明
   ② 保存的治療の限界と放置した場合の不都合（病状の悪化）
   ③ 手術の方法
   ④ 一般的な術後経過
   ⑤ 手術の効果と限界
   ⑥ 手術合併症
2. 同意書の作成および患者・家族の同意，署名

2 インフォームドコンセントの実際

1）説明の場所と時間の設定

プライバシーの保護のため個室を使い，十分な時間を設定する．患者本人だけではなく，家族判断や近い親族複数名に同席してもらう．より危険度の高い手術であれば，親族全員を集めることも必要である．親族のうち手術に反対する者が1人でもいれば，手術を行うべきではない．

2）病態の説明

模型や模式図を使って正常な解剖から説明し，患者の体内でどこに，どのような異常が生じているのかを説明する．この際，患者のX線，MRIなどの画像写真を呈示し，模型と比較して，正常との違いをわかりやすい言葉で解説する．一方的に話すのではなく，患者を教育するつもりで話すことが重要である．

> **指導医の教え**
> 筆者は，わかりやすい例えとして，椎間板については，"バウムクーヘンの層状構造と，中央の空洞にゼリーがつまっているような形"と説明している．また馬尾神経については，"水をたっぷり入れた薄い膜のホースの中に，ソーメンがたくさん流れているような構造"など，患者が想像しやすいものに言い換える必要がある．

3）保存的治療の限界と放置した場合の不都合（病状の悪化）

今まで行ってきた保存的治療の効果，限界について触れ，さらにこのまま放置した場合，予想される病状の悪化について言及する．

4）手術法の選択

疾患に対する適正な手術方法について説明する．アプローチは前方か後方か，変性疾患であれば除圧のみか，固定を必要とするか，またインストゥルメントの使用の有無などについて話す．その際，それぞれの手術法の利点，欠点を説明し，他の症例の術後X線，CT写真などを呈示しながら，医師の見解をわかりやすく話して，患者の理解を深める．

5）手術後の経過について

術後の安静期間，歩行開始時期，その後のリハビリ訓練の内容，退院時期について説明し，さらに就労開始時期，運動開始時期などについて話す．

表2 ● 脊椎・脊髄疾患における手術合併症

術中合併症	術後合併症	
	初期（3週未満）	後期（3週以降）
脊髄麻痺	創感染	創感染
神経根損傷	呼吸器合併症	偽関節
硬膜損傷	消化器合併症	輸血合併症
血管損傷	尿路感染	（ウイルス感染）
大量出血	血栓・塞栓症	インプラント脱転
脊椎骨折	急性心不全	
血栓・塞栓症	輸血合併症	
心停止	インプラント脱転	

6）手術の効果と限界

　手術によりすべての症状がなくなるわけではないことを強調しておく．神経組織の不可逆性変化により疼痛，しびれ，麻痺が十分改善しない場合があること，筋組織を剥離することにより筋の線維化を生じ，重苦感，緊張感が残存することがある，などを事前に説明する．手術の効果は患者の体内での再生能力に大きく関与し，罹病期間が長いと治りにくいことも理解してもらう．

7）手術合併症

　手術合併症は術中，術後のいずれの時期でも，予測できない状況で発生することが多い．いったん合併症が発生すると，それが不測の事態であったとしても，医療過誤[※2]ととらえられてしまうことが多いようである．このような事態を避けるため，起こりうる主だった合併症について，患者・家族に十分に説明しておく必要がある．以下に代表的な合併症（表2）について述べる．

a. 急性心不全，心停止

　いかなる手術であっても，また基礎疾患がなくともcardiac arrestを起こし，死に至る危険性があることを患者・家族に理解してもらっておくべきである．しかし決して脅すような態度ではなく，可能性がゼロではないことを説明する．

b. 神経合併症，脊髄麻痺

　術中の神経への負荷により生じる神経合併症は極力避けねばならないものであるが，疾患によっては避けがたいものもある．危険度が高い手術ほど，事前に患者に詳細な説明をしておく必要がある．また術後の脊髄浮腫や血腫形成による圧迫により麻痺が生じる可能性も説明しておく．

c. 創感染

　一般的な感染の発症時期，症状，熱型について説明しておく．すなわち，術後2〜3日は吸収熱として発熱をみるが，1週過ぎには平熱化する．この時期に再度発熱（弛張熱）をみた場合，感染を疑う．同時に白血球，CRPの再上昇がみられたときはすみやかに開創し，掻爬洗浄，ドレナージ，要すれば持続灌流術を行うことを説明しておく．

※2 医療過誤：診断，治療の不適正，施設の不備等によって，医療上の事故を起こすこと．合併症とは明らかに異なる．

d. 血栓・塞栓症

発症すると肺血栓梗塞，脳梗塞，心筋梗塞など重篤な症状となることを説明する．予防策として弾性ストッキング，フットポンプ（間欠的空気圧迫法）の使用，要すれば未分画ヘパリンの投与について説明し，さらに早期離床の必要性を強調する．

e. 輸血合併症

同種血輸血を使用する場合，ウイルス感染（C型肝炎など），GVHD（移植片対宿主病）などの合併症について説明する．

f. その他の合併症

呼吸器合併症，消化器合併症，尿路感染，偽関節，インプラントの脱転，縫合不全，薬剤アレルギーなどについて必要な説明を行う．

> **指導医の教え**
> 手術合併症は，医師自らの経験談を例として話すとわかりやすい．筆者は基礎疾患のない患者で，合併症の危険率（延べ）を約5％とし，神経合併症0.5〜1％，感染症1〜2％など，自験例のデータをあげて説明している．

8）同意書の作成

上記内容は説明するだけでなく，書面に残すことが必須である．万一のトラブルに備え，説明を行った証として同様の内容を印刷した同意書を作成し，患者および家族に署名をしてもらう．

> **指導医の教え**
> 以上のICの内容を同意書とカルテへ必ず記載しておくことが必要である．文書として残さないと，患者の「聞いていない」の一言でICはすべてなかったことになってしまう．

＜文献＞

1) 鈴木信正：脊椎手術の持つ危険性と事故予防対策（インストゥルメンテーションを含む）．日整会誌，80：17-21, 2006
2) 清水克時 ほか：Informed Consent の実際．日整会誌，80：33-34, 2006
3) 本間隆夫：脊椎外科手術のインフォームドコンセントの向上をめざして．日整会誌，79：591-593, 2005
4) 細江英夫 ほか：整形外科におけるインフォームドコンセントのマニュアル．整形外科，54（8）：1075-1080, 2003

概論　脊椎・脊髄疾患診療のポイント

6. 治療

小粥博樹

> **Point**
> 1. 診断・病態の理解が治療方針決定に重要である
> 2. 神経根性疼痛に対し，神経ブロック注射を適宜用いて鎮痛を図る
> 3. 脊髄の易損性と非可逆性を考え手術時期を逸しない
> 4. 手術療法は，術後の適切な管理（全身管理・局所管理・後療法）が行われて最大限の効果を発揮する
> 5. 高齢者・合併症のある患者は周術期管理に注意を要する

1 脊椎・脊髄疾患治療の基本

適切な治療を行うためには，診断が正しいことが大前提である．脊椎・脊髄領域の疾患は四肢関節領域の疾患に比べ，①脊柱が体幹の支柱として機能し，②内臓により近く，③脊柱管内に神経を内包する，などの理由から，患者の愁訴（疼痛・しびれ・脱力など）が必ずしも受診した整形外科領域の疾患によるものとは限らず，他科の疾患と関連していることも多い．患者の神経学的・理学的診察所見が，画像検査などの補助検査所見と乖離・相違している場合は，今一度診断を見直し整形外科の疾患なのか，そうであるならば責任高位診断に間違いはないのかを再確認することがきわめて重要である．

指導医の教え
例えば腰痛または項部痛を訴える患者は多いが，単純X線写真とMRI検査に異常がなくても患者の訴えが強く大げさに思えるときには，単なる変形性脊椎症または心因性疼痛[※1]の診断で終わらせずに一度は血液検査を行ってみる．甲状腺機能低下症（亢進症），リウマチ性多発筋痛症，掌蹠膿疱症，悪性疾患，腹部疾患などがみつかることがときどきある．他科の疾患だから診断する必要はないとの言い訳はプロ意識に欠ける．

2 治療方針

患者の疾患の状態，年齢，合併症のほか社会的背景，心理的要因なども考慮し治療法を決定する．個々の疾患の治療内容については各論に述べてあるので，一般的事項に言及する．

1）疼痛

a. 軽度の疼痛
軽度の疼痛は投薬，装具療法，理学療法で経過をみてもよいが，中等度以上の疼痛・長期

※1 心因性疼痛：患者が訴える強い，持続する疼痛を説明しうるほどの器質的な異常がみつからず（多少の異常はあることが多い），心理的要因が疼痛の発症，悪化，持続に重要な役割を果たしており，しばしば慢性化する．

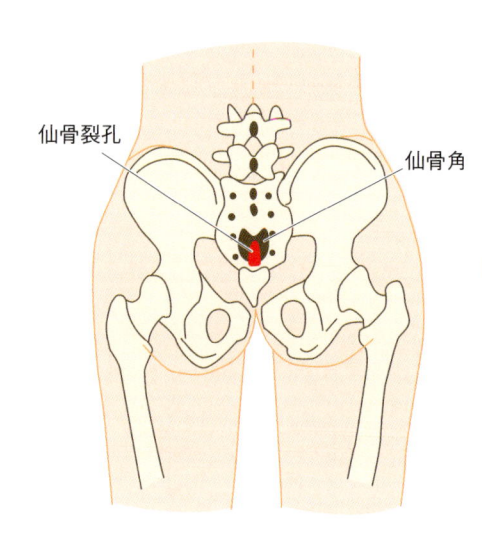

図 ● 仙骨裂孔ブロック

腹臥位にし（無理なときは側臥位で）仙骨裂孔を左右から囲む骨性隆起（仙骨角）を皮下に触れて裂孔の場所を探す．刺入部は尾骨下端を触れて約2〜3横指ほど頭側に位置する．針先は頭側に向けて30〜60度ほど傾けて刺入すると裂孔内に入っていきやすい．

に及ぶ疼痛はそのまま漫然と放置すべきではない．神経根性疼痛に対してはNSAIDsの効果は弱いことが多いのでブロック注射を適宜施行し鎮痛を図る〔硬膜外ブロック，仙骨裂孔ブロック（図），神経根ブロックなど〕．効果がみられないときは手術加療を考慮する．

b. 心理的要因の大きい疼痛

慢性疼痛など心理的要因の関与が大きい場合SNRI，SSRI，三環系抗うつ薬を試みる．

処方例① フルボキサミン（ルボックス®）（25mg）	2錠	分2内服
処方例② アミノトリプチン（トリプタノール®）（10mg）	3錠〜6錠	分3内服

c. 強い疼痛

術直後疼痛（合併症によるものでなく手術侵襲による），癌性疼痛（転移性脊椎腫瘍など）で痛みが強い場合は積極的に鎮痛を行う．

処方例① フルルビプロフェンアキセチル（ロピオン®）（50mg）＋生食100mLを点滴静注
処方例② 塩酸ペチジン（オピスタン®）35〜50mg＋生食100mLを点滴静注
　　　　　（入眠したら止め）
処方例③ 塩酸オキシコドン（オキシコンチン®）20〜120mg/日　分2内服

①は腎障害，②は呼吸器疾患のある患者には注意する．③は癌性疼痛のみ適応

> **指導医の教え**
>
> 仙骨裂孔ブロックは坐骨神経痛を呈する疾患に対し外来で簡単に施行でき，ときに著効することもある有用なブロック法である．下記処方例の薬剤を20mLのシリンジにとり22Gの針（または21G）を用いて，ときどきバックフローで血液が吸引されてこないことを確かめつつ仙骨裂孔内に注入する．炎症高位に薬剤が到達すると罹患側の下肢痛が注入中に増強するが，そのほうが効くことが多い．
>
> | | |
> |---|---|
> | 処方例：ベタメタゾン（リンデロン®） | 4 mg |
> | 　　　　［またはデキサメタゾン（デカドロン®）］ | |
> | 1％塩酸リドカイン（キシロカイン®） | 5〜7 mL |
> | 　　　　［または塩酸メピバカイン（カルボカイン®）］ | |
> | 生理食塩水 | 10〜13 mL |
> | | （全量で20mLとなるように調節） |

2) 麻痺・筋力低下

a. 脊髄障害[※2]

脊髄障害による麻痺は，脊髄の非可逆性を常に念頭におき診療にあたる．いったん傷ついた脊髄の回復は限られるため，保存的加療の限界を知り，手術を行う時期を逸しないようにする．基本的に箸・ボタンかけが困難なほどの巧緻運動障害，歩行障害がみられれば手術適応とする．

b. 馬尾・神経根障害[※3]

馬尾・神経根は末梢神経であり，脊髄に比べれば術後の回復はいいといえるが，いったん脱落した神経細胞が再生しないことに変わりはない．徒手筋力テスト（MMT）で3以下，明らかな膀胱直腸障害を認めれば，なるべく早めに手術を考える．筋力低下が強いほどさらなる麻痺を生じる危険があるため術中の神経のレトラクト操作は最小限にとどめる必要がある．

> **指導医の教え**
>
> 脊髄障害は馬尾・神経根障害に比べ，疼痛の軽いことが多く，動作時痛としてバイオフィードバックがかかりにくい．麻痺を改善させうる有効な薬は今のところないが，動的因子[※4]が神経症状発現に関与しているときは，局所の安静を保たせると多少の改善をみることがある．

3 術前・術後治療

リスクの少ない患者は手術前日の入院で構わないが，合併症のある患者では少し早めに入院させて，平常時の血圧，動脈血液ガス検査，血糖チェック，クレアチニンクリアランス（Ccr）測定などを必要に応じて行い術前コントロールとする（表）．抗凝固薬・抗血小板薬を内服している患者では手術の4～7日前に投与を中止する．

脊椎・脊髄疾患では高齢者・合併症（腎不全，肝硬変，心不全，糖尿病，血液疾患，肺疾患，担癌状態）をもつ患者を治療する機会が多く，周術期の管理の良し悪しがその後の患者のADL（日常生活動作）改善に短期のみならず長期的にも関係する．

合併症のある患者は，術前に当該科にコンサルトしておくべきである．しかし必要最低限の助言しか得られなかったり，術後の異常な変化・徴候に対しコンサルトのタイミングを待つことでかえって病状を悪化させてしまうこともあり，当然のことながら主治医が患者の状態に常に細心の注意を払い，術後に生じる病態の改善に必要な処置を他科任せにせず，迅速かつ適切に行うことが患者の術後回復，合併症の予防・治療に重要な意味をもつ．

> **指導医の教え**
>
> 術中管理は麻酔科医に委ねられているが，オペ室での管理に主眼を置く術中管理は必ずしも術後管理の助けとなるわけではない．その場合は麻酔科医に自分の要望を伝え調整する必要がある．

※2 脊髄障害（脊髄症）：脊髄障害のなかで，炎症性病変の脊髄炎に対比して，非特異的病変を指す用語として脊髄症がしばしば用いられる．脊髄障害には髄節性障害と索路障害が含まれることに留意する．

※3 神経根障害（神経根症）：脊柱管や椎間孔内で，神経根が非炎症性病変により障害されて，症状の出現したもの．頸・背・肩・腕痛など局所の関連痛に伴って，その神経支配領域に感覚および運動麻痺などをきたす．

※4 動的因子：安静時でも存在する脊柱管狭窄などの静的因子に加え，脊椎の動きに伴って生じる神経のはさみ込み，前弯の増強などの動的因子が神経症状の発現に大きく関係している．

表 ● 高齢者・合併症のある患者に術前施行しておきたい検査

一般全身麻酔検査に必要に応じて下記項目を追加する

心機能	BNP[※5]，心エコー，ダブルマスター負荷心電図，心カテーテル検査
肺機能	肺機能検査，動脈血液ガス検査，胸部CT
腎機能	Ccr（クレアチニンクリアランス），1日尿量
凝固系	IVY法での出血時間，FDP（フィブリン分解産物），Dダイマー
内分泌系	TSH（甲状腺刺激ホルモン），FT3，FT4，HbA$_{1c}$，PTH（副甲状腺ホルモン），コルチゾール，ACTH（副腎皮質刺激ホルモン）
腫瘍マーカー	CEA，AFP，CA19-9，PSA，CA125，sIL-2R，M蛋白，B-J蛋白
その他	vit.B$_1$，vit.B$_{12}$，葉酸，RF（リウマトイド因子），骨密度測定

● **周術期合併症管理の注意点・必要な検査**

合併することの多い疾患の周術期管理上，基本的な注意点を次に挙げる

a. 糖尿病

術後に脳梗塞，心不全，腎不全，感染，低血糖，せん妄などが起きやすい．特にインスリンを使用している患者では，安定するまで術後1～2週間は血糖チェックを継続し，スライディングスケールを用いたインスリン投与かインスリンの持続点滴で血糖値を適正に管理する．感染予防の観点からも，低血糖発作を危惧して高血糖状態を放置すべきではない．

b. 腎不全

透析導入前の患者は術後尿量を保つために，腎血流量を下げないように注意する．術前血圧の80％以上を目標とし70％以下とならないようにする．必要によりドパミン（カタボン®，イノバン®）を2～5μg/kg/分で投与する．低酸素血症は尿生成を強く阻害するためSaO$_2$でモニターし酸素投与を適宜行い，脱水にしないように注意しつつ利尿薬を早めに使用していく．当然，鎮痛にNSAIDsは使用しないこと．

1日尿量のほとんどない透析中の患者では術後，不整脈，消化管出血，感染，せん妄などのリスクが高い．ある程度以上の出血は早めに輸血で補うようにし，電解質輸液のみでの補液は避けるようにする．そうしないと術後に，低血圧の持続，易出血性，肺水腫による低酸素血症などを招来して術後管理を難しくする．

> **指導医の教え**
>
> 糖尿病が原因で透析になった患者と長期透析患者は，常にハイリスクであり何が起きるかわからない．手術侵襲を少なくすることに努め，術後は早めの輸血のほか，電解質を補正し消化管出血予防にPPI（プロトンポンプ阻害薬）を用い，遷延するせん妄には頭蓋内病変の検査，血糖，甲状腺機能，vit.B$_1$，SaO$_2$チェックなどを行い意識障害との鑑別を行っておく．

c. 肝疾患

術中・術後の出血対策に重点を置く．肝硬変などでは術前血小板数やプロトロンビン時間が正常範囲内でも凝固能が低下していることがあり，術前の出血時間検査はDuke法だけでな

[※5] BNP：脳性ナトリウム利尿ペプチド（brain natriuretic peptide）．主に心室の心筋に蓄えられており，うっ血性心不全では循環中のBNPの上昇がみられる．

くIVY法での評価も行う．出血時間，凝固系検査に異常がみられる場合は血小板，新鮮凍結血漿（FFP-LR）などの輸血を行うこととなるが，それにより有効で十分な改善が得られることを加刀前に再度確認しておかなくてはならない．術後，低アルブミン血症があれば腹水や浮腫の発生予防に，高張アルブミン製剤＋利尿薬を投与し早めに補正する．

d. 心疾患

術前に心電図，心エコー，BNP測定，ダブルマスター負荷心電図などを行い心機能障害の程度を把握する．心不全，心筋梗塞の予防のために，術中・術後の血圧変動を少なくし，低酸素状態を避け，溢水にも脱水にも傾かないよう注意する．胸痛を訴え，心筋トロポニンT検査で陽性なら，至急循環器科医をコールする．術後にみられる不整脈として頻脈性心房細動と，心室性期外収縮（PVC）の頻度が高いが，まずは脱水，低酸素状態，電解質異常などの要因を除去し，それでも前者で150〜160回/分以上の頻脈で循環動態が安定しない，後者で10回/分以上のPVCを認めるようなら抗不整脈薬の投与を考慮する．

> **指導医の教え**
>
> 心機能の術前評価はEF（左室駆出率）を参考に50％以上なら大きな支障なし，30％以下なら相当悪いといった印象となるが，心エコーで自動的に算出されてくるものは概算であり，心エコーを行った医師の印象・コメントを重視する．また心筋梗塞の発生は心エコーでは術前に予想できないため，不安定狭心症などの場合は心臓カテーテル検査による冠動脈の評価が必要になる．

e. 肺疾患

術前に肺機能検査，動脈血液ガス検査，喀痰培養を行い，禁煙と呼吸機能訓練を指導しておく．喘息の患者は吸入ステロイド薬などを用いて慢性炎症を抑え，気道の過敏性を下げておくことが望ましい．慢性閉塞性肺疾患の患者に術後肺炎を併発すると，重症化しやすく難治性となることがあり危険である．臨床症状のほか炎症反応検査，胸部単純X線撮影を定期的に行い，その徴候を早めに把握し適切な抗菌薬を遅滞なく投与開始する必要がある．

> **指導医の教え**
>
> 術後無気肺，肺炎予防のためにも，いたずらに臥床させず早期離床が望ましい．離床は術後せん妄，下肢深部静脈血栓症など他の合併症予防の観点からも，全身状態が許せば可及的早期に行うことが大切である．

＜文　献＞

1) 頴腹 徹，加藤 実：麻酔科医の立場から見た高齢者に対する脊椎脊髄手術．脊椎脊髄ジャーナル，20（5）：434-442，2007
2) 「解剖学講義」（伊藤 隆 編），南山堂，1983
3) 「脊椎脊髄病用語事典」（日本脊椎脊髄病学会 編），南江堂，2005

概論　脊椎・脊髄疾患診療のポイント

7. リハビリテーション

阿部玲音，高橋秀寿

Point
1. 脊椎疾患の保存的加療の1つとして，リハビリテーションが施行される
2. リハビリテーションの内容としては，運動療法・牽引療法・物理療法・装具療法などが施行される

1 はじめに

　脊椎・脊髄疾患に対するリハビリテーションについては，関節可動域訓練[※1]・筋力増強などの運動療法，牽引療法，温熱などの物理療法，装具療法などがあげられる[1~3]．いずれも脊椎・脊髄疾患，特に変形性脊椎症や椎間板ヘルニアなどの保存的加療に用いられる治療法である．

2 運動療法

　運動療法の目的は，脊椎の可動性改善・体幹および脊柱の安定・全身の身体機能改善である．そのためには，姿勢や日常生活動作の指導，頸椎・腰椎の可動域訓練，筋のリラクゼーション，脊柱筋を中心とした筋力増強・持久力改善のための運動が行われる[1~3]．脊椎疾患における運動療法の適応は，変形性脊椎症・椎間板症・椎間板ヘルニア・腰痛症などがあげられる．特に慢性腰痛症に対しては，運動療法や生活指導により症状が軽減することがシステマティックレビュー[4,5]によって示されている．治療の開始時期としては，疼痛が強い急性期には，姿勢や日常生活動作の指導をまず行い，次いでストレッチ・可動域訓練・筋力増強訓練を順次追加していく．

1) 姿勢や日常生活動作の指導

　頸椎疾患・腰椎疾患のいずれにおいても，普段の姿勢や日常生活動作を改善することで，疼痛の軽減・予防が期待できる．

　立位姿勢については，顎をひく・背筋を伸ばす・腹筋や殿筋に力を入れて抗重力姿勢を維持することを指導する．就寝時の注意点は，頸椎疾患・腰椎疾患とも寝具を固めに設定することである．頸椎疾患であれば，枕は脊椎のアライメントを崩さない程度の高さとし，肩まで支えるような大きさのものを使用するよう指導を行う．腰椎疾患であれば，側臥位で体幹・股関節・膝関節を屈曲した姿勢をとるか，Semi-fowler位で股関節・膝関節を屈曲した姿勢をとるよう指導を行う．

　日常生活動作については，腰椎疾患の場合，中腰の姿勢を避けるよう指導を行う．また重量物を持ち上げることを避けるよう説明を行い，持ち上げる必要性がある際には，膝を伸展し

※1 関節可動域訓練：拘縮などによって生じた関節可動域の制限に対し，その維持・増大のために行われる訓練．一般的にはROM（range of motion）訓練と呼ばれる．患者自らが行う自動運動，患者自らの運動に療法士が介助を行う自動介助運動，療法士が行う他動運動がある．

a. 骨盤の運動

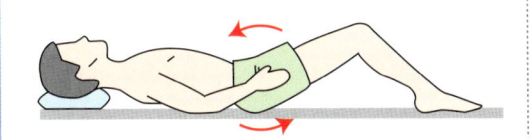

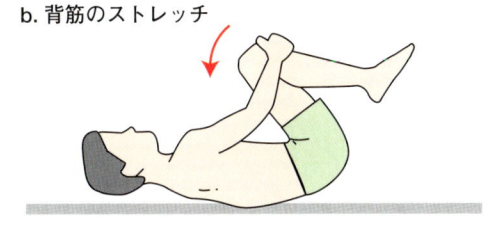

b. 背筋のストレッチ

c. 腹筋の強化

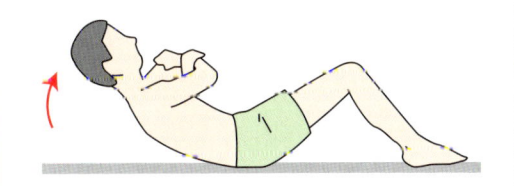

d. 背筋の強化

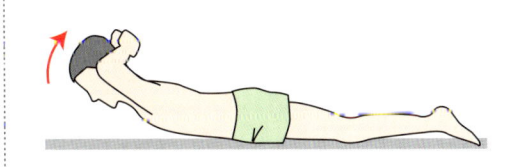

図1 ● 腰痛体操の1例
（文献2より改変）

た状態で体幹を前傾する姿勢は避けさせる．そして両膝を屈曲させてしっかりしゃがみ，物を体幹に近づけて持ち上げ，持った状態では腰部の回旋を避けるように指導を行う．

2）関節可動域訓練・リラクゼーション

頸椎疾患の関節可動域訓練としては，頭部の前屈・後屈・側屈・回旋をゆっくり，10回程度行う．頸部周囲筋の過緊張がある場合には，僧帽筋などをしっかり5秒程度収縮させて，その後一気に脱力する「肩すくめ運動」を10回程度行う．これによって，頸部周囲筋のリラクゼーションが得られる．また頸部の筋は，背部や上肢につながるものが多いため，肩甲骨周囲筋や前胸筋のストレッチも併用して行うのが望ましい．

腰椎の関節可動域訓練は，腰椎の過度の前弯や骨盤の前傾を減少させ，腰椎周辺の筋および腸腰筋の過緊張や拘縮を軽減させることを目的として行う．方法としては，仰臥位で膝立てを行い，腸腰筋を弛緩させる．その後，腹筋を使って骨盤後傾および腰椎を平低化させるように動かし，腰椎の前弯を減少させる（図1a）．また背筋のストレッチのために，仰臥位で両膝を抱えるような姿勢を取らせる（図1b）．さらに両下肢を交差させたうえで腰椎を捻転し背筋や殿部の筋，さらにはハムストリングのストレッチ運動もあわせて行う．これらの動作をゆっくりと無理のない範囲で，10回程度行う．

3）筋力増強訓練

頸部の筋力増強訓練は，主に等尺性運動[※2]で行う．顎を引いた状態で自分の手で頭部に抵抗を加え，頸部の筋に負荷を加えていく．目安としては，5秒抵抗を加えたら，5秒休息することを5回程度行う．

腰部の筋力増強訓練は，腹筋・背筋それぞれに対して行う必要がある（図1c, d）．具体的な方法としては，前述の腰椎周辺の筋および腸腰筋・ハムストリングスのストレッチと筋力増強訓練を組み合わせた，Williamsの腰椎体操，McKenzieの腰痛体操などがあげられる．

※2 等尺性運動：関節の動きを伴わず，筋の全長が変化しない運動．筋張力は変化せず，関節の動きを伴う運動は，等張性運動という．

3 牽引療法

1）牽引療法の概要

　　牽引療法は，脊椎の長軸方向に牽引力を加えて椎間を広げることで，椎間孔の拡大・椎間板内圧の減少・結合組織や傍脊柱筋のストレッチ効果により，疼痛や神経根障害を軽減させる治療法である[1〜3]．脊椎疾患においては古くから広く行われている治療法の1つで，経験上症状の軽減を認めることが多い．しかし，最近発表された慢性腰痛症に対する牽引についてのメタアナリシス[6]では，エビデンスが示されていないことも，牽引療法の処方を行う際に認識しておく必要がある．

　　牽引療法の適応としては，頚椎・腰椎の椎間板ヘルニアや変形性脊柱症，傍脊柱筋筋膜炎などがあげられる．禁忌としては，脊椎およびその周辺の組織損傷急性期，脊椎の悪性腫瘍，脊椎の化膿性疾患，頚椎不安定性の強い関節リウマチ，著明な骨粗鬆症，動脈瘤などがあげられる．また腰椎牽引に使われる骨盤帯は妊婦に禁忌となる．牽引療法の頻度としては，毎日または隔日施行が適切とされている．効果が出るまでに数日要し，1カ月以内に効果が出現すると考えられている．そのため，この間に効果の判定を行い，牽引療法の継続および他の治療法への変更を検討する必要がある．

> **指導医の教え**
> 　牽引療法施行の際には，牽引に伴い疼痛などの症状が増悪する場合もある．その際には加療を中止し，他の治療法を検討する必要がある．

2）牽引療法の種類

　　牽引の種類としては，比較的弱い力で持続的に牽引する持続牽引と，牽引と休止を一定のサイクルで繰り返す間欠牽引がある．持続牽引は安静による症状軽減効果が高いとされ，疼痛症状の強い急性期や入院患者に対してしばしば行われる．また間欠牽引は，傍脊柱筋や結合組織に対するマッサージ効果により，局所循環を改善して疼痛を軽減させると考えられている．そのため，慢性期患者に対して主に行われる．

　　頚椎牽引の場合は，座位姿勢で頭囲ベルトを下顎と後頭部にかけて，体幹軸に対して前傾20〜30°の上方向に牽引を行う（図2a）．持続牽引の際には，3〜4kgの牽引力で行い，30分から徐々に時間を長くしていく．間欠牽引は，5kg程度から開始し，体重の1/4〜1/5（15kg程度）まで徐々に牽引力を増加させる．7秒牽引，5秒休息のサイクルで繰り返し，20〜30分程度行う．

　　腰椎牽引の場合は，骨盤ベルトを装着した状態で仰臥位となり，体幹軸に対して前傾20〜30°の下方向に牽引を行う（図2b）．持続牽引の際には，6〜10kgの牽引力で行い，30分から徐々に時間を長くしていく．間欠牽引は，10kg程度から開始し，体重の1/2〜1/3まで徐々に牽引力を増加させる．10秒牽引，10秒休息のサイクルで繰り返し，20〜30分程度行う．

4 物理療法

　　物理療法は，熱・電気・光線などの物理的エネルギーを利用した治療法である．このうち，脊椎・脊髄疾患に主に用いられるものとして，温熱療法・電気刺激療法などがあげられる[1〜3]．

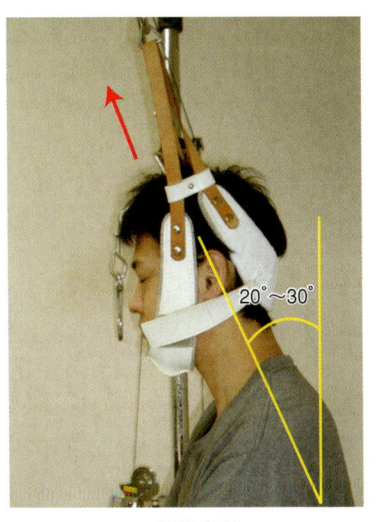

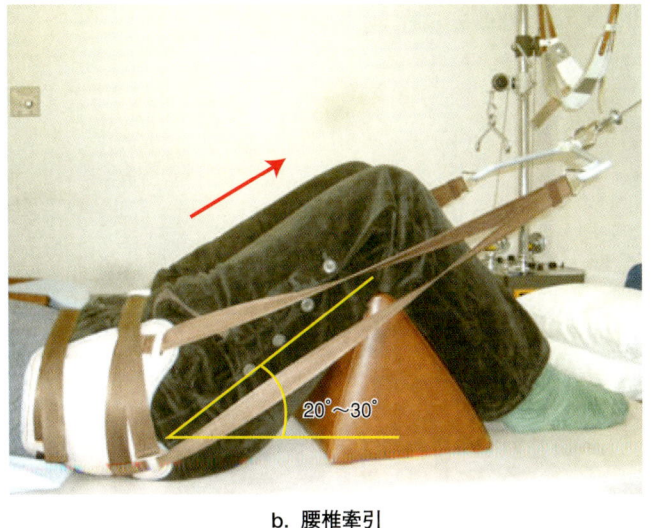

　　　　a. 頸椎牽引　　　　　　　　　　　　　　b. 腰椎牽引

図2 ● 牽引療法

1）温熱療法

　温熱療法は，コラーゲン線維の伸展性の向上・鎮痛・筋のリラクゼーション・局所血流増加などを目的として行われる．

a. ホットパック

　ホットパックは温熱療法の一種で，生体に直に接触して熱を伝える伝導熱を用いたものである．対象疾患としては，慢性腰痛症や腰椎椎間板ヘルニア，変形性脊椎症など，疼痛を呈する疾患や傍脊柱筋の筋緊張が高い症例などに広く用いられる．方法は，まずシリカゲルなどの吸湿性物質を木綿袋に入れたパックを，80℃程度の加温装置によって温めておく．それをビニール等でくるんだ上にタオルを巻くか，あるいは直接タオルで巻いて，患部に20分程度当てて，治療を行う．

> **指導医の教え**
> 　脊椎疾患にはしばしば感覚障害を伴う場合がある．その際には，温熱療法にて熱傷を生ずる危険性があるため，注意が必要である．また患部に急性炎症がある場合も避けなければならない．

b. 超短波・極超短波（マイクロウェーブ）・超音波

　温熱療法には，生体内に入って熱に変換される変換熱を用いたものもある．これらは熱の伝わる範囲が接触面に限局される伝導熱に比較して，生体表面から2～5cm程度の内部にまで熱を伝えることが可能である．超短波療法は，治療器と照射部の間を10cm程度空けて，20分程度照射を行う．また超音波療法は患部にクリームを塗って直接治療器を当てるか，脱気した水の中で患部と治療器の間を10cm程度空けて3～10分程度照射を行う．ただし超短波・極超短波療法は，ペースメーカー・コンタクトレンズ・生体内インプラントなどがある症例や小児では禁忌である．また超音波療法は，椎弓切除術後の部位や腫瘍のある部位，脊髄への直接照射は行ってはならない．

2）経皮的電気刺激療法

経皮的電気刺激療法（TENS：transcutaneous electrical nerve stimulation）は，筋収縮を誘発しない程度の刺激強度で，疼痛部位や末梢神経を刺激することで，疼痛軽減を図るものである．

適応として，疼痛を伴う脊椎疾患全般に行うことが可能である．禁忌としては，頸動脈洞上での刺激や，ペースメーカー挿入症例，重篤な不整脈のある症例，妊婦などがあげられる．

方法としては，低周波刺激装置と電極が用いられる．電極を設置する部位は，基本的には疼痛のある部位を電極で挟む形で貼り付けるか，疼痛の原因となる末梢神経上に貼り付けることが多い．ただし効果の発現する部位は各症例で異なるため，電極の位置は効果をみながら貼り付ける場所の調節が必要である．電気刺激条件には，一般的に10〜100 Hzで刺激する高頻度刺激法と，0.5〜10 Hzで20〜30分刺激する低頻度刺激法がある．高頻度刺激法は，感覚閾値付近から感覚閾値の2〜3倍で刺激を始めるため，不快感が少なく長時間の刺激が可能である．低頻度刺激法は，感覚閾値の3〜5倍の強度で刺激を行うため，不快感が伴うので，治療時間は20〜30分とする．そのため，高頻度刺激法から開始し，効果が認められなければ低頻度刺激法を行う．また当初効果が認められていても，徐々に除痛効果が減少する場合も多い．

5 装具療法

装具療法の目的は，①関節の保持，②変形の矯正・予防，③機能の代行，④歩行の介助，⑤免荷，などがあげられる．特に体幹装具の特徴として，①体幹の支持，②体幹の動きの制限，③脊柱のアライメントを変える，などがあげられる[1〜3, 7〜9]．

体幹装具の基本構造は，骨盤帯・支柱・胸椎バンドから構成される．この基本構造を応用して，用途に合わせてさまざまな体幹装具が作製されている．

体幹装具は，その目的・使用部位・素材などによって，数多くの種類がある．一般的には，固定する部位や，体幹装具を構成する材質の種類で分けることが多い．固定部位での分類としては，頸椎装具・頸胸椎装具・頸胸腰仙椎装具・胸腰仙椎装具・腰仙椎装具・仙腸装具などがある．また材質によって分類する場合には，金属支柱やポリエチレンなどの殻のみから構成される硬性装具，金属支柱とナイロン等の軟性素材を組み合わせた半硬性装具，ナイロンなどの軟性素材を中心に作られた軟性装具といった形で分ける．

体幹装具の適応疾患は，脊柱変形，脊椎手術後，脊椎および椎間板の炎症，骨折・脱臼などの外傷，腫瘍性疾患，脊柱管狭窄症，椎間板ヘルニア，すべり症，筋筋膜炎など多岐にわたる．そのため，各種疾患や症状・障害の部位，固定の必要性の有無や運動制限を行う方向に応じて，装具を選択する必要がある．

> **指導医の教え**
> 体幹装具の問題点としては，長期間の装着で生ずる筋力の低下や拘縮，装具に対する精神的な依存があげられる．そのため，装具を装着している間でも，可能な範囲で運動を行う必要がある．また，装具装着終了の時期についても検討が必要である．

1）頸椎装具・頸胸椎装具（図3）

頸椎装具・頸胸椎装具は，頸部の安静・固定・保護を目的として処方される．

頸椎カラー（図3a）は，主に頸椎の保温と安静を保つために用いられる装具である．頸部の前屈への運動制限はある程度期待できるものの，回旋方向への運動制限や頭頸部の免荷は期待できないため，強い固定や免荷を必要とする場合には，他の装具を選択する必要がある．ウ

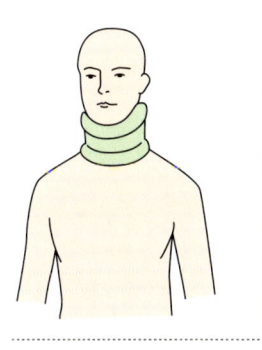

a. 頚椎カラー　　b. フィラデルフィア・カラー　　c. モールド型頚椎装具

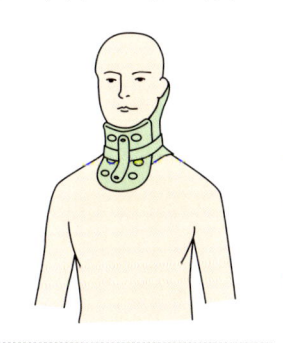

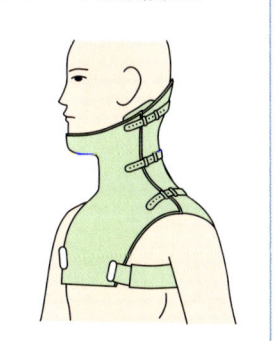

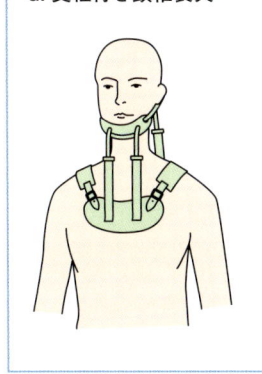

d. 支柱付き頚椎装具　　e. ハロー式頚胸椎装具

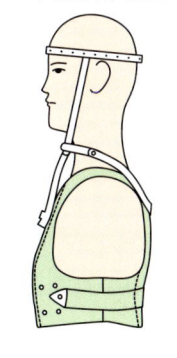

図3　頚椎装具・頚胸椎装具
（文献1，2，7より改変）

レタンやポリエチレンなどの材質のものが多く，市販品が用いられることが多い．頚椎捻挫や頚椎症などの症例に処方される．同じく市販品が多く用いられるものにフィラデルフィア・カラー（Philadelphia collar）がある（図3b）．主に頚椎の安静を保つために用いられる装具で，頚椎カラーよりも前屈への運動制限が期待できるため，運動制限が必要な症例や，頚椎術後などの症例に処方される．

　モールド型頚椎装具は，頚椎の全方向への運動制限を強固に行うために用いられる装具である（図3c）．この装具を作製するためには，実際に体の輪郭に合わせてギプス採型をする必要がある．主に頚椎の骨折や脱臼，頚椎術後など運動制限が必要な症例に処方される．

　支柱付き頚椎装具は，頚椎の安静と運動制限を保つために用いられる装具である（図3d）．2～4本の支柱により，頚椎の角度や免荷の状態，頚椎の牽引力等の調節をすることが可能である．肩で頭頚部の荷重を受けるため，頚椎の免荷も可能であるが，問題点として下顎運動を制限することがあげられる．頚椎の外傷や頚椎術後など運動制限が必要な症例に処方される．SOMIブレース（sterno-occipital-mandibular-immobilizer brace）も，この支柱付き頚椎装具に含まれる．

　ハロー式頚胸椎装具（図3e）は，頭蓋骨と金属製の輪（Halo ring）とを直接ピンで固定し，胸郭のベスト様装具と金属支柱で連結した装具である．頭部を含め胸椎部までの広範囲な運動制限や頚椎に対する免荷が可能である．上位頚椎骨折の保存的加療や上位頚椎術後などの症例に処方されるが，ピン刺入部の感染や脱落，更衣などに問題を生じやすいため，注意が必要である．

2）胸腰仙椎装具（図4）

　　胸郭から骨盤に及び，胸椎・腰椎・仙腸関節の運動を制限する装具である．効果としては，胸腰椎の運動制限などにより疼痛を軽減させること，脊椎の前弯・後弯を矯正することなどがあげられる．

a. 軟性装具

　　胸腰仙椎軟性装具は，胸腰仙椎の運動制限，アライメントの維持・矯正，腹圧を高めることなどによる脊椎の支持性向上を目的として用いられる装具である（図4a）．ただし他の胸腰仙椎装具と比較して，体幹運動を制限する効果は低い．主にナイロン系のメッシュタイプの素材が用いられ，採寸・採型によって作られる．下部胸椎や上部腰椎の椎間板症・椎間板ヘルニア・すべり症などの変性疾患や胸腰椎圧迫骨折，胸腰椎術後などの症例に広く処方される．

b. 硬性装具

　　胸腰仙椎硬性装具は，胸腰仙椎装具のうち金属支柱やポリエチレン等の素材を用いて作られた装具である．前述の胸腰仙椎軟性装具に比較して，体幹部の屈曲・伸展・側屈・回旋の各運動を制限する効果が高い．そのため，主に胸腰椎部の脊椎圧迫骨折や脊椎カリエス，化膿性

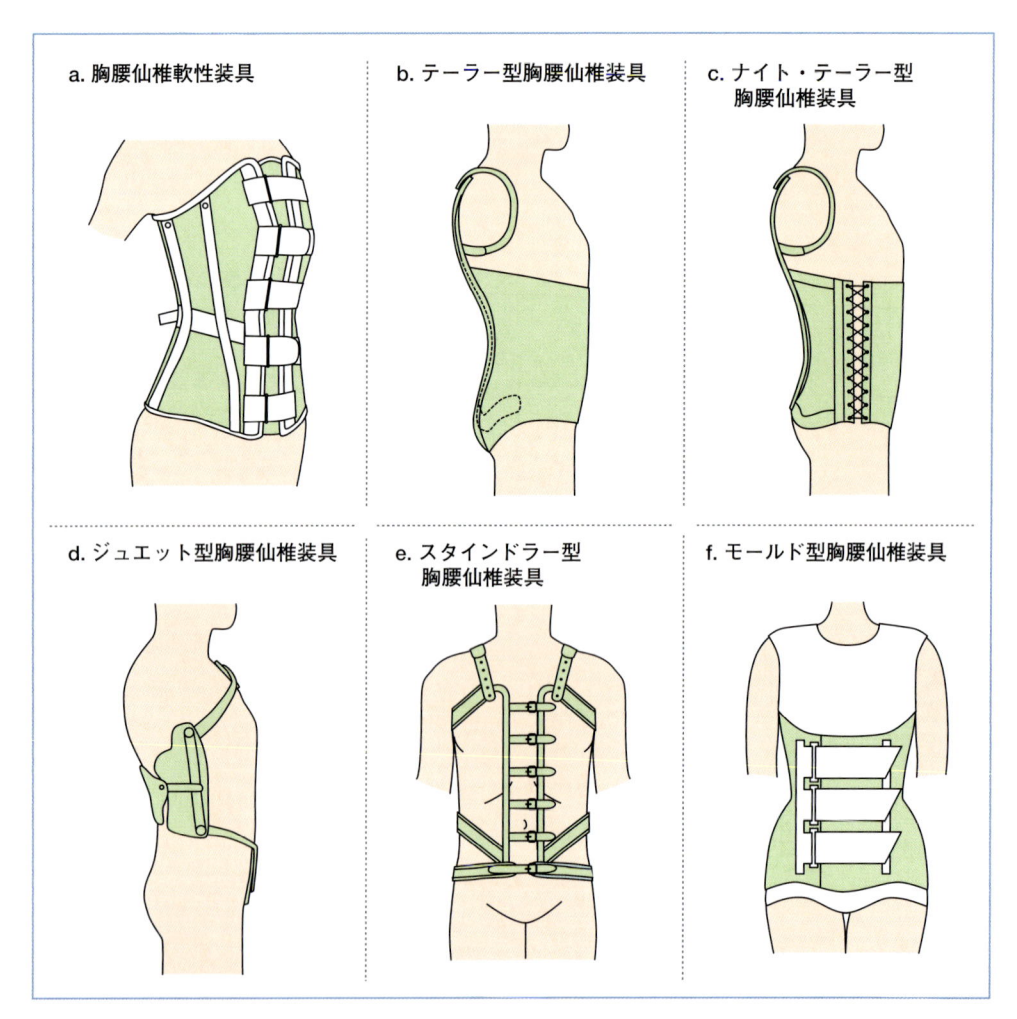

図4 ● 胸腰仙椎装具
　　（文献7, 9より改変）

脊椎炎，胸腰椎部の術後など，胸腰椎部を中心とした広範囲な体幹運動を強固に制限する必要がある症例に処方される．支持する部位や素材，体幹運動の制限によって，さまざまな装具が作製されており，テーラー（Taylor）型胸腰仙椎装具（図4b）・ナイト・テーラー（Knight-Taylor）型胸腰仙椎装具（図4c）・ジュエット（Jewett）型胸腰仙椎装具（図4d）・スタインドラー（Steindler）型胸腰仙椎装具（図4e）などがあげられる．

胸腰仙椎硬性装具はほかにも，体幹部を型取りし，身体の輪郭に合わせて作成するモールド型胸腰仙椎装具がある（図4f）．主にポリエチレンやポリプロピレン，オルソレンなどを用いて作られる．胸腰椎部の屈曲・伸展・側屈・回旋のいずれの方向の運動制限も可能であるため，胸腰椎部の化膿性脊椎炎や脊椎カリエス，広範囲な胸腰椎術後など，胸腰椎部を中心とした広範囲な体幹運動を強固に制限する必要がある症例に処方される．ただし作製するのが困難で，装着不良等による皮膚障害などを呈する場合があるため，注意が必要である．

3）腰仙椎装具（図5）

骨盤から腰部に及び，腰椎と仙腸関節の運動を制限して，疼痛を軽減するための装具である．

a. 軟性装具

腰仙椎軟性装具は，一般的に軟性コルセット，ダーメンコルセットといわれている装具である（図5a）．腰仙椎の運動制限，アライメントの維持・矯正，腹圧を高めることによる脊椎の支持性向上・疼痛軽減を目的として用いられる．ただし他の腰仙椎装具と比較して，体幹運

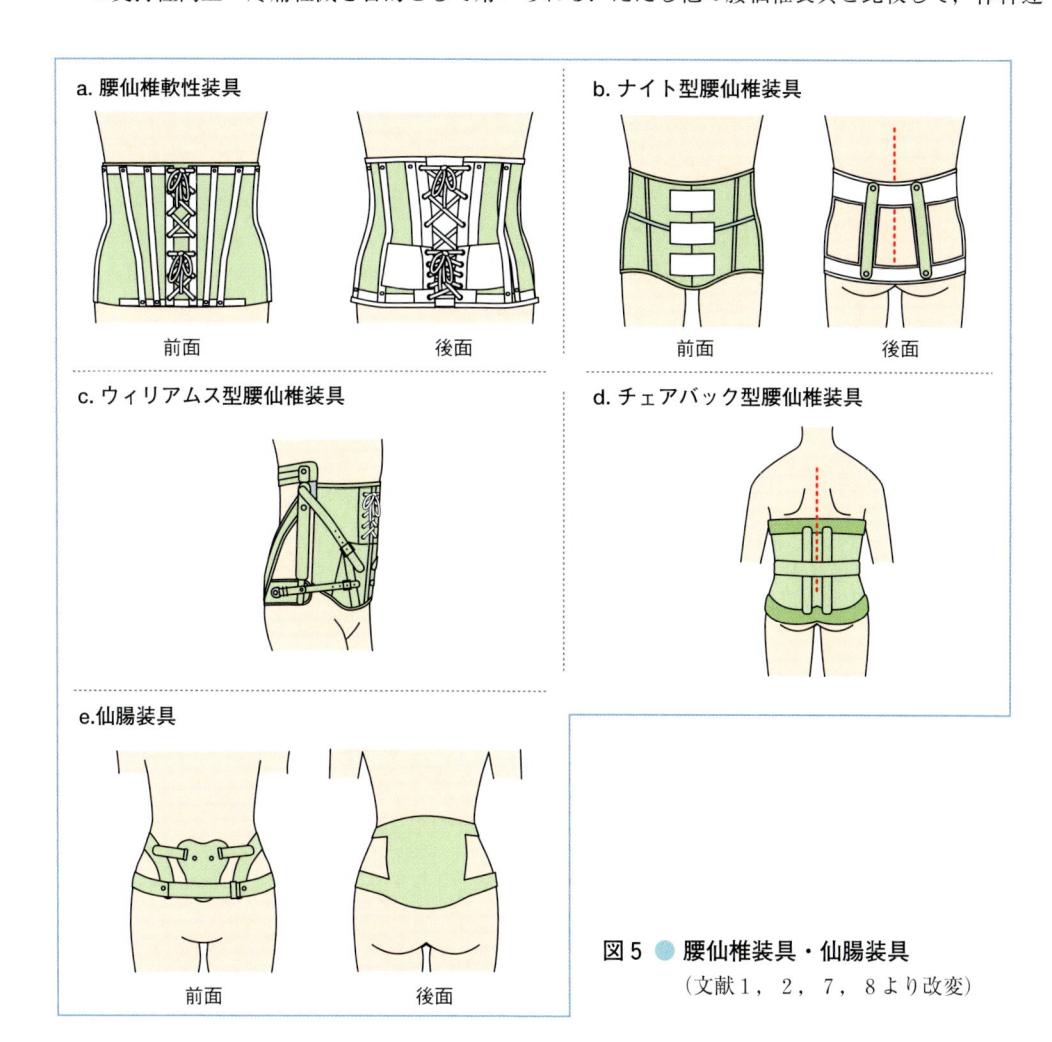

図5 ● 腰仙椎装具・仙腸装具
（文献1，2，7，8より改変）

動を制限する効果は低い．主にナイロン系のメッシュタイプの素材が用いられ，採寸・採型によって作製される．腰仙椎部の脊椎椎間板症・椎間板ヘルニア・すべり症などの変性疾患や腰椎圧迫骨折，腰椎術後などの症例に広く処方される．

b. 硬性装具

腰仙椎硬性装具には，ナイト（Knight）型腰仙椎装具（図5b）・ウィリアムス（Williams）型腰仙椎装具（図5c）・チェアバック（chair-back）型腰仙椎装具（図5d）などがある．これらは腰仙椎軟性装具に比較して腰椎の可動性を制限する効果が高い．そのため，変形性腰椎症や腰椎椎間板ヘルニア，腰部脊柱管狭窄症などの症例に用いられる．

4）仙腸装具（図5e）

仙腸関節の運動を制限して，疼痛を軽減するための装具である．ナイロン系のメッシュタイプの素材やゴム製のものが用いられることが多く，両側の上前腸骨棘と大転子の間を覆うように構成されている．急性腰痛症の症例や妊娠時，運動時などに処方される．

5）脊柱側弯症矯正装具（図6）

脊柱側弯症の矯正のために使用される装具で，頚胸腰仙椎装具・胸腰仙椎装具が用いられる．側弯症に対する装具療法の目的は，成長期に側弯の進行を防止し，最終的に側弯度が30°を超えないようにすることである．そのため装具療法の適応は，Cobb角25度以上の骨成熟が未熟な例となり，変形が高度な場合には適応とならない．

側弯症に対する装具の特徴は，3点支持によって側弯進行を抑制することにある．またミルウォーキー（Milwaukee）型装具に関しては，装具装着者がネックリングに顎や後頭部が強く当たらないように意識することで能動矯正作用が働き，側弯の進行予防が図られる（図6a）．

側弯症に対して処方される装具は，側弯のカーブの頂椎高位によって決められる．頚胸腰仙椎装具であるミルウォーキー型装具は，すべての高位に対応が可能であるが，日常生活動作上支障が多く，外見上ネックリングがあるため，患者に受け入れられにくい．そのため頂椎が第7胸椎以上の症例に主に用いられる．頂椎が第8胸椎以下であれば，アンダーアーム（under arm）型装具と呼ばれる胸腰仙椎装具が用いられる．これには，ボストン（Boston）型装具（図6b）やOMC（Osaka Medical College）型装具（図6c）など，各種開発されている．

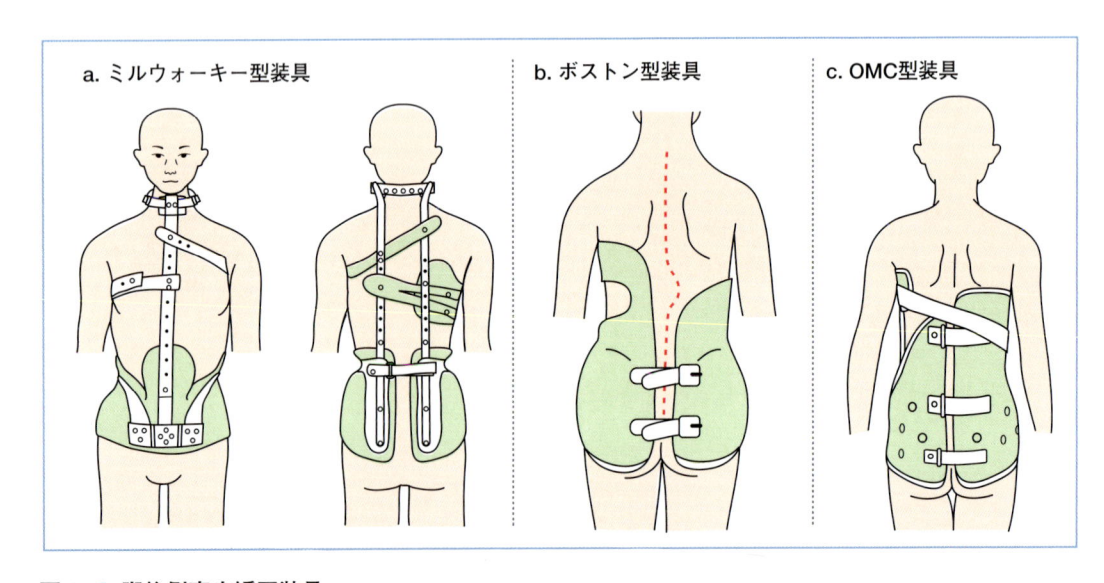

図6 ● 脊柱側弯症矯正装具
（文献1，2，8より改変）

<文　献>

1)「現代リハビリテーション医学　改訂第2版」(千野直一 編), 金原出版, 2004
2)「リハビリテーションレジデントマニュアル　第2版」(千野直一, 木村彰男 編), 医学書院, 2001
3)「最新整形外科学大系　12 胸腰椎・腰椎・仙椎」(越智隆弘 編), 中山書店, 2006
4) Hayden, J. A. et al. : Exercise therapy for treatment of non-specific low back pain. Cochrane Database of Systematic Reviews (Issue 3), 2005
5) Heymans, M. W. et al. : Back schools for non-specific low-back pain. Cochrane Database of Systematic Reviews (Issue 4), 2004
6) Clarke, J. A. et al. : Traction for low-back pain with or without sciatica. Cochrane Database of Systematic Reviews (Issue 2), 2007
7)「義肢装具のチェックポイント　第6版」(加倉井周一, 赤居正美 編), 医学書院, 2003
8)「リハビリテーションMOOK 7 義肢装具とリハビリテーション」(千野直一, 安藤徳彦 編), 金原出版, 2003
9)「義肢装具学　第2版」(川村次郎, 竹内孝仁 編), 医学書院, 2002

概論　リスクマネジメント

1. 脊椎手術におけるリスクマネジメント

稲見州治

Point
1. 手術の適応の段階からリスクは始まる
2. リスクマネジメントはチームや組織での取り組みが必要である
3. 十二分なインフォームド・コンセントと患者やその家族との良好な信頼関係が最も重要である
4. 自分の目で確認する習慣と，最悪の事態を想定した準備や心構えが必要である

1　はじめに

いかなる手術においても，ある頻度で合併症は避け得ないが，交通事故と同様起こり得る事象についての認識と危険回避のための心構えにより，最小にする努力が肝要である．

人口の高齢化が進むなか，日本脊椎脊髄病学会が1994年と2001年に行った大規模な全国調査においても，手術症例の高齢化が明らかとなっており，80歳以上の超高齢者も約4％を占め[1]，何らかの全身合併症を有する患者の治療にあたる機会は増加している．脊椎手術は変性疾患の占める割合が高く，したがって手術の適応の段階からリスクは始まると考えねばならない．

医療の質を確保し，事故の防止を図り，信頼される医療を確立する観点からも脊椎手術におけるリスクマネジメント[※1]は重要であり，単に何らかのインシデンスが生じた際の対処法にとどまらず，ヒヤリ・ハット事例やインシデント・アクシデントレポートを活用し，原因の究明と，予防法や対策にチームあるいは施設などの組織単位で取り組む必要がある．

リスクマネジメントのためチェックポイントを表に示す．

> **指導医の教え**
> 日頃から解剖や生理についてより深い知識を習得することはもちろん，検査や手術の手技やコツを修練するばかりでなく，どんな単純なことでも自分の目で確認する習慣と，最悪の事態を想定した準備や心構えが肝要である．

2　術前のリスクマネジメント

1）全身管理（全身状態の把握と準備）

まず，十分な問診が大切であり，既往症あるいは，全身合併症として，喘息，結核，高血圧，糖尿病，腎疾患（透析療法を含む），心疾患，肝疾患，手術の既往や入院治療歴について1つずつ問診し，胸部X線，血液検査，心電図，肺機能検査に加え，追加精査や術前の治療も含め関連各科とのチーム医療が重要である．

※1　リスクマネジメント：リスクマネジメントの原義は，組織がその使命や理念を達成するために，その資産や活動におよぼす影響から，最も費用効率よく組織を守るための一連のプロセスである．

表 ● 脊椎手術におけるリスクマネジメントのためのチェックポイント

術前		●十分な問診と必要な検査により全身状態を把握 ●既存疾患の評価と薬物療法の計画 ●要すれば自己血輸血の準備 ●手術器械の選択準備と直前の確認 ●インフォームドコンセント
術中		●術中体位における全身のチェック ●麻酔科医との協力 ●誤認防止の努力 ●細心の注意による神経・血管損傷の防止 ●不測の事態に対する準備と心構え
術後	早期	●術直後X線による評価と対応 ●術後神経症状の評価 ●呼吸状態やin outバランスを含む全身状態の把握と管理 ●創部の厳重な管理と観察 ●血栓症の予防 ●早期離床の努力
	晩期	●長期間にわたる定期的な診察と評価

　内服薬では周術期に問題となるものとして，抗凝固薬，向精神薬，各種ステロイド薬，降圧薬，免疫薬などの服用をチェックし，中止時期および代替薬の使用法を関連各科と協議しておく．

> **指導医の教え**
> 　臨床症状，神経学的所見と画像診断の不一致は，手術適応そのものへの警告であり，画像診断のみで手術に至ることはきわめて危険であると認識すべきである．

2）輸血
　出血量が多いと予想される手術では，可能な限り自己血輸血を計画する．

3）手術器械
　手術計画を立てる際，適切なインプラントの選択は重要である．オーダーは術者自ら行い，当日，直前にも確認を怠ってはならない．術中のさまざまなトラブルを想定した対策も不可欠である．

4）インフォームドコンセント
a. インフォームドコンセントの重要性
　手術を含めた医療行為は成功が保証された業務ではない．インフォームドコンセントは脊椎・脊髄外科領域に限らず，医事紛争や事故防止のためにきわめて重要であるが，術後遺残症状に対する不満が残りトラブルとなった場合，医療過誤がなくても債務不履行とされることがある．手術後の経過や成績について，十分に，そして繰り返し説明することにより，術前患者家族の理解を得，同意書やカルテに記載しておくことが重要である．できれば個々の数値を提示することが患者の理解と説得力には大切であり，日頃から文献などにより合併症の頻度や統

計を把握している必要がある．また，術式別に文書を作成し患者に渡しておくことは，説明漏れを防ぐことにも役立つ．

> **指導医の教え**
> 脊椎手術では，全身管理を要することや手術結果の重大性・永続性などから術前の説明は可能な限り手術前日は避け，数日程度の考える猶予を設けることが望ましい．

b. インフォームドコンセントの内容

インフォームドコンセントの内容としては，①現状についての説明（診断・病態），②放置した場合や保存療法を継続した場合の不都合（自然経過・予後），③手術の必要性と目的，代替医療，④手術の方法（術中変更の可能性），⑤手術の効果（症状の改善）と限界（目標・到達点），⑥手術の合併症（生じうる不都合），⑦術後の安静度と後療法，⑧臨床データの保存と学会での利用，⑨同意書の作成が含まれる．

これらの過程を踏まずに行われた医療行為に対しては，自己決定権の侵害や説明義務違反になることがある．しかし，インフォームドコンセントはあくまで手段であって，患者やその家族との良好な信頼関係が最も重要であることはいうまでもない．

インフォームドコンセントの詳細については，「5.脊椎・脊髄疾患のインフォームドコンセント」(p.33)を参照のこと．

3 術中のリスクマネジメント

1) 全身管理

入室時から細心の注意を払い，体位は全身にわたって必ず術者・主治医が点検し，術中の骨性突出部の褥瘡や大腿外側皮神経そのほかの神経麻痺には十分注意する．伏臥位では，腹圧が十分とれていなければ出血も多くなる．また眼球圧迫のないように麻酔医とともに注意し，頸椎後屈による挿管困難や後屈時の脊髄麻痺回避のため，術前単純X線検査や，気管支ファイバーによる経鼻挿管についても検討しておく必要がある．また，体位変換を伴う手術では，気管チューブの移動による自然抜管，換気不全などの防止にも留意が必要である．

2) 手術操作

マーキングの際にはX線2方向撮影により高位誤認の防止に心がける．ブラインドでの操作時や進入路によっては，血管損傷に対する十分な注意が肝要である．除圧操作では，癒着剥離などのケリソン鉗子による硬膜損傷には細心の注意を払い，横突起や副突起などランドマークの確認を確実に行い，また椎弓根スクリューの誤刺入による神経根損傷に留意する．高齢者やリウマチ患者では骨の脆弱性を十分配慮して骨損傷の防止に心がける．また，インプラント破損時のリカバリーも術前からの対策が大切である．

4 術後のリスクマネジメント

1) 術後早期合併症

a. 医療側のミス

- 高位誤認，異物となるものの創内への置き忘れ，除去し忘れなど：判明した時点で患者・家族に誠実に説明し，早期再手術を行う．

b. 脊椎・脊髄手術の合併症
- 神経症状悪化や麻痺の出現：手術の内容にもよるが，神経症状を適切に評価し，早期に何を検査すべきか果断に決断する必要がある．
- 血腫による麻痺：数時間から数日内が多く，緊急でMRI，緊急手術を考慮する．

c. 一般的な合併症
- 呼吸不全，気胸などの呼吸器合併症：麻酔科，呼吸器科と連携が不可欠である．
- 感染（採骨部を含む）：ある確率で不可避であり，術創の慎重なチェックを行い，特に術後5日以降での発熱や炎症反応高値は感染を疑い，培養検体の採取，緊急での創開放，洗浄，掻爬，灌流設置を行う．髄液漏では，早期にドレーンを抜去し，感染の防止に努める．
- 不穏，せん妄：疼痛対策や早期の離床を図る．
- 深部静脈血栓症（deep vein thrombosis，DVT），肺血栓塞栓症（pulmonary embolism，PE）：術前からのインフォームド・コンセントに始まり，弾性ストッキングや間欠的空気圧迫法などの予防措置が重要であるが，①高齢者，②女性，③肥満，④術前1週間以上の臥床，⑤DVT，PEの既往のある方では特に注意が必要である．
- 侵襲の大きい手術では消化器潰瘍に対するH_2ブロッカーや，逆流性食道炎に対するPPI製剤の投与を考慮する．
- 1週間以上バルーンカテーテルを留置した場合は尿路感染の危険もあるので早期離床が重要である．
- 高齢者では，誤嚥性肺炎や呼吸不全，心不全，腎不全，肝機能障害などさまざまな全身合併症をきたす可能性を常に念頭におき，輸液量の調整，厳重な全身管理が必要である．

2）術後晩期合併症

術後晩期合併症として固定術後の骨癒合遷延，偽関節，神経症状の再悪化，隣接椎間病変，採骨部痛，instrumentation failure，遅発性感染などがあり，いずれも慎重な判断と適切な対処が要求される．

＜文　献＞

1) 種市 洋 ほか：脊椎手術合併症の実態—日本脊椎脊髄病学会の調査から．日整会誌，80：5-16，2006
2) 伊藤達雄，米延策雄，戸山芳昭：「リスクマネジメント脊椎手術」．南江堂，2005
3) 山崎隆志：脊椎外科におけるインシデント・アクシデント．臨整外，40（4）：449-456，2005
4) 千葉一裕 ほか：腰椎手術への対策．脊椎脊髄，19（4）：275-283，2006
5) 鈴木信正：脊椎手術の持つ危険性と事故予防対策（インストルメンテーションを含む）．日整会誌，80：17-21，2006

疾患

第1章 頸椎

1. 頸椎損傷（脱臼・骨折） ……………………………… 58
2. むち打ち損傷 …………………………………………… 71
3. 頸椎椎間板ヘルニア …………………………………… 78
4. 脊柱靱帯骨化症［頸椎］ ……………………………… 83
5. 変形性脊椎症（頸椎症，頸髄症） ……………………89
6. 頸椎の先天異常
　　a. 頭蓋底陥入症 ……………………………………… 95
　　b. Klippel-Feil 症候群 ……………………………… 100
　　c. os odontoideum（歯突起骨） …………………… 103
7. 破壊性脊椎関節症 ……………………………………… 107
8. 筋性斜頸 ………………………………………………… 112

第1章　頸椎

1. 頸椎損傷（脱臼・骨折）

塩田匡宣

Point

1. 上位頸椎，下位頸椎の損傷は，単純X線では見逃されやすいので，常にこれらの損傷を念頭に置き，疑わしい場合はCT，MRIなどの追加検査を怠らない
2. 不安定損傷では，入院後に神経症状の悪化や新たな神経症状の発症をみることがあるので，頭蓋直達牽引などで局所の安静を確保する
3. 早期手術を要する損傷があるので，整形外科的処置はもちろん，全身状態の確認や他科へのコンサルトなど迅速に対応する

1　病態・疾患概念

頸椎の骨折や脱臼の多くは，交通事故や転落事故，スポーツ事故などの比較的大きな外力により惹起される．受傷機転や骨折脱臼形態によるさまざまな分類がなされているが，その代表的なものを概説する．

頸椎はその解剖学的，機能的相違から，環椎後頭関節からC2-3椎間までの上位頸椎と，それ以下の中下位頸椎に分けられ，損傷の分類も上位と中下位に分けて考える．

頸椎損傷の分類と受傷機転

1）上位頸椎損傷
a. 後頭顆骨折
　Andersonの分類が広く用いられている[1]（図1）．どのタイプも両側性に発生することがあり，特にTypeⅢが両側性に発生した場合は不安定性が強くでる．

b. 環椎後頭関節脱臼
　代表的な受傷機転は自動車の衝突事故である．シートベルトで体幹は固定されているが頭部は固定さ

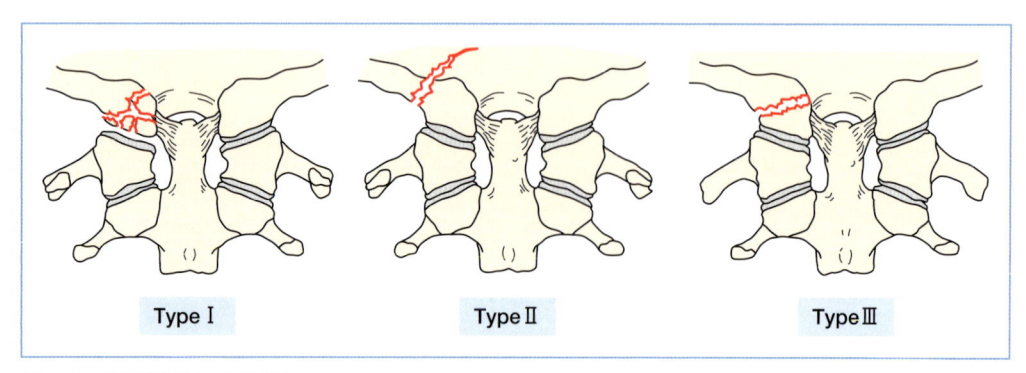

図1 ● 後頭顆骨折の分類
　TypeⅠ：頭蓋に加わる軸圧により発生する後頭顆の粉砕骨折である．安定型損傷である
　TypeⅡ：頭蓋底骨折が後頭顆に及んだもので，後頭顆が完全に後頭骨から遊離したもの以外は安定型損傷である
　TypeⅢ：翼状靱帯の後頭顆からの剥離骨折である．潜在的に不安定型骨折である
　（文献1より改変）

れていないため，衝突により急激な減速が起こると環椎後頭関節に伸延力が働き脱臼が発生する．Traynelisらによる後頭骨の脱臼方向による分類が用いられることが多いが，この分類は単にX線撮影時の頭位を表しているにすぎないと考えられる．これに代わるものとして靱帯の損傷形態による不安定性のStage分類がある[2]．Stage Iは頸椎後頭間の靱帯の不完全損傷であり，亜脱臼は各方向2mm以下に止まる．環椎後頭間距離が1mmを超える場合は異常とみなす．Stage II, Stage IIIは靱帯による支持機構が破綻したものである．Stage II (occult type)は脱臼が自然に整復されることもあり，牽引などの負荷をかけたX線撮影で初めて診断がつくことがある．Stage III (overt type)は明らかな脱臼例であり，死亡例も多い．

c. 環椎骨折

軸圧により発生する．後弓骨折と外側塊骨折，破裂骨折（Jefferson骨折）に分類される（図2）．後弓骨折は両側性が多く，外側塊骨折は片側性が多い．破裂骨折は4カ所骨折することが多いが，3カ所のときは前弓の中央で骨折する[3]．

d. 歯突起骨折

Andersonの分類が有名である[4]（図3）．

そのほかにもいくつかの分類がある．小林はAndersonの分類にType IVとして軟骨結合離開を加えた．ApfelbaumらはType IIをさらに3群に分けた．Hadleyらは歯突起基部の遊離骨片を伴う粉砕骨折をType IIAとした．

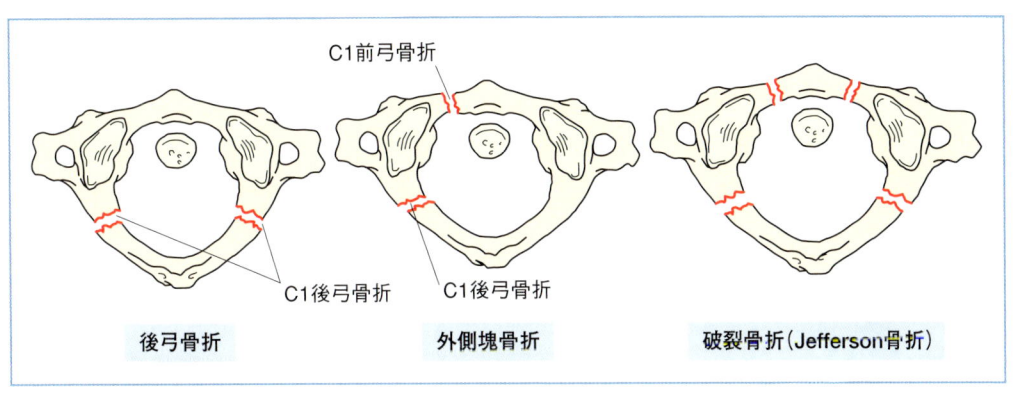

図2 ● 環椎骨折の分類
（文献3より改変）

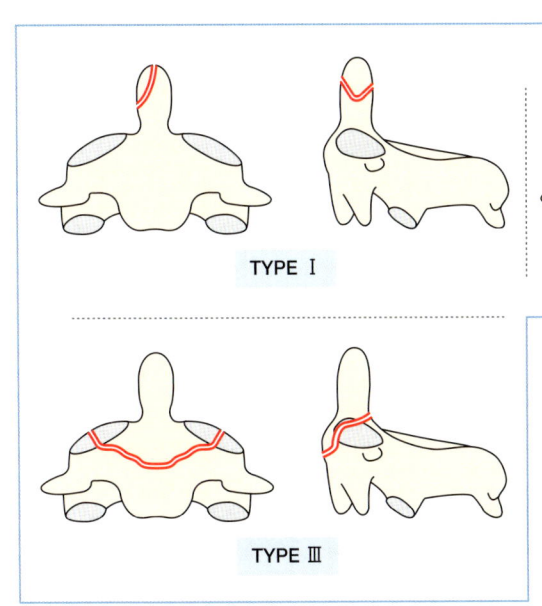

図3 ● 軸椎歯突起骨折の分類
Type I：歯突起先端部の骨折で頻度は少ない．安定型の骨折と考えられるが，翼状靱帯の剥離骨折の場合には不安定性を伴うことがある．
Type II：歯突起頸部の骨折である．最も頻度の高いタイプである．不安定型の骨折である．
Type III：骨折線が椎体に及ぶ
（文献4より改変）

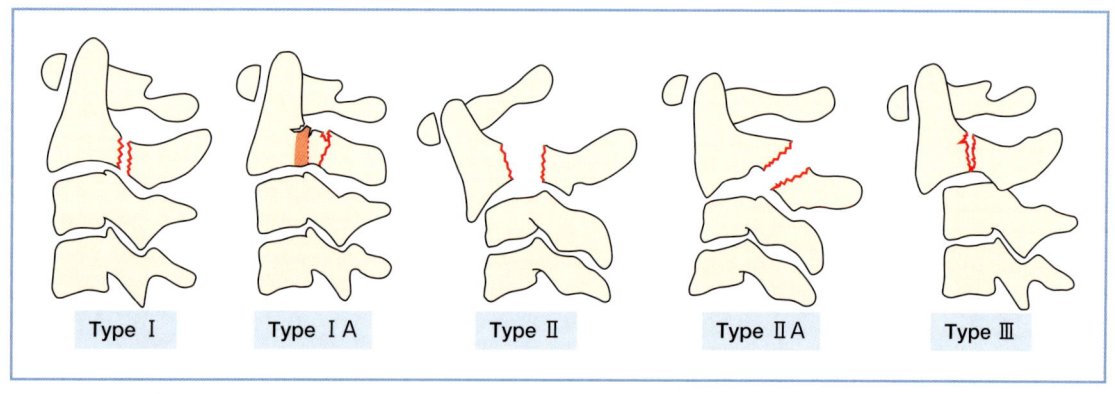

図4 ● 外傷性軸椎すべりの分類
Type Ⅰ ：両側椎弓根部での前額面に平行な骨折である．X線側面像で骨折線はほぼ垂直に走り，軸椎椎体の第3頸椎椎体に対する前方への転位は3mm未満で後弯変形はない．過伸展と軸圧により発生する安定型損傷である．
Type ⅠA：過伸展と側屈により発生する．骨折線が前額面に対し斜めに走る．
Type Ⅱ ：Type Ⅰ損傷に二次的に屈曲力が働き，より大きな前方転位と後弯変形を伴う．第3頸椎椎体前上縁の圧迫骨折を伴うことが多い．
Type ⅡA：3mm未満の前方転位に，ときには15°を超える大きな後弯変形を伴う．骨折線が垂直ではなく，前下方から後上方に斜めに走るのが特徴である．後方からの屈曲伸延力による損傷と考えられる．
Type Ⅲ ：著明な転位と後弯を伴う両側ないしは片側のC2-3椎間関節脱臼である．不安定型損傷であり徒手整復は困難である．
（文献5より引用）

e. 外傷性軸椎すべり（軸椎関節突起間骨折，hangman's fracture）

交通外傷で発生することが多く，絞首刑による骨折とは受傷機転が異なるため，hangman's fractureの呼称は適切ではないと考えられている．

LevineはEffendiの分類を発展させた[5)6)]（図4）．

2）中下位頸椎損傷

Allen分類が広く用いられている[7)8)]．受傷時にとる頸椎の姿位と，その姿位を強いる最初に働く最も顕著な外力（後述の"compressive"とは組織に働く圧迫力，"distractive"とは張力や剪断力を意味する）により6個の範疇に分類した（図5）．

① compressive flexion（CF）

軽度屈曲位の頸椎に頭頂方向から後下方に向かう圧迫力が加わることにより，頸椎はさらなる屈曲を強いられ発生すると考えられる．交通事故や飛び込みなどで発生する．Allenの報告では中下位頸椎損傷の21％（165例中36例）を占める．CF stage 5（あるいはstage 4と5）が teardrop fracture[※1]に相当すると考えられる．（以下stageはSとする．例：CFstage→CFS）．

CFS1：椎体前上縁が損傷し丸味を帯びる．後方靱帯要素の損傷は明らかではない．Allenの報告では脊髄損傷は1例もない．
CFS2：CFS1に加え，前方椎体高の減少をみる．脊髄損傷を免れることが多い．
CFS3：骨折線が椎体前面から斜め後下方に走り椎体終板に達し，嘴状の骨片を形成する（a fracture of the beak, a fractured beak）．

※1 teardrop fracture：Schneiderらにより発表された頸椎骨折．椎体下縁の前半分は上位の椎体に圧迫され骨折し前方へ転位する．椎体後方部は後方に転位，脊柱管内に突出し，脊髄損傷を起こす．flexion teardrop fractureとよぶこともある．

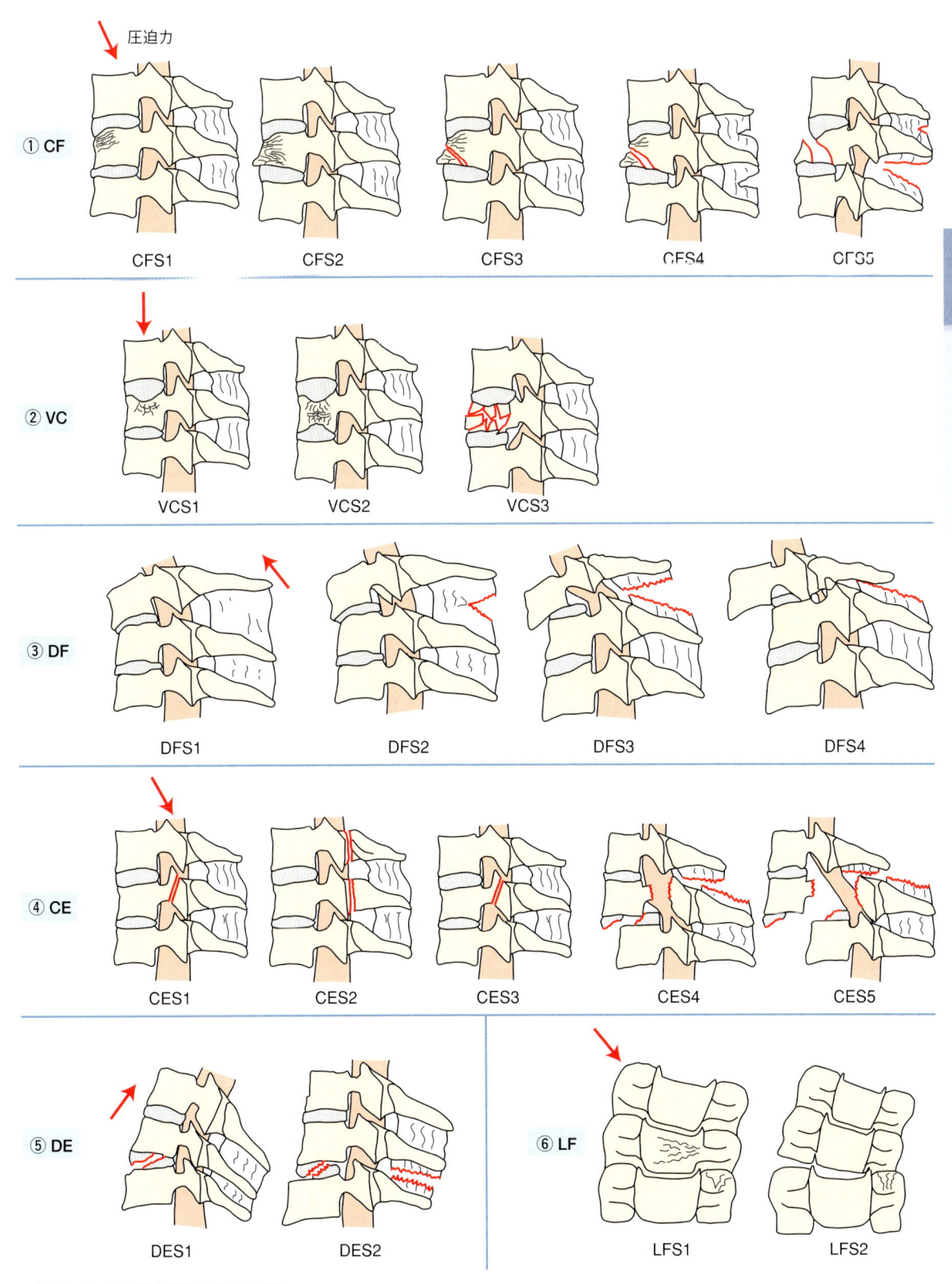

図5 ● 中下位頚椎骨折の分類

CF：compressive flexion, VC：vertical compression, DF：distractive flexion
CE：compressive extension, DE：distractive extension, LF：lateral flexion
（文献8より改変）

CFS4：CFS3に加え，3mm未満の椎体後下縁の脊柱管内突出をみる．高率に脊髄損傷をみる．
CFS5：CFS4よりさらに椎体後下縁が脊柱管内に突出する．椎弓損傷はないが，椎間関節は離開し棘突起間は開大する．これは後縦靱帯と後方靱帯複合体（後縦靱帯を含まず，それより背側の靱帯複合体）の損傷を示唆する．Allenの報告では全例に脊髄損傷を伴い，完全麻痺例を高率に認める．

② **vertical compression（VC）**

中間位の頚椎に軸圧が加わり発生すると考えられる．交通事故や飛び込みでの事故などによる．VCS3は破裂骨折に相当する．発生頻度は9%（14/165）である．

VCS1：上下の椎体終板のどちらかに陥凹変形をきたす．
VCS2：上下両方の椎体終板の陥凹変形をきたす．椎体に骨折が及んでもよいが，転位はほとんど認めない．
VCS3：椎体の破裂骨折で，骨片は各方向に広がり，脊柱管内にも突出する．骨性後方要素が損傷を免れる場合と損傷される場合があり，後者では後方靱帯複合体も損傷される．高率に脊髄損傷を伴う．

③ **distractive flexion（DF）**

後下方から前上方に向かう外力が後頭部に加わると，屈曲位をとる頚椎では最初に後方要素に張力が働き，次に前方がさらなる屈曲を強いられ，発生すると考えられる．発生頻度は37%（61/165）である．

DFS1：後方靱帯複合体の損傷により椎間関節が亜脱臼し，棘突起間が開大する．椎体前上縁が丸味を帯びたり，椎体の圧迫骨折を伴うことがある．
DFS2：片側椎間関節脱臼であるが，靱帯損傷の程度はさまざまであり，機能撮影による評価が必要である．回旋転位もみられ，脱臼側への棘突起の変位，鈎椎関節の開大がみられる．
DFS3：椎間関節の両側脱臼であり，椎体は前方に約50%転位する．下関節突起が完全に上関節突起の前方に転位するものと，下関節突起が上関節突起に乗り上げ，あたかも鳥がとまり木にとまったような形をとる，いわゆるperched facetを呈する場合もある．脊髄損傷を伴うことが多い．
DFS4：きわめて不安定な両側椎間関節脱臼で，椎体がほぼ100%前方に転位する例や，椎体間が大きく離開するfloating vertebraを呈することもある．完全麻痺となることが多い．

④ **compressive extension（CE）**

前頭部や顔面に外力が加わり，頭部が体の方へ押され，頚椎は伸展を強いられ発生すると考えられる．発生頻度は24%（40/165）である．脊髄損傷を伴うことは他の損傷に比し多くはない．なお，CES3, CES4は理論上の分類であり，Allenの症例中には存在しない．

CES1：片側の骨性後方要素（関節突起，椎弓根，椎弓）の骨折である．椎間板が損傷されると椎体の回旋不安定性を伴うことがある．
CES2：左右両側の椎弓骨折で，典型例では連続性に多椎弓に生じる．他の組織の損傷は明らかではない．
CES3：両側の関節側塊周囲（関節突起，椎弓根，椎弓）の骨折である．椎体の前方転位はない．
CES4：CES3にさらに椎体の前方転位を伴う．転位の幅は椎体前後径未満である．
CES5：椎体前後径を超える前方転位を伴う．靱帯成分の損傷は2カ所の高位で生じる．後方は損傷椎体とその上位の椎体間で，前方は損傷椎体と下位椎体間で生じる．下位椎体の前上縁は前方転位した椎体に剪断される．

⑤ **distractive extension（DE）**

顔面や頭蓋前面に加わる外力により頚椎が伸延され発生すると考えられる．比較的年長者の転落事故で起こることが多い．発生頻度は6%（9/165）である．脊髄損傷を伴うことが多いが（7/9），完全麻痺例は1例のみである．

DES1：前方靱帯複合体の損傷か椎体の横骨折である．靱帯損傷が一般的で，X線では椎間腔の開大がみられる．後方転位はない．
DES2：DES1に加え，後方の靱帯が損傷される．上位椎体は後方脊柱管内に転位する．頭位によっては自然に整復されることが多く，仰臥位の側面X線では見逃されることがある．

⑥ **lateral flexion（LF）**

頭部が肩方向に圧迫され発生すると考えられる．発生頻度は3%（5/165）である．脊髄損傷を免れることが多い．

LFS1：椎体の非対称性の圧迫骨折に同側の後方骨性要素の骨折が加わる．
LFS2：LCS1にX線正面像で転位を伴うもの．

その他の中下位頚椎損傷の分類として，植田らは，複雑な分類は不要とし，前方脱臼（骨折）型，椎体骨折型，非骨症性頚髄損傷型（非骨症型），強直性脊椎炎や脊椎骨増殖症に合併した頚椎骨折の4型に分類した[9]．

2 主訴・症状

1）上位頚椎損傷
a. 後頭顆骨折
　交通事故などによる大きな外力で発生することが多いため，頭部外傷や多発外傷を合併し，意識レベルが低下していることが多い．意識のある患者では頭痛や後頭部痛を訴えるが，それ以外は特徴的な症状に乏しい．交通事故などの高エネルギー外傷で，特に意識レベルの低下している患者では上位頚椎損傷の合併を常に疑ってかからねばならない．
　神経症状は脳幹以下のさまざまな症状が起こりうる．

b. 環椎後頭関節脱臼
　死亡例が多く，生存例では頭部外傷などの合併損傷の陰で見逃されがちで，そのために神経症状が悪化することがある．

c. 環椎骨折
　脊柱管が広がる方向に転位するので，神経損傷は稀である．頭部外傷を合併することが多く，また頚椎損傷では歯突起骨折TypeⅡや外傷性軸椎すべりを合併することが多い．

d. 歯突起骨折
　死亡率は25～40％との報告があるが，生存例では神経損傷を伴わないことが多い．最も一般的な症状は頚部痛であり，顎を支える手を離せないほど激烈な痛みを伴うことも稀ではない．

e. 外傷性軸椎すべり
　Francisらによると神経損傷の合併率は6.5％であるという[10]．他の脊椎損傷を合併していることが少なくないので注意を要する．

2）中下位頚椎損傷
　種々の神経損傷を合併する．頚椎損傷のStageが上がるに連れ，神経損傷も高度になる傾向はあるが，頚椎損傷の程度と神経損傷の程度は必ずしも比例しない．CFS5やVCS3，DFS4は高度の神経損傷を伴うことが多い．

3 診察時に収集すべき基本情報

　受傷機転や外力の大きさを推測するために，受傷原因，受傷時の姿勢，頭位など，受傷時の状況をできるだけ詳細に聴取する必要がある．また，外力の加わった部位や方向を知るために，頭頚部，顔面の単純X線検査だけではなく，体表面の外傷の有無およびその部位を入念に調べる．

4 必要な検査

　まず単純X線正・側面像を撮影する．環椎後頭関節脱臼StageⅡが疑われ，神経症状のない場合は，愛護的に牽引を加えた単純X線側面像を追加する．外傷性軸椎すべりTypeⅡが疑われ，神経症状のない場合は，主治医の監視下に前後屈の側面像を撮影する．環椎骨折，歯突起骨折の場合は，開口位正面像を追加する．単純X線で診断がつきにくい場合，骨折や脱臼の詳細を確認したい場合などはCT，CT断層，CT三次元再構成（3D-CT）を必要に応じて行う．また軟部組織や脊髄の損傷をみるためにはMRIを行う．

5 診断の決め手

　病歴，理学所見，単純X線，X線機能写，CT，CT断層，CT三次元再構成（3D-CT），MRIで診断は確定する．

> **指導医の教え**
> 　環椎骨折では，前弓の骨折があれば単純X線側面像で後咽頭腔の拡大をみる．開口位正面像では外側塊の転位の有無が確認できる．
> 　外傷性軸椎すべりTypeⅠAは単純X線側面像で見逃されやすいが，注意深く見ると椎体の前後径が2，3mm伸びていることが多い．
> 　下位頚椎の損傷は単純X線側面像では肩と重なって見落とされることが少なくない．

6 鑑別診断と注意すべき合併症

頭部外傷などで意識レベルが低下している場合は，頸椎損傷が見逃されることがある．頭部外傷以外にも脊椎の他の高位の損傷や，骨盤や四肢の骨折，内臓損傷などのあらゆる部位の損傷を合併しうる．また受傷後には，呼吸器系，循環器系，消化器系，自律神経系，内分泌系，褥瘡などのさまざまな合併症が起こりうるので，十分な注意が必要である[11]．

7 救急処置・応急処置

移動やX線撮影などの際に頸椎に新たな損傷が加わらないように，頭部と体幹を一体として扱う．転位の著しい骨折や脱臼では頭蓋直達牽引を行うが，損傷形態によっては過度の牽引が神経損傷を悪化させることがあるので注意を要する．

全身管理として，禁飲食とし点滴を行い，尿道バルーンカテーテルを留置，合併症に留意する．

8 治療

1）上位頸椎損傷

a. 後頭顆骨折

機能写で不安定性の認められる例ではフィラデルフィアカラーやSOMI（sternal occiput mandibular immobilization）ブレースなど（以下単に装具）による外固定を8週行う．TypeⅡで後頭顆が完全に後頭骨から遊離したものはハローベスト固定が望ましい．TypeⅢで不安定性のないものは装具による外固定でよい．TypeⅢで明らかな不安定を認めるものはペディクルスクリュー（以下PS）を用いた後頭骨と軸椎間の後方固定の適応である．理論的には環椎の側塊スクリューを用いた後頭骨環椎固定も可能と考える．

b. 環椎後頭骨脱臼

保存的には，StageⅠは装具による外固定を8～12週行う．StageⅡ，StageⅢはハローベスト固定を行う．StageⅢはその際に整復を試みるが，過度の牽引は神経症状を悪化させるので注意を要する．多発外傷などでハローベストが禁忌な場合は砂嚢などで固定しておくこともある．

一般的にはStageⅡ，StageⅢに対しては手術を第一選択とする．PSあるいはMagerl法を用いた軸椎後頭骨固定が確実であるが，環軸椎間に損傷がなければ，環椎後頭骨固定も可能と考える．

c. 環椎骨折

開口位の正面X線像で外側塊の側方転位が2mm未満もの（すべての後弓骨折と，一部の外側塊骨折と破裂骨折）は装具による外固定を10週行う．転位が2mm以上7mm未満のものは，3kg程度のハロー牽引を4，5日行い筋肉の緊張が取れれば整復されるので，その時点でハローベストにし，3カ月間固定する．

転位が7mm以上ある場合は横靱帯の損傷が疑われる．外側塊の側方転位が整復されるまで重錘を増やしつつ，牽引を続け，整復が得られた時点でハローベスト固定に移行し，3カ月間固定する．それでも固定性が得られない例では，その時点では環椎の骨癒合は得られていることが多いので，環軸椎の後方固定（Magerl法，Brooks法[※2]，PS固定など）を行う．

d. 歯突起骨折

TypeⅠとTypeⅢは転位があれば頸椎介達牽引で整復した後，装具またはハローベストによる外固定を6～12週行う．TypeⅡは中西法[12]による前方からのスクリュー固定を行うこともある．TypeⅡは外固定による治療も可能ではあるが，TypeⅠやTypeⅢに比し骨癒合率が悪い．したがって中西法による前方固定の適応である（図6）．術後は簡単なカラーによる固定を4週行うのみで十分である．これらの方法で骨癒合が得られない歯突起骨折には環椎軸椎間の後方固定を行う．

e. 軸椎外傷性すべり

神経損傷がない場合はX線側面前後屈を撮影し，

※2 Magerl法，Brooks法：後方からの環軸関節固定術．Brooks法は環椎と軸椎の椎弓間に左右1つずつ移植骨を挟みそれぞれワイヤーで固定する．Magerl法はBrooks法に加え，左右の環軸関節をそれぞれスクリューで固定する．

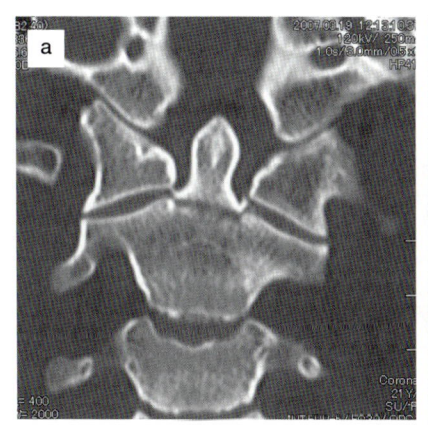

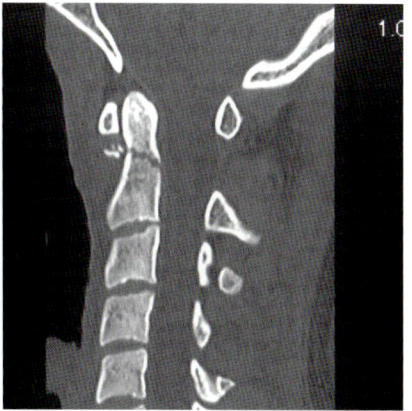

CT断面 正面像　　　　　　　　　　CT断面 側面像

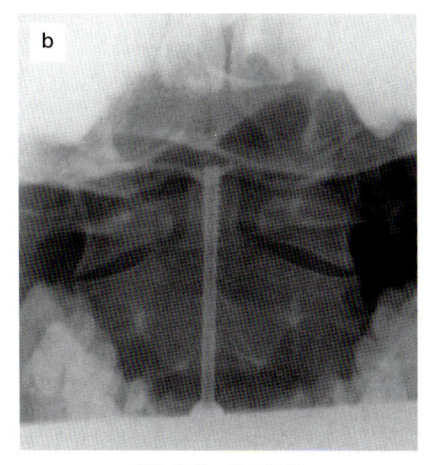

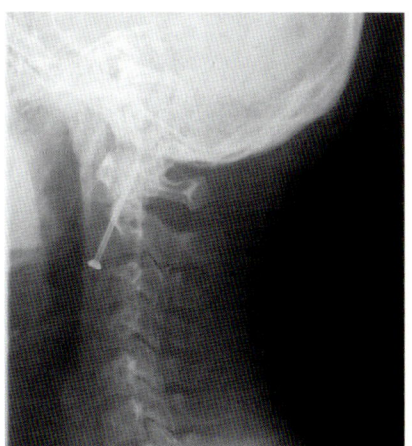

術後 単純X線 正面像　　　　　　術後 単純X線 側面像

図6 ● 歯突起骨折 Type Ⅱに対する中西法による前方固定術
a：術前CT断面像，b：中西法術後単純X線像

骨折のタイプを正確に把握してから治療にあたるのがよい．

　Type Ⅰ，ⅠAは安定型の骨折であるから，装具による外固定を12週行う．

　Type Ⅱで前方転位が5 mm未満で後弯変形も10°未満のものはハロー牽引の後，ハローベスト固定を12週行う．5 mm以上の前方転位または10°以上の後弯変形を伴うものはハロー牽引を3 kgより始め，重錘を徐々に増やしながら整復位を得る．もし後弯変形が改善しなければC6高位にタオルを入れ，頚椎を伸展位にする．整復が得られたら，仮骨がみられる4週頃に牽引をはずし，再転位が起こらなければ，ハローベスト固定に移行し，受傷後12週まで固定する．整復が得られた時点で，PSによる後方固定を行ってもよい（図7）．転位が整復できない遷延治癒

例にはC2-3の前方固定を行う．

　Type ⅡAは受傷機転から牽引は転位を悪化させるので直ちにハローベスト固定を頚椎軽度伸展位で軸圧をかけ行う．10°未満の後弯変形は許容範囲である．

　Type Ⅲは手術的に治療する．C2のPSと，C3のPSか外側塊スクリューとロッドまたはプレートよる固定を行う．整復は直視下に骨把持鉗子などでC2の棘突起か椎弓を引き上げるようにして行う．エレバトリウムを関節間に挿入し梃子の原理で整復を試みることもある．固定範囲にC1あるいは後頭骨を含める場合もある．術前のMRIで大きなヘルニアが認められた場合は前方から椎間板を郭清した後，後方固定を追加する．このタイプの骨折では前方からの一期的整復はほとんどの場合不可能である．

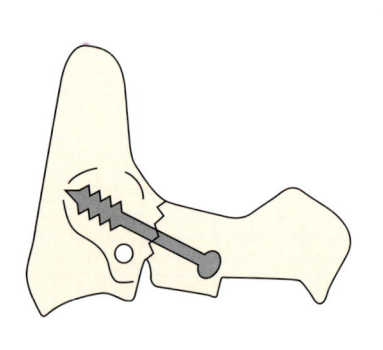

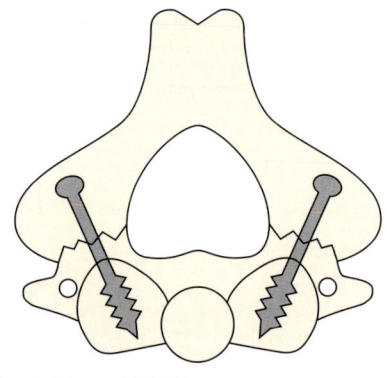

図7 ● **軸椎外傷すべりTypeⅡに対するスクリュー固定術**
ペディクルスクリュー（PS）を用い，後方より固定する

2）中下位頚椎損傷

a. CFS1，CFS2

CFS1，CFS2は，本来靱帯や椎間板の損傷がないと考えられるので，椎体の骨癒合を待ち，6～12週の装具またはハローベストによる外固定を行う．固定を除去する前に，受傷時の症状の改善と単純X線側面機能写での頚椎の安定性を確認する．固定除去後に明らかな不安定性を認めた場合には後弯変形予防のために固定術を考慮する．固定術は，不安定性が残る高位のワイヤー，側塊スクリュー，PSなどを用いた後方固定を勧める報告が多いが，われわれは椎体の圧迫骨折を伴う例にはプレートによる内固定併用の1椎間の前方固定が合理的と考えている．

> **指導医の教え**
> 固定椎間は，CFS1，CFS2の場合一般に変形した椎体とその下位の椎体間である（図8）．DFの場合は椎体変形を伴った場合，その上位椎体との間が固定椎間となることに注意．

b. CFS3

CFS3は，MRIによる軟部組織損傷の評価が必要である．損傷がないときは装具による外固定で治療可能だが，後弯変形をきたさないように単純X線側面像で頻繁に確認する必要がある．後方の靱帯損傷を認めるときは，後方または前方の2椎間固定の適応である．椎間板の損傷を認めるときは，前方固定が望ましい．

c. CFS4，CFS5

CFS4とCFS5に関しては，保存療法の適応はほとんどなく，手術を選択すべきと考える．後方固定で も可能であるが，プレートを用いた2椎間の前方除圧固定術が最善と考える．後方軟部組織の損傷の著しい例では後方固定を追加する場合もあるが，装具による外固定で代用できることが多い．

d. VCS1，VCS2

VCS1とVCS2は装具またはハローベストによる外固定を6～12週行う．後弯変形が生じた場合には前方固定で対処する．1椎間であれば必ずしもプレート固定を必要としないが，2椎間固定ではプレートを使用したほうが安全である．

e. VCS3

VCS3は保存療法を推奨する医師もいるが，われわれは2椎間の前方除圧固定術の適応と考える．プレートを使用することが多い．

f. DFS1

DFS1は装具による外固定を6週行うが，その間に亜脱臼が進行しないように，X線側面像で椎間関節のアライメントの変化や棘突起間距離の開大がないか確認する．亜脱臼を認めたときは1椎間の前方固定または後方固定を考慮する．

g. DFS2

DFS2は片側の椎間関節脱臼であり，まず頭蓋直達牽引による整復を試みる．重錘3kgから始め，X線と神経学的所見を確認しながら，整復が得られるまでゆっくり重錘を増量していく．重錘の上限には諸説あるが，われわれは12kgとする．整復が得られれば，重錘を2kgとする．全身麻酔下の整復操作は神経症状を悪化させる危険性があるので，意識下に整復が得られることが望ましい．整復が得られたら，そのまま牽引を続けるかハローベストによる固定を12週行ってもよいが，手術を選択する術者も多

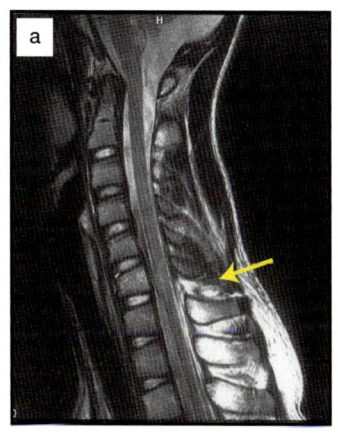

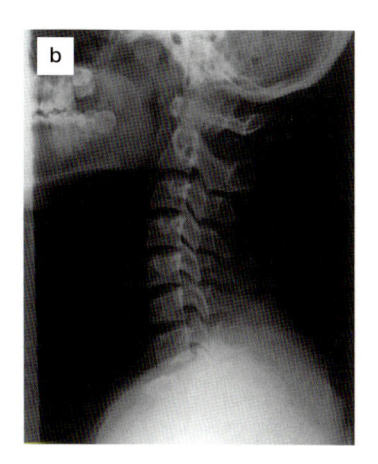

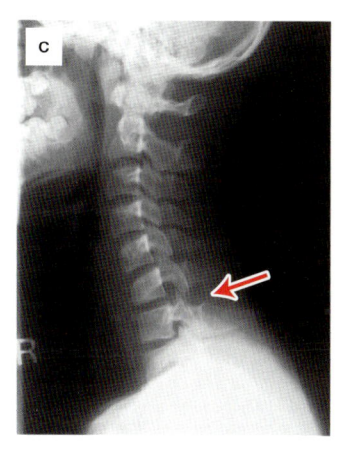

図8 ● CFS2損傷の画像所見
　a：受傷直後のMRI側面T2強調像．C6椎体の圧迫骨折がみられ，C6-7の後方の軟部組織の損傷が疑われる（→）
　b：受傷直後の単純X線側面画像．圧迫骨折はみられるが，アライメントに異常はみられない
　c：受傷後5週の単純X線側面画像．C6-7で後弯変形がみられ，棘突起間が開大している（→）

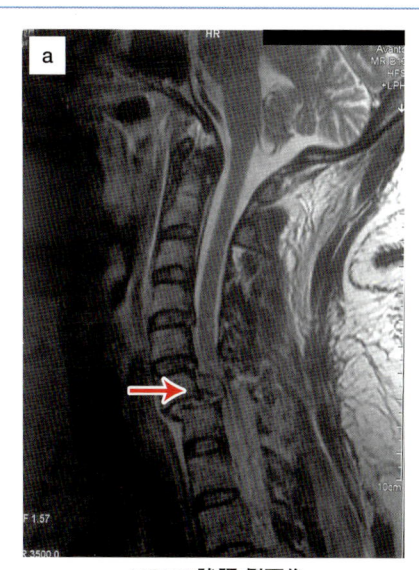

MRI T2強調 側面像

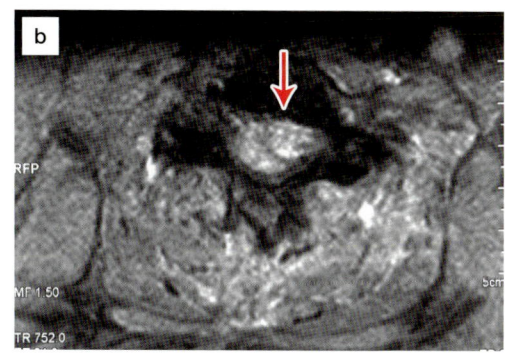

MRI T2強調 軸位像

図9 ● 片側の椎間関節骨折を伴うDFS2
　前方左寄りに大きなヘルニア（→）を認める．このような場合は，ヘルニアを放置したままでの後方整復操作は危険であり，前方からのヘルニア摘出を最優先とする．本例の場合は，前方からヘルニアを摘出した後，一期的に整復，プレートを用いた前方固定術を行った

い．手術法は1椎間の後方固定が一般的であるが，われわれは前方固定を行うことが多い．

　牽引で受傷後72時間以内に整復が得られない場合は手術を行う．先に述べた理由から局所麻酔下に整復をした後に全身麻酔下に固定術を行う術者もいる．手術法は後方からの整復固定術が一般的である．整復操作は棘突起を鋭の骨把持鉗子などでしっかり把持し，棘突起間を開大しつつ，円を描くように頭側の棘突起を頭背側に引き上げ，尾側の棘突起は尾腹側に押し下げながら行う．この操作で整復が得られない場合は，上関節突起の一部を最小限切除し，再度整復操作を行い，1椎間の後方固定を行う．前方固定を追加する場合もある．

　ここで注意しなければならないのは，術前にヘルニアの有無をMRIで確認しておくことである（図9）．ヘルニアが存在した場合，整復により新たな脊髄圧迫が生じ，神経症状の悪化をみることがある．術前にヘルニアがない場合でも整復操作により新たに発生する危険性もある．ヘルニアが疑われる場合には，後方固定を行った後に必ず前方固定を追加する．

図10 DFS2，DFS3に対する前方からの整復法

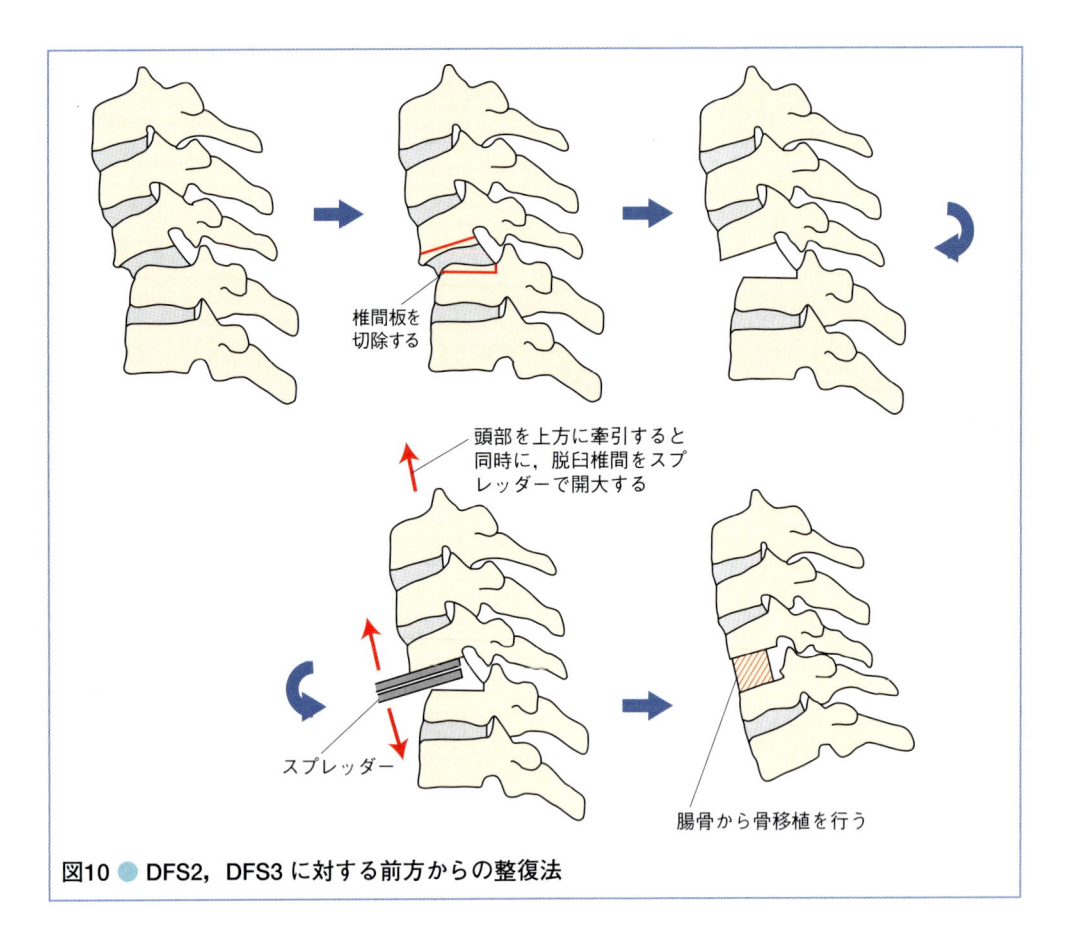

この危険性を回避するため，われわれは受傷後2週間以内の比較的新鮮例にはプレートを併用した前方から整復固定術を行う（図10）．新鮮例ではほとんど整復可能であるが，整復不能な場合は後方から整復操作を行った後，再び前方に戻り，固定を行う．2週以上経過した例では，前方からの整復は危険と考え，後方法を行う．

h. DFS3，DFS4

DCS3とDCS4では頭蓋直達牽引による整復を試みた後に，手術を行う．手術方法はDCS2とほぼ同様であるが，軟部組織の損傷が著しいため，前方法では必ずプレートを使用し，不安定性の著明な例には後方ワイヤリング法などを追加する．後方法単独ではPSなどの強固な固定法を選択する（図11）．

i. CES1

CES1で回旋不安定性があり神経根症状を呈する例には後方からPSによる骨折部の固定を試みるが（図12），それが困難な場合はプレートを併用した1椎間（損傷椎間板高位）の前方固定術を行うか[13]，後方から2椎間固定を行う．

j. CES2

CES2で不安定性や神経症状を欠く例やCES2は装具による外固定が一般的である．

k. CES5

CES5ではプレートを併用した前方固定を行う．後方固定を追加する場合もある．

l. DES1

DES1で椎体部の損傷例では外固定で骨癒合を得ることができる．椎間板の損傷では，保存的に10～12週固定するかプレートを併用した1椎間前方固定を行う．その際，移植骨が大きすぎると，外傷により伸長された脊髄にさらなるダメージを与えることになり，注意が必要である．

m. DES2

DES2は前後方の軟部組織が損傷されているので，前後合併手術が望ましい．その際，後方を先に行いアライメントを整えておけば，前方の骨移植操作による前述のダメージを防ぐことができると考えられる．

n. LFS1，LFS2

LFS1は外固定を行う．LFS2では1椎間の前方または後方固定を行う．

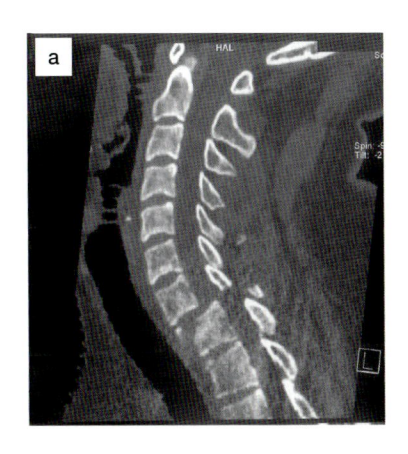

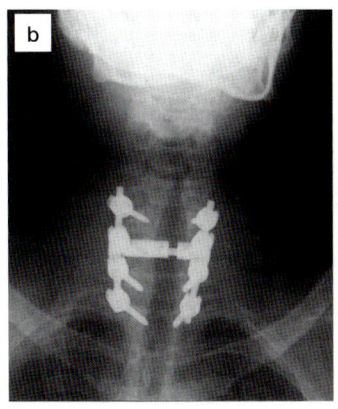

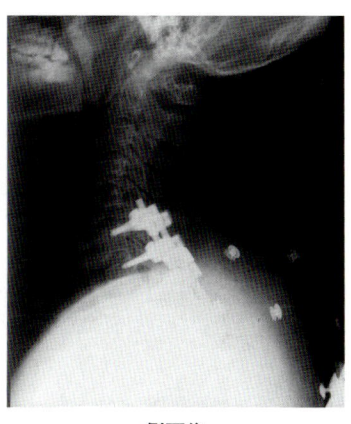

正面像　　　　　　　　側面像

図11 ● DFS3損傷（C7-T1）
T1椎体の骨折があり，前方であれば2椎間固定の適応であるが，C7-T2のプレート固定は術野の確保が難しいこと，また受傷後2週間以上経過していたことより，PSによる後方固定（C6-T2）を行った．
a：術前CT断層側面像，b：術後単純X線．下位頚椎はX線側面像での読影が困難である

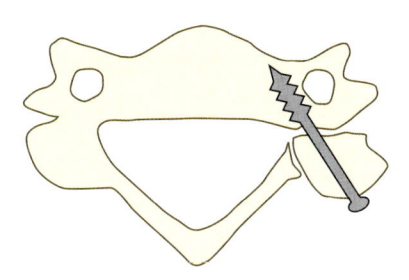

図12 ● CES1に対するスクリュー固定
骨折部を後方からPSで固定する

指導医の教え
① 高度な頚椎損傷への対処
われわれは高度な頚椎損傷には基本的にプレートを併用した前方固定で対処している．前方脱臼例（DFS2，DFS3，DFS4，CES5），椎体骨折例で，脊髄圧迫や後弯変形を認めるもの，椎体破壊の高度なもの（CFS4，CFS5，VCS3）などである．後方要素の損傷による後方不安定性が著明な例には後方固定を追加する．
② PS固定
PS固定は比較的強固な固定性が得られるので，前方脱臼を後方から整復しPS固定単独で行うなど，使用する機会が増えている．

われわれは，術前のCTによる椎弓根の水平面での傾き，手術体位をとった後の頚椎単純X線側面像による椎弓根の矢状面での傾きを参考に，CTガイドやイメージを使用せずフリーハンドでPSを刺入する．ただし，術前にCTで椎弓根にPSを刺入する十分なスペースがあること，MRアンギオで椎骨動脈に著しい左右差や破格がないことを必ず確認する．
③ 手術のタイミング
手術の時期については諸説ある．われわれは，脊髄麻痺の軽傷例は特に急ぐ必要はないと考えるが，不安定性の著明な例，脱臼例，骨片やヘルニアが脊髄を圧迫している例などは，全身状態が許せば，可及的早期に手術を施行する．手術により早期離床が可能になり，合併症の発症を予防でき，看護も容易となる．

9 後療法

手術により強固な固定性が得られれば，1，2日のベッド上安静の後，起座を開始する．外固定の種類は，固定性により，装具なしからSOMIブレースまで適宜選択する．

専門医にコンサルトを要する場合

神経症状のある例，不安定性のある脱臼や骨折は，治療法の選択，手術する場合の方法と時期など専門的な知識と経験を要する場合が少なくない．

他科にコンサルトを要する場合

先に述べたように，他科の合併損傷がある場合や，内科，外科的な合併症が起きたときには躊躇せずにコンサルトする．

思いがけない落とし穴

単純X線で見逃されやすい上位頸椎損傷や，下位頸椎損傷には十分注意する（図10）．

不安定型の損傷では，入院後に神経症状が悪化したり，新たな神経症状が出現することがあるので，頸椎の姿位と安静，神経症状を頻繁に確認する．また疼痛の増強が神経症状の悪化や合併症の発生に先駆することがあるので，患者の訴えにはしっかり耳を傾ける．

また，牽引の後，装具に移行した直後に亜脱臼や後弯が露顕あるいは進行することがある（図8）ので，経時的な単純X線による確認が必要である．

＜文　献＞

1) Anderson, P. D. et al.：Morphology and treatment of occipital condyle fractures. Spine, 13:731-736, 1988
2) Anderson, P. A. et al.：Injuries to the atlantooccipital articulation. "The cervical spine. Fourth edition"（Clark, C. R. ed.），pp. 587-607, Lippincott Williams ＆Wilkins, Philadelphia, 2004
3) Kurz, L. T.：Fractures of the first cervical vertebra. "The cervical spine. Third edition"（Clark, C. R. ed.），pp. 409-413, Lippincott-Raven, Philadelphia, 1998
4) Anderson, L. D. et al.：Fractures of the odontoid process of the axis. J. Bone Joint Surg., 56-A：1633-1674, 1974
5) Levine, A. M. et al.：The management of traumatic spondylolisthesis of the axis. J. Bone Joint Surg., 67-A：217-226, 1985
6) Levine, A. M. et al.：Traumatic spondylolisthesis of the axis："Hangman's fracture". "The cervical spine. Fourth edition"（Clark, C. R. ed.），pp. 629-650, Lippincott Williams ＆Wilkins, Philadelphia, 2004
7) Allen, B. L. et al.：A mechanistic classification of closed, indirect fractures and dislocations of the lower cervical spine. Spine, 7：1-27, 1982
8) Anderson, D. G. et al.：Classification of lower cervical spine injuries. "The cervical spine. Fourth edition"（Clark, C.R. ed.），pp. 651-658, Lippincott Williams ＆Wilkins, Philadelphia, 2004
9) 植田尊善：損傷型分類と病態．「脊椎脊髄損傷アドバンス」（芝啓一郎　編），pp. 7-21，南江堂，2006
10) Francis, W. R. et al.：Traumatic spondylolisthesis of the axis. J. Bone Joint Surg., 63-B：313-318, 1981
11) 塩田匡宣：特集/脊髄損傷リハビリテーション実践マニュアル―全身管理．M. B. Med. Reha., 22：78-81, 2002
12) 中西忠行 ほか：軸椎歯突起骨折に対する螺子固定．整・災外，23：399-406, 1980
13) Lifeso, R. M. et al.：Anterior fusion for rotationally unstable cervical spine fractures. Spine, 25：2028-2034, 2000

第1章　頚椎

2. むち打ち損傷

清水健太郎

> **Point**
> 1. 交通事故などの外傷後に起こる
> 2. 症状は多彩である
> 3. 骨折や脱臼を見逃さない
> 4. 長期化，重症化して訴訟になる例もある
> 5. 心理アプローチが必要な場合もある

1　病態・疾患概念

むち打ち損傷[※1]（Whiplash injury）は，交通事故，スポーツ，労働災害，整体やカイロプラクティックの不適切な施術など頚椎部に衝撃が加わることで引き起こされる頚椎部の軟部組織（筋，筋膜，靱帯，椎間関節包，椎間板など）の損傷である．骨折や脱臼は含まれない．

むち打ち損傷の原因として最も多いものは，停車中に後方から追突される，いわゆる追突事故であり，交通事故の中でも最も発生件数が多い（図1）．

メカニズムは，各事故により異なるが，一般的に，追突の瞬間の「過伸展」と，それに引き続く，「過屈曲」という強制される運動，いわゆるWhiplash mechanismによって生じる（図2）[1]．イメージとしては，「むち打ち」というより「むち振り」と呼ぶほうが妥当かもしれない．

胸椎は肋骨と連結し可動が制限され，腰椎も胸椎とともにシートベルトで固定されている．ところが，頚椎には支えがないため，前後に振られやすい．シートベルトをつけているにもかかわらず，逆に，つけているからこそ衝撃を受けやすいということになる．

障害の程度が強ければ，損傷は筋肉，靱帯だけでなく，脊髄や神経根，さらには，椎体骨などに及んでゆく．

2　主訴・症状

他覚所見には乏しい．

自覚症状として頚部の疼痛，運動制限，肩こり，上肢のしびれ，疼痛，筋力低下，頭痛，めまい，悪心，冷汗など多彩な症状を訴える．無症状の場合も少なくないが，その場合でも，翌日ないしは数日後に，症状が漸増してくる場合が多い．

治療が慢性化すると，めまい，耳鳴り，吐き気，視聴覚異常などの自律神経症状（バレ・リュー症候群[※2]）が出現してくることが少なくない．そのほか，無気力，抑うつ，記憶力の減退，といった精神不安定を訴えるようになる．交通事故による精神的ショック，事故処理の疲労なども影響し，症状を複雑にする．

※1 むち打ち損傷：「むち打ち損傷」という名称は，いわゆる俗称で，たとえば肩関節周囲炎を「四十肩」，急性腰痛を「ぎっくり腰」，半月板損傷を「膝内障」と呼ぶような，非医学的な通り名である．一般には，「頚椎捻挫」，もしくは「外傷性頚部症候群」が用いられている．

※2 バレ・リュー症候群（Barré-Liéou syndrome）：1926年にBarré[2]が，1928年にLiéou[3]が報告した．めまい，耳鳴り，目のかすみなど頚椎症の症例にみられる自律神経様の症状である．後頭部，交感神経の緊張や，椎骨動脈の循環障害，軟部組織の緊張亢進などが原因と考えられている．

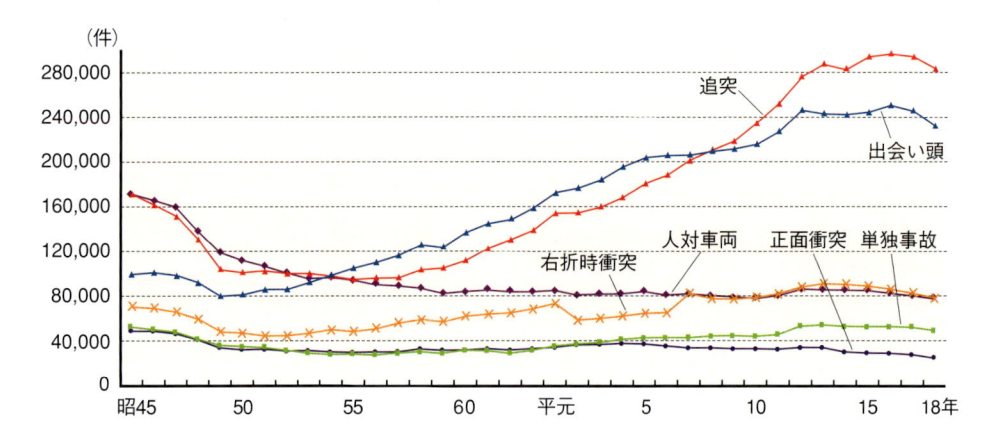

図1 ● 事故類型別交通事故件数の推移（各年12月末）
（警察庁統計資料より引用）

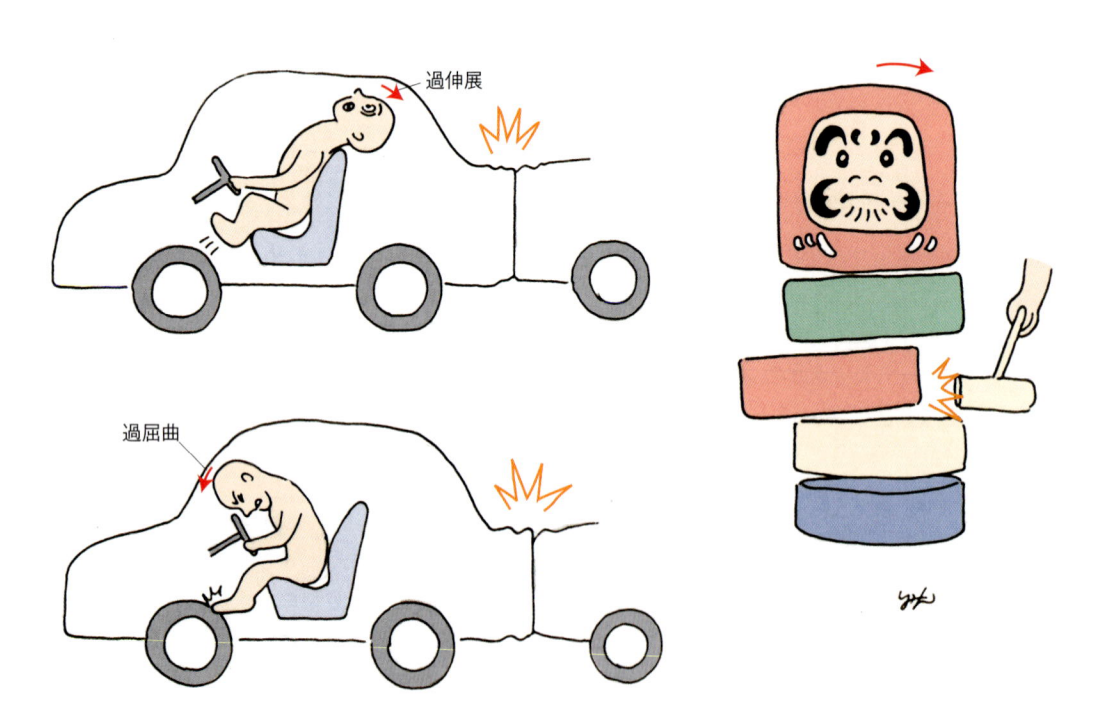

図2 ● 追突事故の際のいわゆるWhiplash mechanism
追突のはじめは後方に，次いで前方への運動を強制される．いわゆる**だるま落とし**のようなメカニズムになる．足がブレーキから離れると車は加速し過伸展が強制され，次いで体が前方に動きブレーキを強く踏むことで過屈曲がさらに強制される．ヘッドレストがないと，過伸展の程度が大きくなる．したがって，子供は身長が低いため，ヘッドレストの支えで追突事故の頚椎損傷が起きにくい．なお，後方からの追突時には，エアーバックは作動しない．

3 診察時に収集すべき基本情報

1）外傷の機序

通常，パニックにおちいった患者は，事故の際，どのような肢位だったかなど覚えていないことが多い．しかし，少なくとも事故の概要，どの方向からどのように衝突したか，シートベルトの着用の有無，相手の自動車が大型トラックだったのか二輪車だったのか，加害者・被害者の別，車は大破したのか，といった事故の状況を把握し，また患者の職業や，家族背景，保険の種類なども確認しておくとよい．

2）頚椎疾患の既往歴

椎間板ヘルニア，脊柱管狭窄症，変形性脊椎症，頚椎前弯カーブの異常など，もともと存在している頚椎疾患は，予後に大きな影響を与えかねない．特に高齢者の患者は，必ずチェックしておくこと．

3）頚椎以外の部位をしらべる

例えば脳神経の症状，一過性の意識喪失があったか否か，頭部に外傷はないか，頭痛や，目の動きの異常などは最低限チェックしておく．また他の部位（上肢，下肢，腹部など）の外傷にも注意を払うべきである．患者が教えてくれるとは限らない．重篤な合併症をうっかり見落すと，あとで訴訟となることもある．

4 必要な検査

1）X線検査

頚椎の単純2方向（正面側面）を撮影する．骨折，脱臼の合併だけでなく，Retropharyngeal spaceの拡大，椎間板腔の狭小といった軟部陰影の変化に留意する必要がある．もし上位頚椎の状態をみる必要があれば，開口位正面撮影を行う．また，胸腰移行部の側面像を得るためには，一側の上肢を最大外転させ，Swimmer's positionで撮影するといい（図3）．

> **指導医の教え**
> 前後屈をとらせる機能撮影を必ずしもオーダーする必要はない．骨折や脱臼がある場合，過度の屈伸で，医原性に症状を増悪させる恐れがある．

もし，骨折や脱臼を疑ったら，次にMRI，CTを撮影することを躊躇してはならない．

5 診断の決め手

単純X線では，明らかな異常を認めない場合が多い．したがって診断の決め手は患者の訴えであるといっていい．むち打ち損傷であるからと気を抜かず患者の主訴を遺漏なくカルテに書き留めておく．もちろん神経所見（高位診断，横位診断）をきちんととることはいうまでもない．

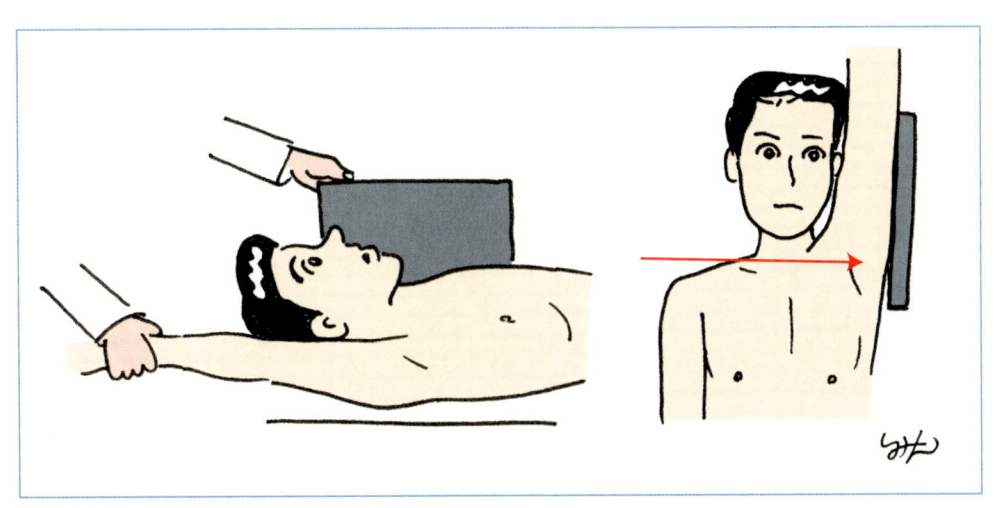

図3 ● Swimmer's Position
　一側の上肢（X線管球側）を最大外転して，管球をやや下位から腋窩をねらって撮影するとよい．

6 鑑別疾患と注意すべき合併症

1）頸椎骨折，頸椎脱臼

痛みの程度が甚だしい，斜頸位のまま首を動かさない，など強い自覚症状を呈するときは，単なる捻挫ではなく，骨折や脱臼を疑う．X線写真では，Retropharyngeal spaceの増大，脊椎の配列の乱れ，下位頸椎の骨折などを常に見落さないようにする．

2）脊髄損傷

脊髄は軟部組織であり，X線写真だけでは診断が困難である．損傷の有無は神経学的所見から評価する．中心性[※3]や，片側性の不全損傷（Brown-Sequard症候群），稀に四肢麻痺を呈することもある．これらの脊髄損傷の兆候が確認されたら，直ちに入院のうえ，砂嚢や頭蓋直達牽引で，頸椎部の安静，固定を保つようにしなければならない．

3）外傷性ヘルニア

事故以前のMRIが存在しない場合が多く，外傷でヘルニアになったか否かの診断は困難であるが，椎間板の輝度が正常の場合は外傷が原因であることを一応疑うべきである．ヘルニアが交通事故以前から存在していたか否かは，訴訟などで問題になることがある．

4）低髄液圧症候群（intracranial hypotension）

脳脊髄液の漏出が原因で，頭蓋内圧の低下により，頭痛，悪心，嘔吐，めまいなどの症状が生じるもので，最近は，脳脊髄液減少症（cerebrospinal fluid hypovolemia）と呼ぶようになっている．特発性のものは1938年にSchaltenbrandによって報告された[4]．むち打ち損傷にも続発するとされるが，そのメカニズムには，いまだ議論が多い．検査にはMRI，CTミエログラフィーのほか，脳槽シンチグラフィーが行われる．治療には，硬膜外自家血パッチが行われている．

7 救急処置

脊髄損傷や骨折，脱臼を合併していたときは救急処置が必須である．むやみに頸椎を動かすことは禁忌である．頸椎部を絶対安静に保ち，直ちに入院のうえ，適切な治療を開始するべきである．

8 治療

通常，頸椎捻挫のみで外科的手術が行われることはない．かつて前方固定術が難治例に行われていたこともあるが，手術成績は不良である．

原則として，外来で保存療法が行われる．急性期（受傷後1～2週）は頸部の安静を指示し，装具療法として頸椎カラーを着用させる（P.47参照）．痛みに対しては，非ステロイド系抗炎症薬，筋弛緩薬を処方する．

急性期を過ぎると，リハビリテーション（温熱，電気刺激，頸椎牽引，筋力強化訓練）を指導することもある．難治例では，神経ブロック（トリガーポイント，星状神経節ブロック，肩甲上神経ブロックなど）を検討する．治療が長期化すると，精神的・心因的な要素が関与し，トランキライザーを用いた，カウンセリングなど精神科的アプローチも必要な場合が多い．個々のケースに即した慎重な対応が望まれる．

9 後療法

個々のケースによって異なるが，急性期症状の大半が，1～2週のうちに軽快することが多い．その後は，頸椎カラーをはずし，頸部の自動運動を開始させ，徐々に，治癒に至らせるのが一般的である．診断書の提出を求められることが多いので，書き方の1例を呈示しておく（図4）．

[※3] 中心性頸髄損傷（central cord syndrome）：頸髄の灰白質および中心寄りの白質が障害される損傷．運動麻痺は上肢で著明，下肢で軽度なことが特徴である．

指導医の教え

むち打ち損傷の周辺には，保険金や休業補償といったきな臭い要素が，複雑にからみあうものである．ときに債務不在確認訴訟といって，加害者が逆に被害者を訴えるケースもある．休業補償で一度味をしめると，長期に渡り，不当な請求を続ける悪辣な患者もいる一方で，事故のショックや，長びく症状のストレスから，本当に精神科のアプローチが必要な気の毒な患者もいる．長年，脊椎外科医をしている経験から，これらの患者をきちんと見分け，治療をスマートにこなせることがいかに重要かを痛感する．

これらの精神疾患には正確な診断基準がある． これを理解すれば，例えば，むち打ち損傷患者にみられるヒステリーの大半が，身体表現性障害（Somatoform disorder）のうちの転換性障害（Conversion disorder）であるといったように診断が下せる[5]．

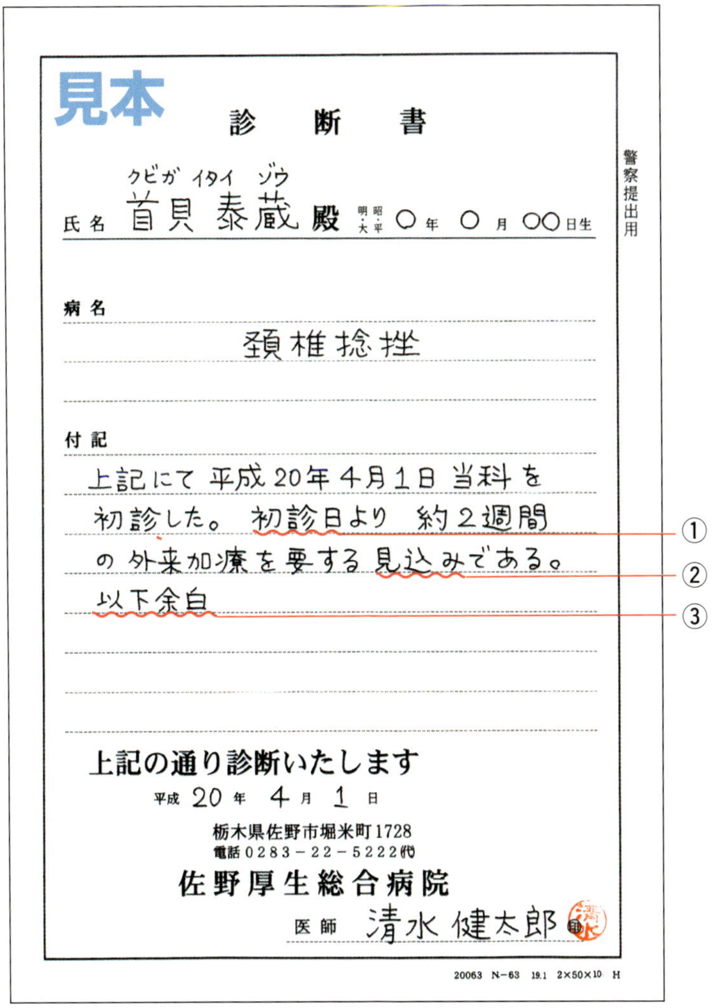
見本

診　断　書

警察提出用

氏名 首貝泰蔵（クビガイタイゾウ）殿 明昭大平 ○年 ○月 ○○日生

病名

頸椎捻挫

付記

上記にて平成20年4月1日当科を初診した。初診日より約2週間の外来加療を要する見込みである。以下余白

① ② ③

上記の通り診断いたします

平成 20 年 4 月 1 日

栃木県佐野市堀米町1728

電話 0283－22－5222代

佐野厚生総合病院

医師 清水健太郎 ㊞

20063 N−63 19.1 2×50×10 H

図4 ● 診断書の1例

① 事故の現場に医師がいたわけではない．受傷日を書くより，間違いのない「**初診日**」を書くほうが無難である

② 何月何日まで，と明確な期日は予測できない．「**見込み**」と書く

③ あとから書き込みや書き足しができないよう，文章の末尾には「**以下余白**」と書く

Advanced Practice

他科にコンサルトを要する場合

頸椎だけに損傷を与える交通事故はない．例えば，脳神経症状が認められたら脳外科にコンサルトするなど，障害が他の部分に認められたら，当該科の医師に迅速かつ適切なコンサルトを行うことが大切である．

思いがけない落とし穴

側面X線で，下位頸椎が肩と重なってしまい，頸椎全体がうまく撮像されないケースがある．その場合には，骨折や脱臼など重篤な外傷を見逃しやすいため，特に注意が必要である（図5）．

> **指導医の教え**
> 頸椎は7つ！下位頸椎まで必ず数えること．いわゆる猪首（怒り肩で，一見，頸部が短くみえる）の患者では，医師がレントゲン室で，患者の両手を引っ張るなどの補助をするとよい．また，疼痛のため正確な体位がとりにくい場合は，必ず，痛みが軽減してから再度検査をすること．

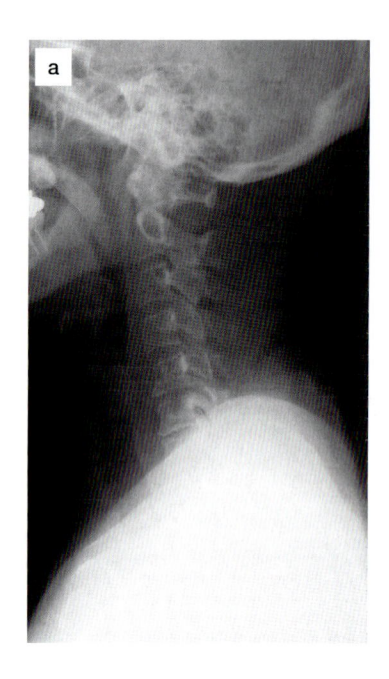

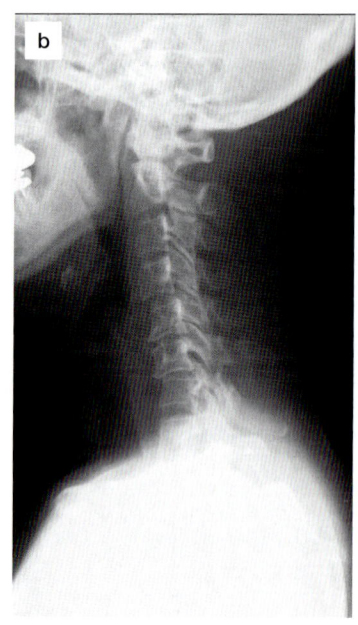

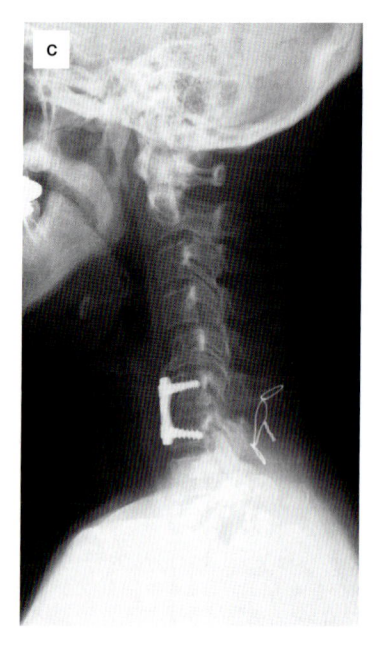

図5 ● 頸椎捻挫と診断されたが，下位頸椎の脱臼であった例
　　自動車による正面衝突事故．シートベルトによる「胸骨骨折」で入院となった．
　　a：入院時のX線．肩が下位頸椎に重なり，見えづらい
　　b：術前のX線．その後，頸椎の痛みが続くため，再度X線写真を撮影したところ，頸椎の脱臼（facet interlocking）が見落されていた
　　c：術後のX線．手術（前方，後方，同時固定術）を行った

＜文　献＞

1 ）Stephen, M. F. & Croft, A. C. : "Whiplash Injuries". Lipincott Williams & Wilkins, Philadelphia, 1995
2 ）Barré, J. A. : Le syndrome sympathique cervical posterieur et sa cause frequente, l'arthrite cervicale. Rev. Neurol., 33 : 1246-1248, 1926
3 ）Liéou, Y. C. : Syndrome sympathique cervical posterieur et arthrite cervicale chronique. Etude clinique et radiologique. Strasbourg, Schuler and Minh, 1928
4 ）Schaltenbrand, G. : Neuere Anchauungen zur Pathophysiologie der Liquirzikulation. Zenteralbl. Neurochir., 3 : 290-300, 1938
5 ）「DSM－Ⅳ－TR 精神疾患の分類と診断の手びき」（American Psychiatric Association，高橋三郎ほか 訳）医学書院，2003

第1章　頚椎

3. 頚椎椎間板ヘルニア

谷戸祥之

Point
1. 整形外科外来で遭遇することの多い疾患であるが多くは保存的治療により軽快する
2. 進行する脊髄症状を放置すると重篤な麻痺が残存することがある
3. 神経症状をよく観察し，画像と照らし合わせて高位判断を慎重に行うことが重要である

1 病態・疾患概念

椎間板が変性して線維輪が破綻し，髄核組織が突出して脊髄や神経根を圧迫している状態である．30～50歳の男性に多く，C5-6，C6-7，C4-5が好発部位である．片側に突出して神経根のみを圧迫すると神経根障害を生じる．より正中に近く脊髄を圧迫していると脊髄症状を生じる．両者の合併があるため神経学的検査を慎重に行い，画像所見との照らし合わせが重要である．

2 主訴・症状

a. 頚部症状
後頚部痛，頚椎運動障害（後屈制限），などの局所症状を訴える．

b. 神経根症状
片側上肢のしびれ，痛みなどが出現する．圧迫される神経根によってその支配領域に症状が出現する．

c. 脊髄症状
手指の巧緻運動障害（箸の使用やボタン掛け）や下肢の歩行障害（痙性歩行），膀胱直腸障害などがこれにあたる．後述するが進行する脊髄症状は救急処置や緊急手術検討の対象となる．

> **指導医の教え**
> 神経根症状は通常片側の上肢に発症するが，圧迫が広範囲であると脊髄症状や両側上肢のしびれや痛みなどに進行することもある．

3 診察時に収集すべき基本情報

a. 症状出現の時期と経過
症状が出現してからの経過が長期であるほど手術後改善しにくいと考えられている．

b. 発症原因
交通事故や頭部打撲などの外傷の有無をよく聞いておく必要がある．

c. 既往歴
他の神経障害との鑑別のため糖尿病など内科疾患の既往について調べておく．また転移性脊椎腫瘍による脊髄圧迫の可能性も考えて既往歴をよく聞いておく必要がある．

d. JOA score（治療評価判定基準）
上肢運動障害の評価のため箸や書字，ボタン掛けなどについて聞いておく．下肢運動障害については階段の昇降時にてすりが必要でないか，歩行時に杖などの支えが必要でないかを記録しておく．知覚障害の程度と位置，膀胱直腸障害について残尿感，開始遅延の有無などを聞いておく．17点満点で点数を記録し，経過観察や手術治療の評価に使用する．

4 必要な検査

a. 神経学的検査
Jacksonテスト，Spurlingテスト，tension signなどにより頚部での神経圧迫の有無を調べる．腱反射，徒手筋力テスト，知覚検査によりおおよその責任高位が推察できる．Hoffmann反射，Trömner反射，Babinski反射などの病的反射の有無も重要である．

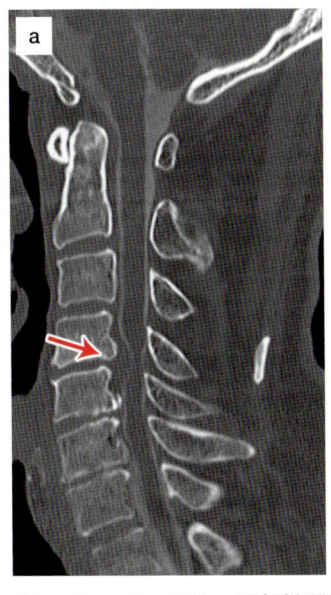

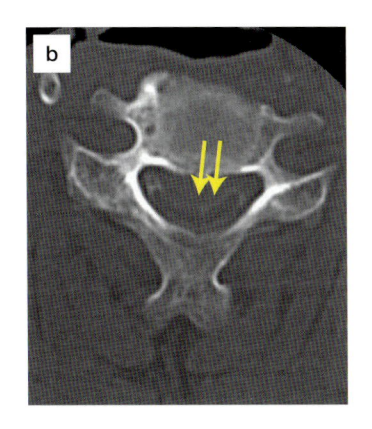

図1 ● **55歳，男性．頸部椎間板ヘルニアのCTM画像**
 a：CTM画像 矢状断像．第4-5椎間高位に椎間板の突出と思われる前方からの硬膜の圧迫がみられる（→）
 b：CTM画像．圧迫は右に優位であり，脊髄は著明に偏平化している（⇒）

脊髄症状が進行すると下肢の痙性麻痺を生じるため，足間代や膝蓋骨間代などもみておく必要がある．10秒テスト，握力検査なども病態の推移をみるために重要である．

b. 単純X線撮影

他疾患との鑑別のためにも必要であるが，椎間板ヘルニアの確定診断のためには不十分である．頸椎のアライメント異常，先天性の脊柱管狭窄（発育性狭窄症），骨破壊，骨棘の有無，後縦靱帯骨化症の存在などを調べる．

c. 脊髄造影，CTM（脊髄造影後CT）

入院が必要になるが，脊髄圧迫の有無，圧迫高位，程度，骨との位置関係などが最もよくわかる検査である．（図1）

d. MRI

外来で施行でき，侵襲も少なく，鑑別診断も含めて最も重要な検査である．圧迫による脊髄の変形があり，臨床症状との高位が一致すれば診断はほぼ確定する．圧迫部位においてT2強調画像により髄内輝度変化が観察されることがある（図2）．ただし画像上硬膜の圧迫が存在しても臨床的には無症状のことがあるため臨床症状との一致が重要である．

e. 筋電図

神経の障害の程度を知り，高位診断にも役立つが必ずしも常に施行されるものではない．運動ニューロン病などが疑われたときには必要である．

指導医の教え
- 脊髄症状の進行している患者では10秒テストを施行すると回数の低下（約20回以下）とともに手指伸展時に苦労することが多く，途中で一度止まるような2段階伸展をみることがある．
- 発育性狭窄症は脊柱管前後径が12mm以下のものを指し，これに椎間板ヘルニアが合併すると症状の進行は早く，重篤な障害を起こすことがある．

---

5 診断の決め手

神経症状と画像診断の一致が重要である．

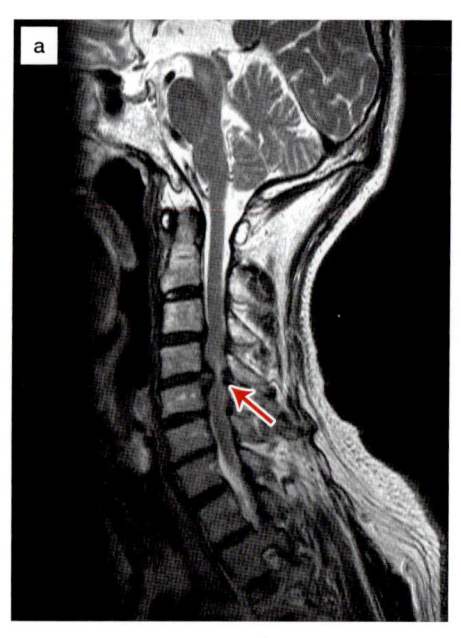

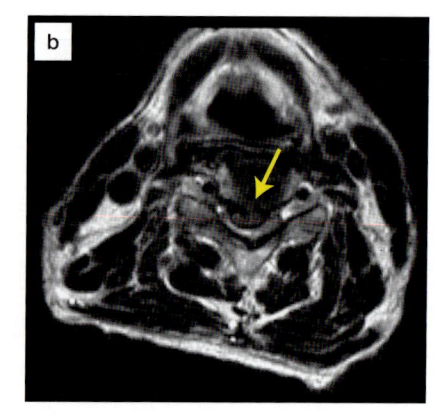

図2 ● 55歳，男性．頸部椎間板ヘルニアのMRI像
　a：MRI T2強調画像矢状断像．第4-5椎間高位に椎間板の突出と思われる前方からの硬膜の圧迫がみられる．同部位において脊髄は偏平化し，髄内に高輝度変化を認める（→）
　b：MRI T2強調画像横断像．脊髄の圧迫は右に優位であり，高度の変形を認める．髄内に高輝度変化を認める（→）

6 鑑別診断と注意すべき合併症

1）鑑別診断

脳梗塞，脳腫瘍などの頭蓋病変との鑑別は重要である．頸髄腫瘍，転移性脊椎腫瘍などによる脊髄圧迫でも同様の神経症状が出現するので画像診断を慎重に行う．神経内科的疾患として運動ニューロン病，多発性硬化症との鑑別も重要である．肘部管症候群，手根管症候群，胸郭出口症候群などの末梢神経の圧迫病変との鑑別も必要である．

> **指導医の教え**
> 後縦靱帯骨化症との鑑別：骨棘型や分節型の後縦靱帯骨化症では単純X線写真で診断がつきにくいこともある．MRIでは骨化部が低輝度に観察されるため椎間板ヘルニアと誤診されることがある．後縦靱帯骨化症は進行性の病変であるため，疑わしい場合にはCT検査にて確認する必要がある．

2）注意すべき合併症

神経症状は放置すると，たとえ手術をしても残存することがある．特に膀胱直腸障害が急速に進んでいる場合には注意が必要である．

7 救急処置・応急処置

急性期にはソフトドルフなどの装具を使用し安静に保つことが重要である．重症例では入院してGlisson牽引（2～5kg）による持続牽引も考慮される．疼痛に対してNSAIDsの内服や坐薬の使用を行う．ステロイド点滴も効果が期待できる．頸部硬膜外へのステロイド注入は著効することもあるが，呼吸障害などの合併症の危険もあるため手技に習熟した者が行うべきである．

> **指導医の教え**
> 高度に後屈が制限された症例では牽引により症状の悪化をみることもあるので注意を要

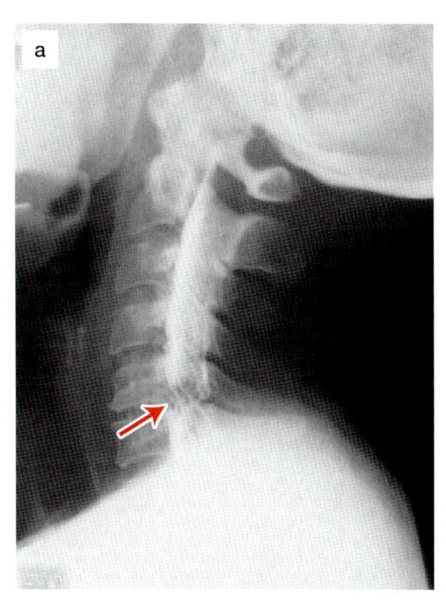

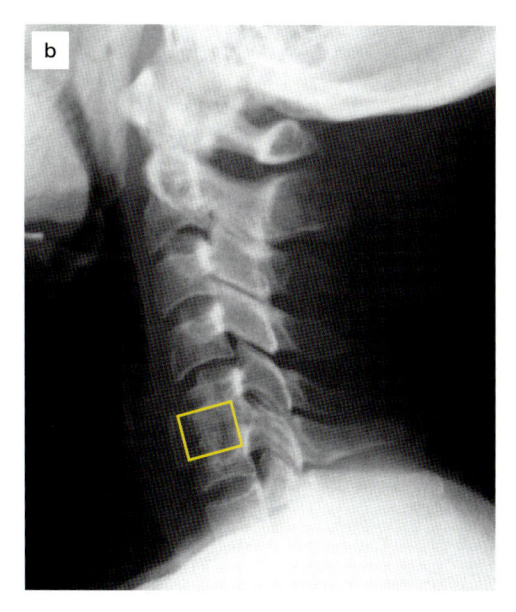

図3 45歳，男性．頚椎椎間板ヘルニア
a：脊髄造影側面像．第5-6椎間にて造影剤の途絶が観察される（→）．脊柱管はヘルニアによると思われる前方からの圧迫をうけている．
b：手術後単純X線側面像．第5-6椎間に前方固定術が施行されている（□）．

する．はじめは2kg程度で様子をみて次第に重さを上げるほうが無難である．神経症状の悪化がみられた場合には中止する必要がある．

8 治療

1）保存的治療

整形外科外来で遭遇することの多い疾患であるが多くは保存的治療により軽快する．安静，消炎鎮痛薬の投与，牽引などが行われる．個人差はあるが3カ月程度で症状の消失をみる場合が多い．神経根ブロック，頚部硬膜外ステロイド注入なども効果が期待できる．保存的治療に抵抗性の場合や，進行する脊髄症状に対しては手術治療が検討される．

2）手術治療

a. 前方除圧固定術

頚椎前方より侵入し，椎間板を摘出して神経への圧迫を除圧したのち，腸骨からの自家骨移植により脊柱再建を行う（図3）．

神経根の障害のみの場合は前方もしくは後方からの神経根除圧だけで症状が軽快する．

指導医の教え

- 神経根障害の場合は保存的治療により軽快をみることが多いので患者の不安を軽減させるのも重要である．脊髄症状が当初より観察される症例では手術治療もあらかじめ考慮しておく必要がある．
- 前方除圧固定術は頚部椎間板ヘルニアに対して一般的に用いられる手術法である．近年は摘出した椎間に人工骨や金属ケージを使用する方法や，早期離床，早期退院を考慮してプレートとスクリューなどのインストゥルメンテーションが行われることもある．また後方除圧により症状は軽快するとの考え方から椎弓形成術が施行されることもある．

9 後療法

骨移植が行われた場合には癒合するまで頚部の安静が必要である．装具使用の有無と期間については手術法によって異なる．術前の症状が重篤である場合には筋力増強，歩行練習などのリハビリテーションが必要である．

専門医にコンサルトを要する場合

神経根ブロックや硬膜外ステロイド注入は手技に習熟した専門医に相談すべきである．進行する脊髄症状は放置すると重篤な障害の残存の可能性があるため早期に相談する必要がある．

他科にコンサルトを要する場合

症状と画像診断が一致しない場合や運動麻痺と知覚障害が一致しない場合などには，運動ニューロン病との鑑別が必要であるため神経内科にコンサルトする必要がある．

思いがけない落とし穴

神経障害が進行しており，MRIのT2強調画像で髄内輝度変化が観察されても，高位が一致しない場合には多発性硬化症である場合がある．

知っておきたい最近の研究

1）前方法から後方法へ

頸椎椎間板ヘルニアに対する手術方法は脊柱管を圧迫しているヘルニア組織を直接摘出する前方法が主体である．近年では除圧により症状が改善するとの考えから後方法を選択している施設もある．また後方より神経根の除圧とヘルニア摘出をする術式も報告されている[1][2]．

2）椎間板ヘルニアに対するレーザー治療

頸椎椎間板ヘルニアに対してレーザー椎間板減圧術を行っている施設もある．正しい適応と適切な方法，条件で施行すれば，有用な方法と報告されている[3]．

<文　献>

1) 藤原 靖 ほか：頸椎椎間板ヘルニアに対する手術的治療．西日本脊椎研究会誌，33（1）：2-6, 2007
2) 藤田拓也 ほか：Tubular retractorを用いた小皮切顕微鏡視下頸椎椎間板ヘルニア後方摘出術．骨・関節・靱帯，20（6）：507-512, 2007
3) 河合 大 ほか：頸椎椎間板ヘルニアに対するレーザー椎間板減圧術の治療成績．東日本整形災害外科学会雑誌，19（1）：101-105, 2007

第1章　頸椎

4. 脊柱靱帯骨化症［頸椎］

小川祐人

> **Point**
> 1. 脊髄症状または神経根症状を呈する疾患である
> 2. 頸椎後縦靱帯骨化症は骨化形態により連続型，混合型，分節型，その他の型に分類される
> 3. 頸椎部のみならず胸椎，腰椎部にも靱帯骨化を認めることがしばしばある
> 4. 頸椎後縦靱帯骨化症に対する手術法には脊柱管拡大術，前方除圧固定術などがある

1 病態・疾患概念

　脊柱靱帯骨化症とは脊柱を構成する靱帯が骨化する病態のことで，具体的には前縦靱帯・後縦靱帯・黄色靱帯に骨化が生じる．なかでも後縦靱帯骨化症（ossification of posterior longitudinal ligament 以下OPLL）と黄色靱帯骨化症は脊柱管内に存在する靱帯が骨化する病態であり，脊髄に障害をもたらすことがある重要な疾患である．頸椎部に生じる脊柱靱帯骨化症のほとんどはOPLLで，黄色靱帯骨化症は胸椎部から胸腰移行部に多く発生する．そこで黄色靱帯骨化症については後述の他項（P.134）に譲り，本稿では頸椎OPLLについて述べる．

　後縦靱帯とは，椎体後面を頭尾側方向に伸びている靱帯で椎体間を後方から支持している．OPLLとは，この靱帯が骨組織に変化する疾患である．骨化した後縦靱帯は頭尾側方向および背腹側方向に増大していく傾向にある．後縦靱帯は脊柱管の前面に存在しているため，背腹側方向に骨化した靱帯が増大した場合，脊柱管内に存在する脊髄を前方から圧迫することになる．圧迫が高度になると脊髄に機能障害が出現し，OPLLによる圧迫性脊髄症という病態が生じる（図1）．本症では骨化が軽度の場合，脊髄には機能障害が生じず無症状のまま経過するため，頸椎の単純X線を撮影した際にたまたま骨化した靱帯が発見されることもしばしばある．また本症は白人に比べ，日本人を含めた東アジア系の人種に多く発生するとされており，日本での発生率は約2％とされる．

　また後縦靱帯骨化症は，脊柱靱帯骨化症の中の1つとされている．脊柱靱帯骨化症とは脊柱を構成する靱帯が骨化する病態のことで，後縦靱帯だけでなく前縦靱帯や黄色靱帯にも骨化が生じることが知られている．なかでも黄色靱帯骨化症は後縦靱帯骨化症と同様に脊柱管内に存在する靱帯が骨化する病態であり，脊髄に障害をもたらすことがある重要な疾患である．

2 主訴・症状

　頸椎OPLLの初発症状として最も多いのは，手指の異常知覚やしびれである．次いで多いのが，頸部痛および頸部周囲の不快感，手指の巧緻運動障害である．症状は一般に緩序進行性である．進行すると歩行障害，膀胱直腸障害，深部腱反射の亢進，病的反射の出現，筋力低下などの脊髄症状が出現する．また，外傷を契機に症状の急性増悪を認めることがしばしばある．

> **指導医の教え**
> 　日常診療において脊髄症状を呈する疾患のうち代表的なものが頸椎症性脊髄症，後縦靱帯骨化症，頸椎椎間板ヘルニアである．これらについてはその病態および治療法を確実にマスターしておく．

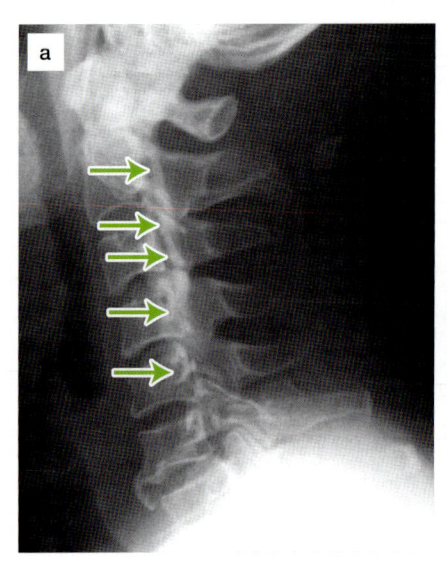

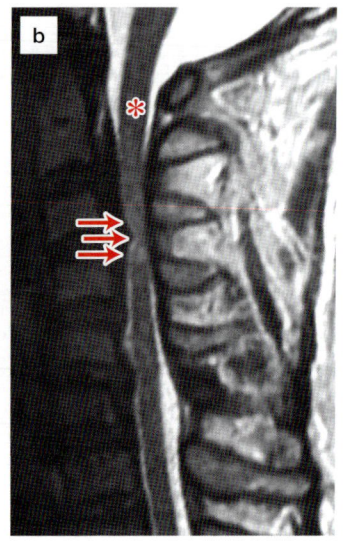

図1 ● 頚椎OPLL
a：単純X線写真側面像．混合型の骨化巣を認める（→）．
b：MRI T2強調画像．骨化巣による脊髄（＊）への圧排像（→）を認め，脊髄内に輝度変化が生じている

3　診察時に収集すべき基本情報

　問診の際に前述の症状の有無を確認し，発症の時期，症状の進行性の有無，進行の早さなども併せて聴取する．また糖尿病を合併することが多く，手術を行う際には注意すべき合併症なので，その合併の有無は必ず聴取する．次いで神経症状を詳細にかつ正確にとり，身体所見のみから高位診断を行ってみる．

> **指導医の教え**
> 　神経症状を的確にとらえるには常日頃から神経学的所見をとる習慣を身につけておく必要がある．例えば深部腱反射を正確にとり，解釈するためには，神経症状がないと思われる頚部外傷患者に対しても必ず反射をとり，数多くの経験を積むことが大切である．そうすれば反射を的確にとる手技を獲得することができ，若年女性の多くは腱反射が亢進していることや高齢者では多くの場合反射が消失または低下していることも自ずとわかるようになる．反射には個人差があるので，このようにして数多くの経験を積むことで，その反射が病的なものであるかそうでないかの区別が自然につくようになる．

4　必要な検査

　頚椎単純X線検査は骨化巣の有無を診断するうえで最も基本となる検査である．骨化巣は側面像で確認できる．骨化形態により連続型，混合型，分節型，その他の型に分類される（図2）．また頚椎のみならず胸椎・腰椎部にも骨化巣が存在することがあるため，頚椎に骨化巣が存在した場合は胸椎・腰椎の単純X線検査も行う．さらに脊髄の圧迫の有無や程度を確認するためにMRIを行う．MRIも単純X線検査と同様に胸椎・腰椎部に対しても行う．また高位診断を行う際は電気生理学的検査（筋電図など）も有用である．手術を行う際には単純CTや脊髄造影後CTも行う．

> **指導医の教え**
> 　胸椎部の後縦靱帯骨化や黄色靱帯骨化は単純X線検査では明瞭に描出されないことがしばしばあるので，MRIは必ず施行し見落としをなくすように心がける．特に，頚椎部のOPLLに対して手術を行う際に胸椎部の靱帯骨化を見落とすと上肢の症状は軽快したが下肢症状は良くならなかったというようなことが起きてしまうので，特に注意する（胸椎・腰椎の靱帯骨化症についてはP.134参照）．

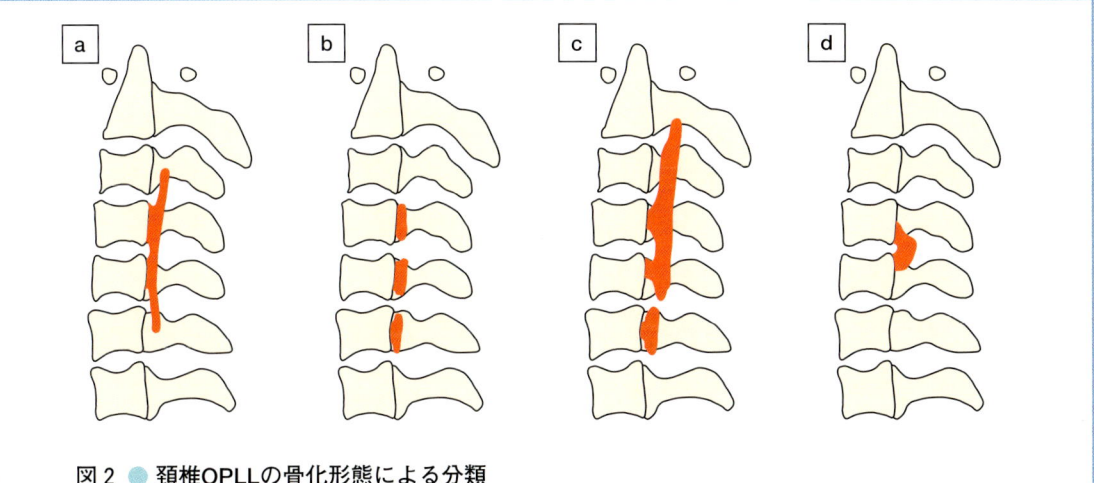

図2 ● 頚椎OPLLの骨化形態による分類
a：連続型，b：分節型，c：混合型，d：その他

5 診断の決め手

　単純X線検査で骨化巣が明らかで，なおかつMRI上の脊髄圧迫部位と臨床所見からの高位診断が合致すれば診断はほぼ確定する．単純X検査のみでは骨化巣が明瞭でない場合があり，また骨化巣の局在をよく把握できないので，単純CTや脊髄造影後CTを行うとより確実に診断することができる（図3）．

> **指導医の教え**
> 　頚椎OPLLでは多くの場合，骨化巣が広範囲にわたるため画像上の責任病巣の判別が難しいことが多く，臨床症状からの高位診断と画像所見が合致するかどうかの判断が難しい場合が多い．その際はMRIでの脊髄内輝度変化やCT上の骨化巣の形態を詳細に検討するなどして，その判断を下す．これを怠り頚椎OPLLが現在の症状の原因であると安易に診断し手術を行うと，後述するような落とし穴（P.87）に陥ることがあるので注意する．また臨床所見から高位診断を行う際に電気生理学的検索の結果を加味すると診断がより明確となる．

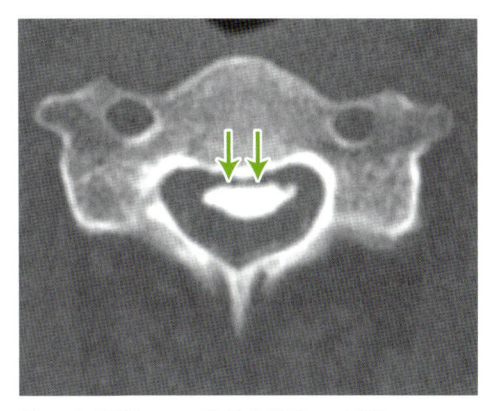

図3 ● 頚椎OPLL脊髄造影後CT画像
骨化巣が明瞭に描出される（→）

> **指導医の教え**
> 　整形外科を中心に考えていると，脊髄症状を呈する患者をみると，つい頚椎症性脊髄症，頚椎椎間板ヘルニア，頚椎OPLLなどの疾患に目が行きがちになる．確かに日常診療ではこれらの疾患をみる頻度が高いが，他の鑑別疾患も決して稀なものではない．稀と感じてしまう場合は，単に診断を下せていないだけで，一向に症状が軽減しない患者が他の医者へ移ってしまっていることもある．常日頃から神経内科医ともよくディスカッションを行い，整形外科医が見逃してしまいがちな疾患についても診断が下せるように努力する．

6 鑑別診断と注意すべき合併症

　脊髄症状を呈する他の疾患としては頚椎症性脊髄症，頚椎椎間板ヘルニア，脊髄・脊椎の腫瘍性疾患，多発性硬化症などの脊髄疾患がある．注意すべき合併症としては前述のごとく糖尿病がある．

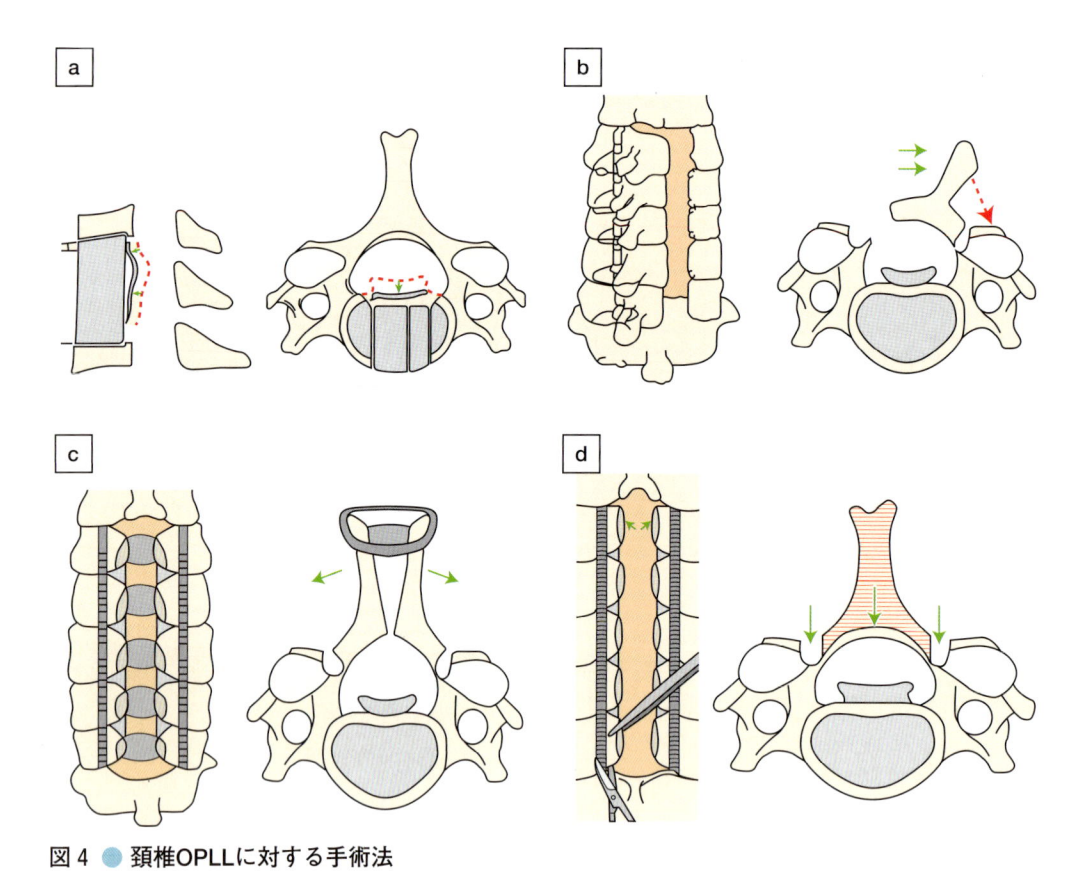

図4 ● 頚椎OPLLに対する手術法
a：骨化巣切除＋前方固定術（前方法），b：片開き式脊柱管拡大術（後方法），c：棘突起縦割式脊柱管拡大術（後方法），d：椎弓切除術（後方法）

7 救急処置・応急処置

転倒などの外傷により麻痺が急性増悪した場合，ステロイドの大量投与を行うことがある．

8 治療

1）治療法の選択

骨化の存在が確認されても神経症状がない場合は，通常痛みなどに対する対症的な治療を，また転倒などによる過度の衝撃が病巣部にかからないよう生活指導を行い，骨化巣の形態の変化や神経症状の有無について経過観察を行う．神経症状が出現した場合は，神経症状の程度，骨化の存在高位，その形状，大きさ，脊髄圧迫の程度，患者の年齢・合併症などを考慮して手術適応の有無・手術方法を決定する．神経症状を有するからといって必ずしも手術適応があるわけではない．

2）手術療法

OPLLに対する手術法には大きく分けて前方法，後方法，前・後方合併法がある．それぞれの手術法に長所・短所があり，骨化部位，範囲，形態に応じて手術法を選択する．前方法とは骨化巣を直接切除ないしは浮上させる方法であり脊髄に対する圧迫を直接的に解除できるという点が長所である（図4a）．しかし，手術手技の難易度が高く，神経合併症，移植骨片の脱転，髄液漏，食道・血管損傷などの合併症の頻度が高いため，最近では合併症が比較的少なく，術後成績も安定している後方法が多くの症例で選択されている．主な後方法には片開き式脊柱管拡大術，棘突起縦割式脊柱管拡大術，椎弓切除術（図4b～d）などがある．

指導医の教え

手術を行うかどうかの判断は検査結果のみで行えるものではない．疾患そのもの以外の要素も加味して判断する必要がある．したがって，手術の適応を決める際は必ず経験豊かな脊椎・脊髄病専門医に相談すべきである．研修医も指導医の指導のもと経験を重ねていくにつれ独自に判断を下せるようになってくる．また医者が手術の適応があると判断した場合でも患者が望まない場合もあり，十分に説明を行ったうえでも手術を希望しない場合は患者の希望を尊重するべきであり，決して独善的になってはならない．

9 後療法

後方法の場合，2〜3日間のベッド上安静の後，起立歩行を開始する．頸椎装具は使用しない場合が多い．前方法の場合，手術範囲や移植骨の固定法などにより異なる．

指導医の教え

頸椎手術後の後療法は，以前は頸椎装具の着用を長期間厳密に行ったり，前方法の場合では臥床期間が長期にわたることも多かった．そのため以前に頸椎手術を受けたことのある患者の場合，後療法がつらいから手術を受けたくないと考えていることがしばしばある．現在，後方法のみならず，前方法であっても内固定材料の進歩などにより後療法は短縮される傾向にある．したがって，この点を事前によく説明し，このような患者がいたずらに手術を先延ばしにしないように配慮する．

Advanced Practice

専門医にコンサルトを要する場合

たとえ軽度であっても，神経症状を有する場合や神経症状はないが画像上脊髄の圧迫が高度な場合は専門医にコンサルトする．

他科にコンサルトを要する場合

臨床症状と画像所見が合致しない場合は神経内科にもコンサルトする．

思いがけない落とし穴

後縦靱帯骨化が存在し脊髄が圧迫されていても，これが症状発現の主な原因ではなく，脊髄髄内腫瘍や多発性硬化症，筋萎縮性側索硬化症などの脊髄疾患が症状発現の主な原因である場合もある．

指導医の教え

頸椎OPLLが存在していても脊髄症状の主たる原因が他の疾患である場合，頸椎OPLLに対する手術を行うことで，症状が多少改善することもあるが，多くの場合症状は改善しない．また症例によっては手術を契機に症状が増悪することもある．このような場合たとえ症状が疾患によって増悪していても，患者およびその家族は手術によって症状が進行したと考えてしまうことが多い．したがって，診断は常に慎重に行い，少しでも診断に疑問がある場合は他の疾患の可能性についてもよく検討する．それでも診断が確定できない場合は，手術を行うにしても他の疾患の可能性について患者およびその家族に事前に十分に説明しておくことが大切である．

知っておきたい最近の研究

後縦靱帯骨化症に関与する遺伝子の同定が近年盛んに行われており，現在までにnucleotide pyrophosphatase（NPPS），collagen type XI alpha-2（COL11A2），collagen type VI alpha-1（COL6A1）などの遺伝子の関与が確認されている[1)〜3)]．

<文　献>

1）中村　功 ほか：リン酸代謝関連遺伝子NPPSと後縦靱帯骨化.「別冊整形外科　脊柱靱帯骨化症」（四宮謙一 編），pp. 60-65, 南江堂, 2004
2）Koga, H. et al. : Genetic mapping of ossification of the posterior longitudinal ligament of the spine. Am. J. Hum. Genet., 62 : 1460-1467, 1998
3）猪狩勝則 ほか：ゲノム全域から新規後縦靱帯骨化症感受性遺伝子COL6A1の同定.「別冊整形外科　脊柱靱帯骨化症」（四宮謙一 編），pp. 66-72, 南江堂, 2004
4）OPLL. Ossification of the Posterior Longitudinal Ligament.（Yonenobu, K, et al. eds），Springer-Verlag, Tokyo, 1997
5）「別冊整形外科 脊柱靱帯骨化症」（四宮謙一 編），南江堂，2004

第1章　頸椎

5. 変形性脊椎症（頸椎症，頸髄症）

谷戸祥之，白石　建

Point
1. 頸椎の経年的変化により発症するのでよく遭遇する疾患である
2. 頸部痛などのほかに，片側上肢の痛みやしびれなどの神経根障害や，歩行障害などの脊髄症状を発症する
3. 進行する脊髄症状を放置すると重篤な麻痺が残存することがある

1　病態・疾患概念

　頸椎の経年的変化により椎間板は変性し，関節は反応性に骨増殖を生じる．また黄色靱帯は肥厚し，椎体のすべりや弯曲異常などの形態変化も出現する．その結果脊髄や神経根が圧迫されている状態が変形性脊椎症である．神経根のみを圧迫すると神経根障害を生じ，脊髄を圧迫していると脊髄症状を生じる．両者の合併もあるため神経学的検査を慎重に行い，画像所見との照らし合わせが重要である．

　当疾患は退行変性にもとづくため中年以降に発症し，好発部位はC5-6，C6-7，C4-5であるが全脊椎に起こりうる．

> **指導医の教え**
> 高齢者の頸髄症は第3頸椎上下に発生することが多い．これは中下位頸椎の運動性が低下した結果，上位の頸椎への負担がかかったためと考えられている．

2　主訴・症状

a. 頸部症状
　後頸部痛，頸椎の変形，運動障害（後屈制限），などの局所症状を訴える．

b. 神経根症状
　片側上肢のしびれ，痛みなどが出現する．圧迫される神経根によって支配領域に症状を出現する．

c. 脊髄症状
　手指の巧緻運動障害（箸の使用やボタン掛け）や下肢の歩行障害（痙性歩行），膀胱直腸障害などがこれにあたる．後述するが進行する脊髄症状は救急処置や緊急手術検討の対象となる．

> **指導医の教え**
> - これらの症状に加えてめまい，失神発作，頭痛，胸部痛などを訴えることもある．頸性めまい，頸性狭心痛（cervical angina）などと呼ばれ，自律神経系の異常と考えられているがその病態はいまだ不明である．
> - 脊髄症では通常下肢の深部腱反射亢進を伴う痙性麻痺の形態をとる．病態のひとつである頸椎症性筋萎縮症では上肢筋肉の高度な萎縮を伴うことが多く，下肢の深部腱反射亢進は軽度なことも多い．
> - 神経根症状は通常片側の上肢に発症するが，圧迫が広範囲であると脊髄症状や両側上肢のしびれや痛みなどに進行することもある．

3　診察時に収集すべき基本情報

a. 症状出現の時期と経過
　症状が出現してからの経過が長期であるほど手術後改善しにくいと考えられている．

b. 発症原因
　交通事故や頭部打撲などの外傷の有無をよく聞いておく必要がある．

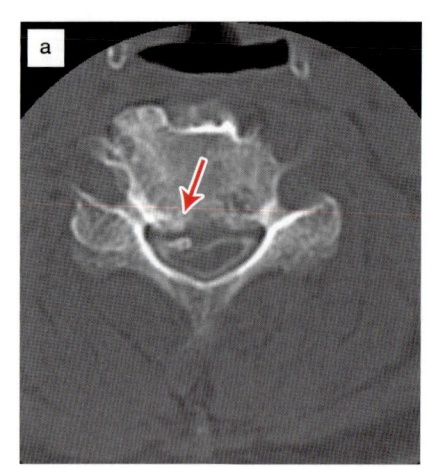

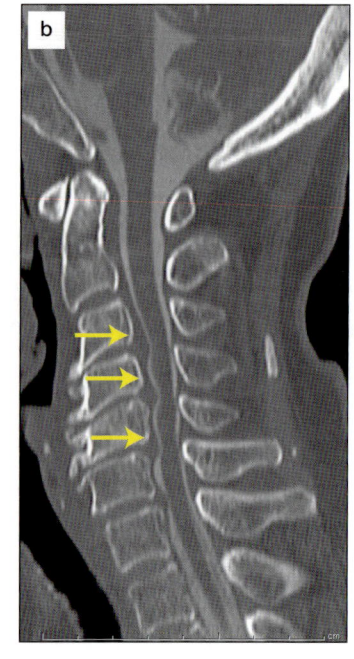

図1 ● 62歳，男性．頚椎症のCTM画像
　　a：CTM 水平断像．脊柱管は狭く，脊髄は偏平化している．右前方より骨棘による圧迫も高度である（→）．
　　b：CTM 矢状断像．第3-4, 4-5, 5-6 頚椎間にて硬膜管の圧迫がみられる（⇒）．頚椎の生理的前弯は消失している．椎体の前方にも骨棘の形成は著明である．

c. 既往歴

他の神経障害との鑑別のため糖尿病など内科疾患の既往について調べておく．

d. JOA score（治療評価判定基準）

上肢運動障害の評価のため箸や書字，ボタン掛けなどについて聞いておく．下肢運動障害については階段の昇降時にてすりが必要でないか，歩行時に杖などの支えが必要でないかを聞いておく．知覚障害の程度と位置，膀胱直腸障害について残尿感，開始遅延の有無などを聞いておく．17点満点で点数を記録し，経過観察や手術治療の評価に使用する．

4 必要な検査

a. 神経学的検査

Jacksonテスト，Spurlingテスト，tension signなどにより頚部での神経圧迫の有無を調べる．腱反射，徒手筋力テスト，知覚検査によりおおよその責任高位が推察できる．Hoffmann反射，Trömner反射，Babinski反射などの病的反射の有無も重要である．脊髄症状が進行すると下肢の痙性麻痺を生じるため，足間代や膝蓋骨間代などもみておく必要がある．10秒テスト，握力検査なども病態の推移をみるために重要である．

b. 単純X線撮影

他疾患との鑑別のためにも必要である．先天性の脊柱管狭窄（発育性狭窄症），骨破壊，骨棘の有無，後縦靭帯骨化症の存在などを調べる．側面像での頚椎アライメントも治療方針決定に重要な因子である．

c. 脊髄造影，CTM（脊椎造影後CT）

入院が必要になるが，脊髄圧迫の有無，圧迫高位，程度，骨との位置関係などが最もよくわかる検査である（図1）．脊髄の圧迫は多髄節に存在することも少なくない．

d. MRI

外来で施行でき，侵襲も少なく，鑑別診断も含めて最も重要な検査である（図2）．圧迫による脊髄の変形があり，臨床症状との高位が一致すれば診断はほぼ確定する．圧迫部位においてT2強調画像により髄内輝度変化が観察されることがある．ただし画像上硬膜の圧迫が存在しても臨床的には無症状のことがあるため臨床症状との一致が重要である．

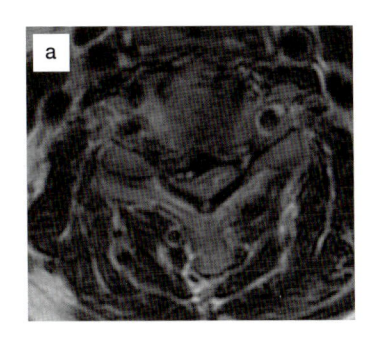

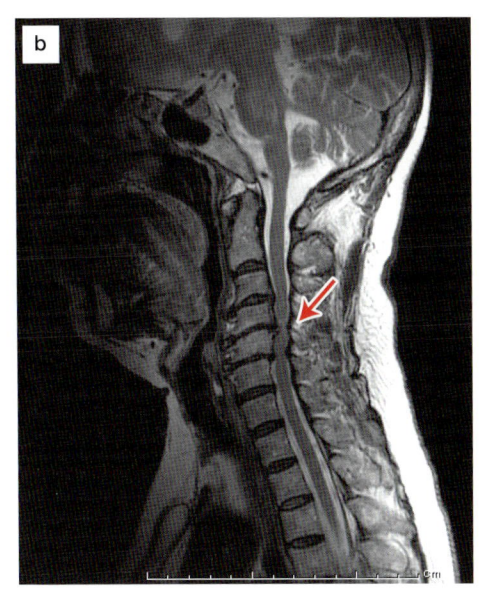

図2 ● 62歳，男性．頚椎症のMRI像
　a：MRI T2強調画像 水平断像．脊柱管は狭く，右前方からの圧迫により脊髄は偏平化している．髄内には輝度変化もみられる（sneak eye sign）．
　b：MRI T2強調画像 矢状断像．第3-4，4-5，5-6頚椎間にて脊柱管は狭く，脊髄は圧迫されている．特に第4-5頚椎間にて圧迫は強く，同部位に髄内輝度変化が観察される（→）．

e. 筋電図

神経の障害の程度を知り，高位診断にも役立つが必ずしも常に施行されるものではない．運動ニューロン病などが疑われたときには必要である．

> **指導医の教え**
> - 脊髄症状の進行している患者では10秒テストを施行すると回数の低下（20回以下）とともに手指伸展時に苦労することが多く，途中で一度止まるような2段階伸展をみることがある．
> - 発育性狭窄症は脊柱管前後径が12mm以下のものを指す．通常の頚椎症では黄色靱帯の肥厚により椎弓上縁にて圧迫が起こるのに対して，発育性狭窄症では脊柱管全体が狭いので椎弓レベルでも脊髄の圧迫が存在する可能性がある．

5 診断の決め手

神経症状と画像診断の一致が重要である．

6 鑑別診断と注意すべき合併症

1）鑑別診断

脳梗塞，脳腫瘍などの頭蓋病変との鑑別は重要である．頚髄腫瘍，転移性脊椎腫瘍などによる脊髄圧迫でも神経症状は同様に出現するので画像診断を慎重に行う．神経内科的疾患として運動ニューロン病，多発性硬化症との鑑別も重要である．肘部管症候群，手根管症候群，胸郭出口症候群などの末梢神経の圧迫病変との鑑別も必要である．

> **指導医の教え**
> 後縦靱帯骨化症との鑑別：骨棘型や分節型の後縦靱帯骨化症では単純X線写真で診断がつきにくいこともある．MRIでは骨化部が低輝度に観察されるため診断がつきにくいことがある．後縦靱帯骨化症は進行性の病変であるため，疑わしい場合にはCT検査にて確認する必要がある．

2）注意すべき合併症

神経症状は放置すると，たとえ手術をしても残存

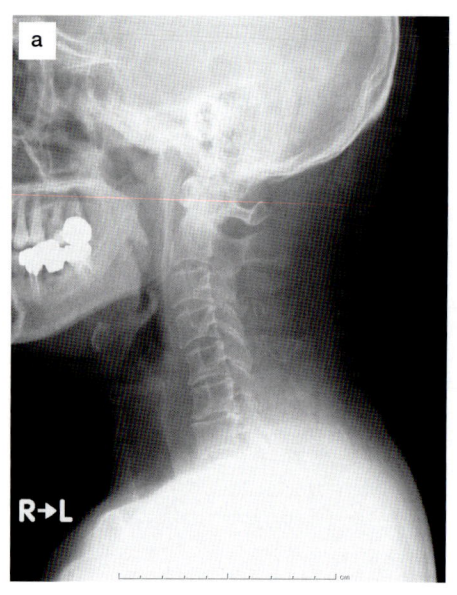

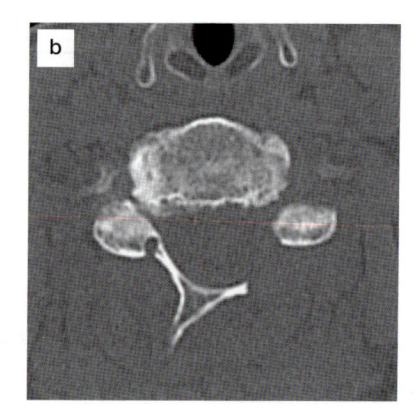

図3 56歳，女性．頸椎症．後方除圧術（椎弓形成術）例
a：第3〜6頸椎椎弓形成術後．片開き式脊柱管拡大術が行われた．頸椎のアライメントはよく，拡大も良好である．
b：頸椎椎弓形成術（片開き）後CT．右の椎弓に側溝を作成し，脊柱管が拡大された．

することがある．手術による神経症状の回復は60〜70％程度であり，症状が重篤になるほど手術後に残存する神経症状も重くなる．特に膀胱直腸障害が急速に進んでいる場合には注意が必要である．

7 救急処置・応急処置

急性期にはソフトドルフなどの装具を使用し安静に保つことが重要である．重症例では入院してGlisson牽引（2〜5kg）による持続牽引も考慮される．疼痛に対してNSAIDsの内服や坐薬の使用を行う．ステロイド点滴も効果が期待できる．頸部硬膜外へのステロイド注入は著効することもあるが，呼吸障害などの合併症の危険もあるため手技に習熟した者が行うべきである．

> **指導医の教え**
> 高度に後屈が制限された症例では牽引により症状の悪化をみることもあるので注意を要する．はじめは2kg程度で様子をみて次第に重さを上げるほうが無難である．

8 治療

1）保存的治療

整形外科外来で遭遇することの多い疾患である．神経根症状のみの場合には保存的治療により軽快する症例が多い．安静，消炎鎮痛薬の投与，牽引などが行われる．個人差はあるが3カ月程度で症状の消失をみる場合も多い．神経根ブロック，頸部硬膜外ステロイド注入なども効果が期待できる．保存的治療に抵抗性の場合や，進行する脊髄症状に対しては手術治療が検討される．

2）手術治療

a. 前方除圧固定術

頸椎前方より侵入し，椎体を削り骨棘などによる神経への圧迫を除圧したのち，腸骨からの自家骨移植により脊柱再建を行う．

b. 後方除圧術（椎弓形成術）

後方より侵入し，椎弓を形成することで脊柱管を拡大し除圧を行う（図3）．病変が多椎間の場合にはこの後方法が一般的である[1)2)]．

神経根の障害のみの場合は前方もしくは後方からの神経根除圧だけで症状が軽快する．

> **指導医の教え**
> 神経根障害の場合は保存的治療により軽快をみることが多いので患者の不安を軽減させるのも重要である．脊髄症状が当初より観察される症例では手術治療もあらかじめ考慮しておく必要がある．

9 後療法

骨移植が行われた場合には癒合するまで頸部の安静が必要である．装具使用の有無と期間については手術法によって異なる．術前の症状が重篤である場合には筋力増強，歩行練習などのリハビリテーションが必要である．

Advanced Practice

専門医にコンサルトを要する場合

神経根ブロックや硬膜外ステロイド注入は手技に習熟した専門医に相談すべきである．進行する脊髄症状は放置すると重篤な障害の残存の可能性があるため早期に相談する必要がある．

他科にコンサルトを要する場合

症状と画像診断が一致しない場合や運動麻痺と知覚障害が一致しない場合などには，運動ニューロン病との鑑別が必要であるため神経内科にコンサルトする必要がある．

思いがけない落とし穴

神経障害が進行しており，MRIのT2強調画像で髄内輝度変化が観察されても，高位が一致しない場合には多発性硬化症である場合がある．

知っておきたい最近の研究

1) 選択的椎弓形成術

頸椎症性脊髄症に対する脊柱管拡大術は，すぐれた神経学的改善をもたらす反面，いわゆる軸性疼痛という術後頸部痛，C5麻痺，頸椎運動制限といった合併症の出現も否定できなかった[3〜5]．従来，数多くの椎弓形成術が開発，報告されてきたが，その目的は生体に対する侵襲を少なくし，こういった術後合併症予防することにある[6〜9]．そのひとつが後方支持組織としての筋肉に着目し，深層伸筋を温存した選択的椎弓形成術である（図4）[10) 11]．

2) 頸椎椎体と後弓の位置関係

頸椎症における神経症状出現の高位診断は治療を検討するうえで最も重要である．頸椎の解剖学的構造として上位の頸椎ほど後弓が椎体に対してより下方に位置する傾向があることがX線画像の検討から報告されている[12]．

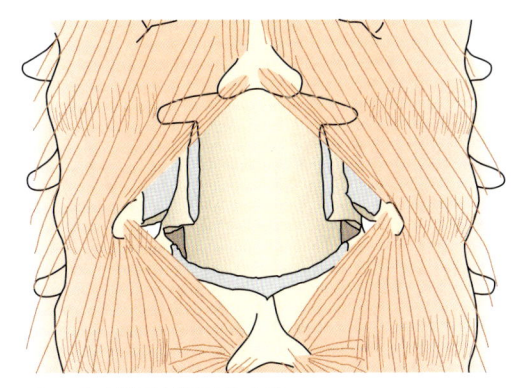

図4 ● 選択的椎弓形成術
頸椎棘間筋の間を展開して侵入し，選択的に椎弓を形成する．後方支持組織の温存を目的とした術式である．

<文　献>

1) 千葉一裕 ほか：片開き式脊柱管拡大術．脊椎脊髄，15(6)：587-592, 2002
2) 星地亜都司：頚椎椎弓形成術．脊椎脊髄，15(6)：593-597, 2002
3) 細野 昇 ほか：頚椎症性脊髄症における軸性疼痛．臨整外，28(4)：405-411, 1993
4) 池永 稔 ほか：頚椎多椎間前方固定術後C5髄節神経根麻痺．臨整外，38(4)：397-402, 2003
5) 本間隆夫 ほか：頚髄除圧術後の上肢麻痺に関する脊髄障害原因説．臨整外，38(4)：389-395, 2003
6) 谷 諭 ほか：頚椎後方要素温存型椎弓形成術—Maximally reconstructive surgeryをめざして．脊椎脊髄，15(6)：599-604, 2002
7) 細野 昇 ほか：片側脊柱筋群を温存した椎弓形成術．臨整外，37(10)：1161-1166, 2002
8) 久野木順一 ほか：後方支持要素を最大限に温存した棘突起縦割式脊柱管拡大術の成績と問題点．臨整外，30(4)：507-512, 1995
9) 駒形正志 ほか：頚椎片開き式脊柱管拡大術後C5麻痺の検討—両側partial foraminotomyの予防効果について—．臨整外，38(4)：403-410, 2003
10) Shiraishi, T.：A new technique for exposure of the cervical spine laminae. Technical note. J. Neurosurg., 96 (Spine 1)：122-126, 2001
11) 谷戸祥之 ほか：頚髄症に対する除圧術—skip laminoplasty—．脊椎脊髄，16(7)：727-723, 2003
12) 海苔 聡 ほか：頚椎椎体と椎弓の位置関係についてのX線学的検討．脊椎・脊髄神経手術手技，9(1)：180-184, 2007

第1章　頚椎

6a. 頚椎の先天異常—頭蓋底陥入症

朝妻孝仁

Point
1. 一次性と二次性に分類される
2. 進行すると多彩な神経症状を呈する
3. 画像診断は3D-CTとMRIが有用である
4. 神経症状が出現した場合，手術療法が必要である

1 病態・疾患概念

頭蓋底陥入症は大後頭孔と上位頚椎が後頭蓋窩に陥入した状態であり，一次性（原発性）と二次性に分類される．一次性は先天的な頭蓋底部の発育・形成不全を基盤とするもので，二次性は軟骨形成異常，骨形成不全症などの先天性骨化障害によるものと，関節リウマチ，くる病，Paget病などの後天性疾患によるものに大別される．

2 主訴・症状

外見上の臨床所見としては，短頚，斜頚，毛髪線低位，頚部運動制限などがみられる．神経症状としては，頭痛，後頚部痛などの局所症状および頭蓋頚移行部の神経症状がみられる．頭蓋頚移行部の神経症状は進行すると，①構音障害，嚥下困難，顔面の知覚異常，眼振などの下位脳神経症状，②呼吸障害，痙性四肢麻痺など上位頚髄の索路症状，③失神発作などの脳底椎骨動脈循環不全などを呈する．

3 診察時に収集すべき基本情報

前述のように一次性では外見上の異常に注意する．二次性では基礎疾患の有無を確認する．さらに上位頚髄部に特徴的な筋伸張反射の亢進（Scapulo-humeral reflex[1]）や三角筋反射），錐体交叉付近の病変による特徴的な錐体路症状（clockwise marching palsy, cruciate paralysisなど，図1），眼振（特に垂直性），舌の偏位・萎縮，構音障害，嚥下困難など頭蓋頚椎移行部に特徴的な神経症状の有無に留意する[2）3）]．

指導医の教え
頭蓋頚椎移行部の神経症状はきわめて多彩であることを常に念頭において，神経学的所見を念入りにとることが必要である．

4 必要な検査

頭蓋—頚椎部単純X線写真側面像，側面断層撮影あるいは3D-CT矢状断像で歯突起と頭蓋底の位置関係をとらえることが重要である．種々の基準線，計測値が診断に用いられている（図2，頭蓋底陥入のX線基準線および基準値）．頭蓋—頚椎部単純X線写真側面像で，歯突起先端がChamberlain線またはMcGregor線より5mm以上上方にある場合に頭蓋底陥入症と診断される．また，奇形など骨性の異常を把握するには断層撮影や3D-CTが有用であり（図3），脳幹および脊髄の圧迫所見，脊髄空洞の有無をみるにはMRIが必要である（図4）．

指導医の教え
関節リウマチでは骨破壊，骨侵食などの骨変化のため，前述の基準線，基準値を用いることが困難な場合が多い．これらの疾患に起因する二次性頭蓋底陥入症の評価にはRanawat法[4）]あるいはRedlund-Johnell法[5）]（図5）を用いるが，それでも評価が困難な場合があることを念頭に置くべきである．

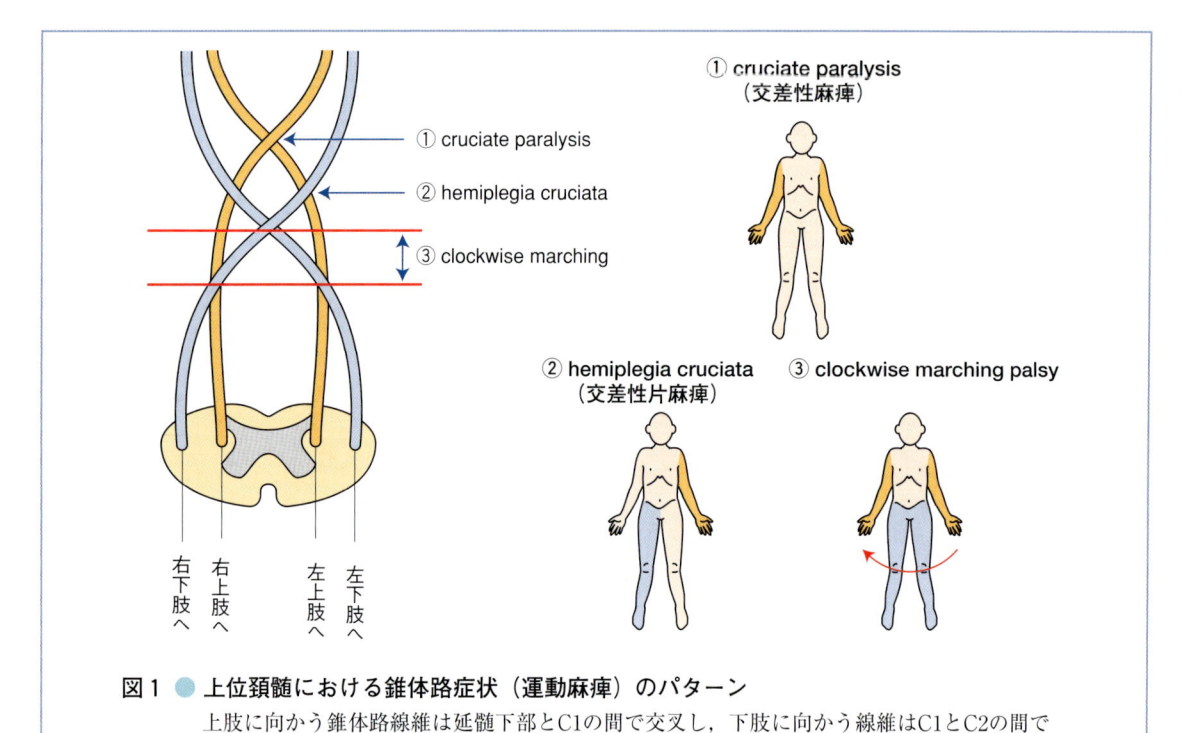

図1 ● 上位頚髄における錐体路症状（運動麻痺）のパターン
上肢に向かう錐体路線維は延髄下部とC1の間で交叉し，下肢に向かう線維はC1とC2の間で交叉するため，このような運動麻痺を生じる（文献2より改変）

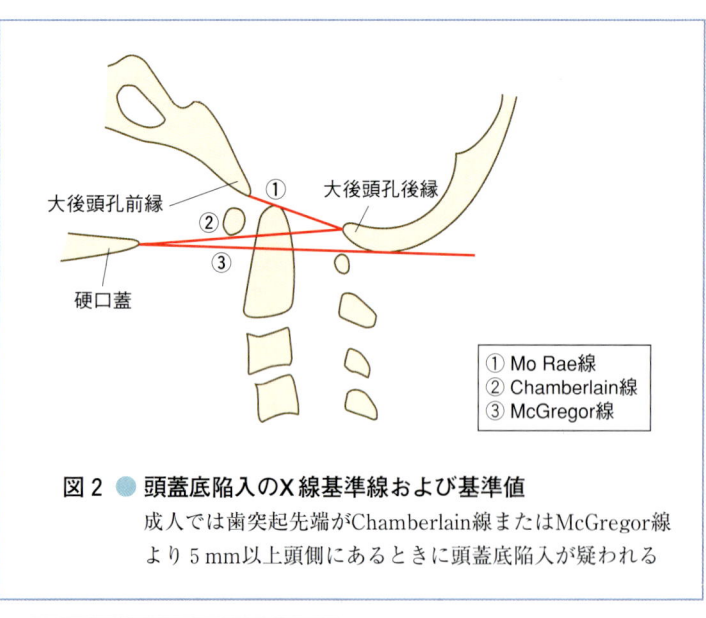

図2 ● 頭蓋底陥入のX線基準線および基準値
成人では歯突起先端がChamberlain線またはMcGregor線より5mm以上頭側にあるときに頭蓋底陥入が疑われる

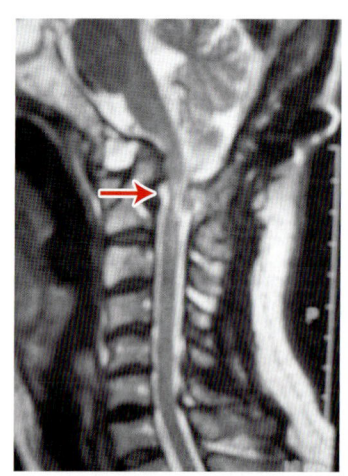

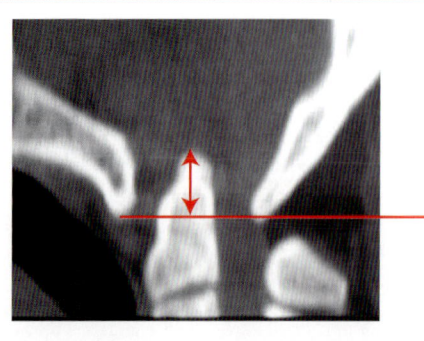

図3 ● 頭蓋底陥入症の3D-CT（矢状断像）
歯突起先端が，大後頭孔より頭側に陥入している（→）

図4 ● 頭蓋底陥入症のMRI（矢状断T2強調画像）
C1-2高位で脊髄が圧迫されており，髄内高輝度変化（→）を呈する

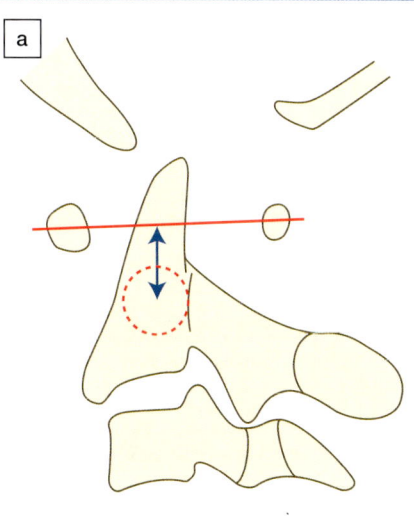

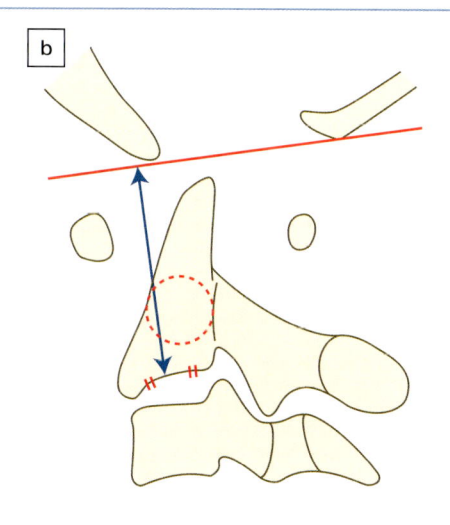

図5 ● 頭蓋底陥入症の評価
　a：Ranawat法．環椎前弓および後弓の中心を結んだ線と軸椎椎弓根陰影の中心の距離が13mm以下の場合，環軸椎垂直脱臼が疑われる
　b：Redlund-Johnell法．軸椎椎体下縁中点とMcGregor線との距離が，男性で34mm以下，女性で29mm以下の場合，環軸椎垂直脱臼と判定する

5 診断の決め手

　頭蓋底陥入症の診断は前述の画像所見により比較的容易になされるが，神経症状が存在する場合，頭蓋底陥入症それ自体に原因があるのか，合併するほかの形態異常に原因があるのか判断する必要がある．したがって，前述の計測値のみならず，斜台と軸椎のなす角（clivo-axial angle，正常値：後屈位160〜190°，前屈位135〜160°）[6]（図6），大後頭孔の静的狭窄の程度，環軸椎の不安定性の程度などの骨性要素，Chiari奇形，および脊髄空洞などの脊髄の異常の有無などを総合的に考慮すべきである．

> **指導医の教え**
> 一次性では先天異常が原因であるにもかかわらず，発症年齢は高い点に注意する．

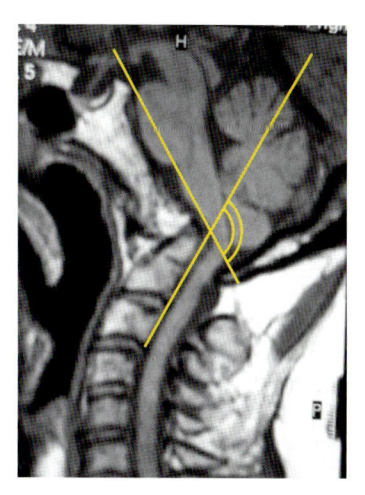

図6 ● clivo-axial angle
斜台と軸椎のなす角で正常値は後屈位で160〜190°，前屈位で135〜160°である．図は中間位で120°である

6 鑑別診断と注意すべき合併症

　多発性硬化症，脊髄サルコイドーシス，筋萎縮性側索硬化症などの神経内科領域との鑑別が必要である．また，一次性頭蓋底陥入症では，しばしば環椎後頭骨癒合，環軸椎亜脱臼，Klippel-Feil症候群，Chiari奇形，脊髄空洞症などを合併する．外傷により脊髄症状の出現，悪化をみることがある．

7 救急処置・応急処置

　外傷により脊髄症状が出現あるいは増悪した場合は，頭蓋直達牽引などを用いて，安静をとる．

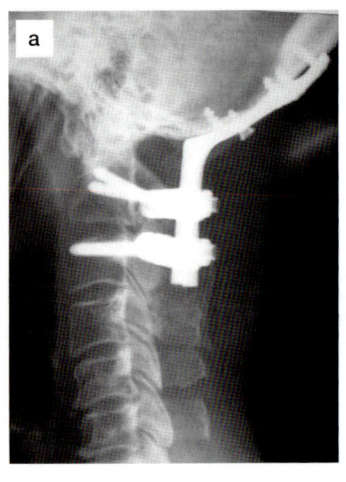

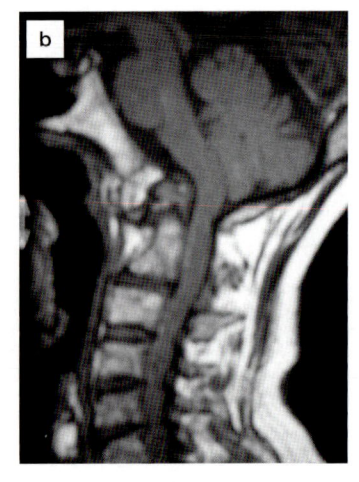

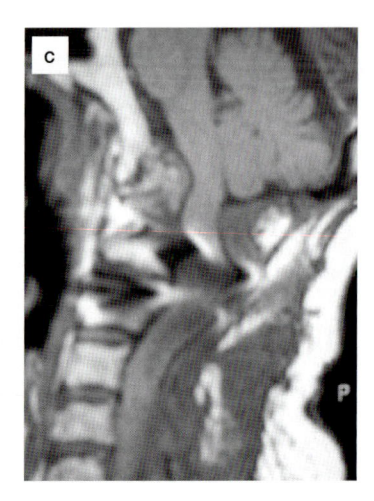

図7 ● 脊椎インストゥルメンテーションを用いた脊髄圧迫の間接除圧
　　a：頭蓋—頸椎後方除圧固定術 術後単純X線側面像
　　b：術前MRI（T1矢状断像）
　　c：術後MRI（T1矢状断像）．後弯を矯正，固定した結果Clivo-axial angleが132°から144°に増大し，間接除圧がなされている

8 治療

　神経症状が出現した場合，基本的には手術的治療が主体となる．術前に頭蓋直達牽引を行い，可及的に整復した後，脊椎インストゥルメンテーションを用いて後頭骨—頸椎間後方固定術を行う．この際，必要に応じて，大後頭孔後縁，環椎後弓切除術を加える．Clivo-axial angleの減少により歯突起先端による延髄，脊髄圧迫が強い場合には，経口的に前方から歯突起を切除する方法も行われている[7]．最近では脊椎インストゥルメンテーションによりclivo-axial angleを増大させる間接除圧術[8]も可能となった（図7）．

9 後療法

　手術療法は脊椎インストゥルメンテーションを用いた頭蓋—頸椎固定術が主体であり，早期の離床が可能である．

Advanced Practice

専門医にコンサルトを要する場合

　脊髄症状が出現した場合は専門医を受診してもらう．

他科にコンサルトを要する場合

　不安定性が強い場合はもちろん，頸部運動制限がある場合，全身麻酔の際の挿管に注意を要するので，予め麻酔医にコンサルトしておく必要がある．

思いがけない落とし穴

　本疾患では，椎骨動脈走行異常が存在する頻度が高く，特に椎弓根スクリューを用いた手術療法を行う場合には，術前の3D-CTアンギオグラフィーあるいはMRAの撮像が必須である．

<文　献>

1) Shimizu, T. et al. : Scapulohumeral reflex (Shimizu). Its clinical significance and testing maneuver. Spine, 18 : 2182-2190, 1993
2) 朝妻孝仁：上位頚髄のneurology.「エース整形外科」(泉田重雄, 矢部　裕 監修)：pp.274-279, 南山堂, 1990
3) 清水敬親 ほか：RAにおける頭蓋頚椎移行部垂直性安定性の病態と外科的治療. 臨床整形外科, 39 : 1291-1298, 2004
4) Ranawat, C. S., et al. : Cervical spine fusion in rheumatoid arthritis. J. Bone Joint Surg. Am., 61 : 1003-1010, 1979.
5) Redlund-Johnell, I. et al. : Radiographic measurement of the craniocercical region. Designed for evaluation of abnormalities in rheumatoid arthritis. Acta. Radiol. Diagn. (Stockh), 25 : 23-28, 1984
6) 井須豊彦：先天奇形.「脊髄の外科」(阿部 弘 編), pp.187-216, 医学書院, 1990
7) Crockard, H. A. : Midline ventral approaches to the craniocervical junction and upper cervical spine. The cervical spine, An atlas of surgical procedures (Sherk, H. H. ed.), pp.93-109, JB Lippincott Company, Philadelphia, 1994
8) Abumi, K. et al. : Correction of cervical kyphosis using pedicle screw fixation system. Spine, 24 : 2389-2396, 1999

第1章　頚椎

6b. 頚椎の先天異常―Klippel-Feil 症候群

朝妻孝仁

Point
1. 古典的3徴候がなくとも頚椎に先天的癒合があるものを本症とする
2. 骨格奇形，心血管系，泌尿器系の内臓奇形をしばしば合併する
3. 頭頚部外傷により脊髄症状の出現，増悪をみることがある

1 病態・疾患概念

1912年KlippelとFeil[1]が報告した①短頚，②毛髪線の低位，③頚部運動制限，の3徴候を有する先天性の頚椎癒合症である．胎生期における頚椎の分節化障害が原因とされている．しかし，現在では上記の3徴候を欠いていても頚椎に先天的な癒合があれば本症候群とされている．Feilは本症を以下の3型に分類している．

> Type I ：多椎間の頚椎および上位胸椎の癒合
> Type II ：1あるいは2椎間の癒合
> Type III：頚椎の癒合に加え，下位胸椎あるいは腰椎の癒合の合併

2 主訴・症状

3徴候のうち最も多い症状は頚部の運動制限である．本症候群に合併する障害が症状として前面に出ていることも多い．すなわち，環椎後頭骨癒合，歯突起形成異常，Chiari奇形などの頭蓋頚椎移行部の形態異常，先天性側弯症，Sprengel変形などの骨格奇形，心血管系，泌尿器系の内臓奇形をしばしば合併する．

> **指導医の教え**
> 実際には古典的3徴候が揃っているものは少ない．

3 診察時に収集すべき基本情報

家族歴のほか，合併しやすい疾患の既往歴，頚部の運動制限や脊髄神経症状の自覚の有無を問診にて聴取する．また，診察時に側弯症，Sprengel変形などの骨格奇形の有無，頭蓋頚椎移行部に特有な神経症状の有無を診察する．

4 必要な検査

頚椎部の単純X線写真が必須であるが（図1），環椎後頭骨癒合や歯突起形成異常の診断は困難な場合があるので注意を要する．癒合椎の有無のみならず，癒合隣接椎間の異常可動性など二次的変化も観察する．癒合椎の広がり，程度を知るには，頚椎断層撮影，3D-CT（矢状断，冠状断再構成画像）が有用で（図2），Chiari奇形など脊髄の先天異常や癒合椎の隣接椎間の脊髄圧迫所見の有無等をMRIで確認する（図3）．

5 診断の決め手

古典的3徴候の中のいずれかの症状，合併する先天形態異常，頚椎部の画像により診断する．

6 鑑別診断と注意すべき合併症

頭蓋頚椎移行部の形態異常，骨格異常，中枢神経異常，内臓異常の合併に注意する．また，転倒など

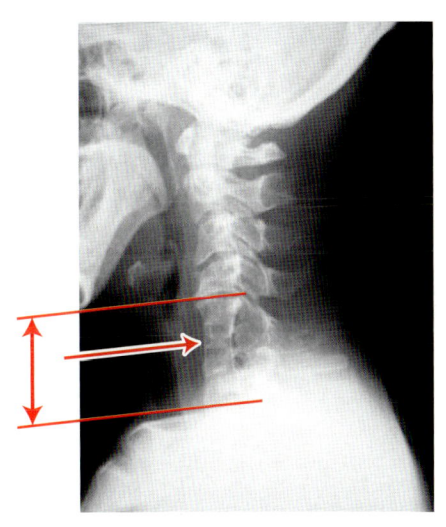

図1 ● 頸椎単純X線写真側面像
C5-7に癒合椎がみられる

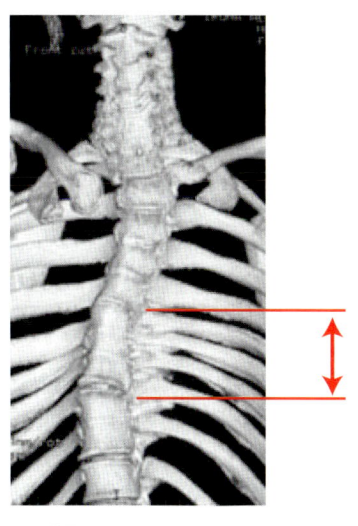

図2 ● 3D-CT
T6-8の癒合椎，および側弯がみられる

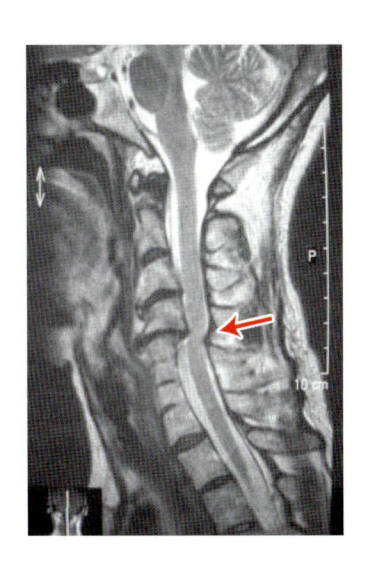

図3 ● 頸椎MRI矢状断T2強調画像
癒合椎の隣接椎間C4-5に脊柱管狭窄がみられる（→）

の外傷により，脊髄症が出現，あるいは悪化する可能性がある．

> **指導医の教え**
> 外傷により頸髄損傷を生じるリスク，および経年的変化により脊髄症状を発症する可能性について本人，家族に説明しておく．

7 救急処置・応急処置

外傷により脊髄症状が出現，あるいは増悪した場合は頭蓋直達牽引を行い，安静をとる．

8 治療

Sprengel変形が著明な場合は矯正術が適応となる．脊髄症状が出現していなければ，経過観察でよい．合併する頭蓋頸椎移行部や癒合椎の隣接椎間の不安定性に起因する脊髄症状に対しては，病態に応じて，除圧，固定術を行う．

9 後療法

除圧術のみの場合はもちろん，脊椎インストゥルメンテーションを用いて強固な固定術がなされた場合には早期の離床が可能である．

Advanced Practice

専門医にコンサルトを要する場合

Sprengel変形が著明な場合や脊髄症状が出現した場合には専門医を受診させる．

他科にコンサルトを要する場合

心血管系，泌尿器系の先天異常の有無を各科の専門医にコンサルトする．

思いがけない落とし穴

脊髄症状は，頭蓋頚椎移行奇形によるものとは限らず中下位頚椎病変によるものがあるので注意する．

＜文　献＞

1) Klippel, M. & Feil, A. : Un cas d'absence des vertebras cervicales avec thoracique remontant jusqu'a base du craine. Nouv. Icon. Salpetriere, 25 : 223, 1912

第1章　頚椎

6c. 頚椎の先天異常—os odontoideum（歯突起骨）

朝妻孝仁

> **Point**
> 1. 歯突起形成異常の中では歯突起骨の頻度が高く，Down症に合併することが多い
> 2. 環軸椎に不安定性を生じると脊髄症状や頚部痛を呈する

1 病態・疾患概念

歯突起骨は歯突起の形成異常の1つである．環軸椎は環椎と歯突起が横靱帯により支持され安定している．そのため歯突起の形成異常は不安定性を惹起する．Greenberg[1]は歯突起形成異常を5型に分類している．すなわち①os odontoideum（骨突起骨），②ossiculum terminale，③agenesis of dens，④agenesis of apical segment，⑤agenesis of odontoid（図1）である．歯突起骨の頻度が最も高く，Down症に合併することが多い．この発生原因は胎生期における先天性の分離と考えられているが，小児期の歯突起骨折の癒合不全が原因とする説もある．歯突起骨では，環軸椎に不安定性を生じ，同部位での頚部痛や脊髄症状の原因となる．

2 主訴・症状

臨床症状はRowland[2]により4型に分類されている．

- 1型：頚部痛などの局所症状のみで，神経症状のないもの．
- 2型：外傷を契機とする一過性もしくは永続性の脊髄症状を有するもの．
- 3型：慢性もしくは進行性の脊髄症を有するもの．
- 4型：椎骨脳底動脈不全症状を有するもの．

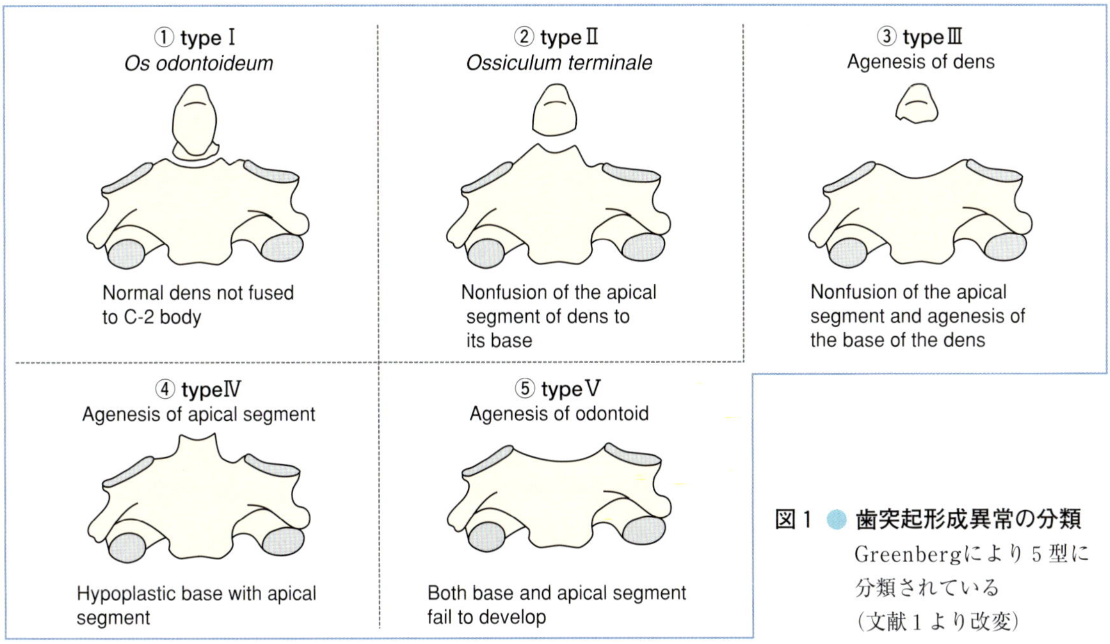

① type Ⅰ
Os odontoideum
Normal dens not fused to C-2 body

② type Ⅱ
Ossiculum terminale
Nonfusion of the apical segment of dens to its base

③ type Ⅲ
Agenesis of dens
Nonfusion of the apical segment and agenesis of the base of the dens

④ type Ⅳ
Agenesis of apical segment
Hypoplastic base with apical segment

⑤ type Ⅴ
Agenesis of odontoid
Both base and apical segment fail to develop

図1 ● 歯突起形成異常の分類
Greenbergにより5型に分類されている
（文献1より改変）

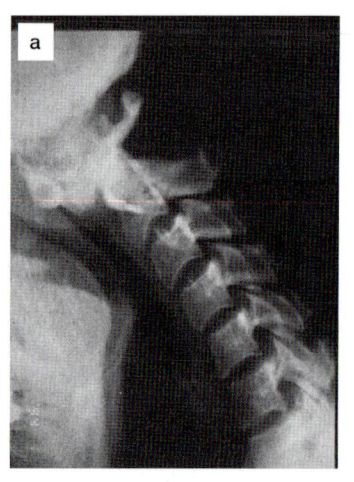

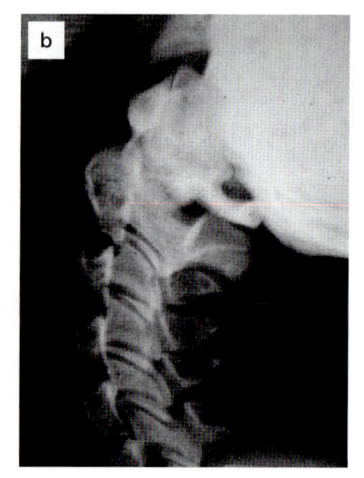

図2 ● 頚椎単純X写真側面像
動態撮影で，環軸椎間に不安定性がみられる

6a（p.94）で述べたように頭蓋頚椎移行部の神経症状は多彩であるので注意を要する．

3　診察時に収集すべき基本情報

外傷後に症状が出現することが多いので，症状の発生時期と外傷歴の聴取は必須である．頭痛，後頚部痛，斜頚などの局所症状の有無，上位頚髄圧迫による痙性四肢麻痺，片麻痺，交叉性麻痺，単麻痺，深部腱反射の亢進，知覚障害などの神経症状，椎骨動脈循環不全に起因するめまいの有無を詳細に診察する．

4　必要な検査

頚椎単純X線写真側面像，および開口位正面像の撮影が基本であるが，不安定性の評価には前後屈を含めた動態撮影が必要である（図2）．単純X線写真のみでは診断が困難な場合もあり，断層撮影，3D-CTが有用である．脳幹および脊髄の圧迫所見の有無をみるにはMRIが必要である．

5　診断の決め手

新生児期においては，正常で単純X線写真上歯突起が認められ，歯突起と軸椎椎体の癒合は3～5歳で終了するが，この癒合不全の状態が歯突起骨である．通常，先天性では辺縁が丸く，陳旧性骨折では不整であることが多いが，判断に迷うことも多い．

> **指導医の教え**
>
> 本症における症状発現には動的因子が強く関与しているため，instability index（I.I.）[3]［（最大前後径－最小前後径）/最大前後径×100（％），図3］などの不安定性の評価が必要である．また，矢状面における環椎の軸椎に対する回旋不安定性を示すatlantoaxial angle（矢状面回旋度）の差（矢状面回旋度：正常値約13°，図4）[4)5)]の評価も重要である．

6　鑑別診断と注意すべき合併症

鑑別が必要な疾患には他の歯突起形成異常，新鮮歯突起骨折などがあげられる．本症は軽微な外傷により，重篤な神経症状を発症することが多いので注意を要する．

7　救急処置・応急処置

外傷により脊髄症状が出現した場合には，頭蓋直達牽引を行い安静をとる．

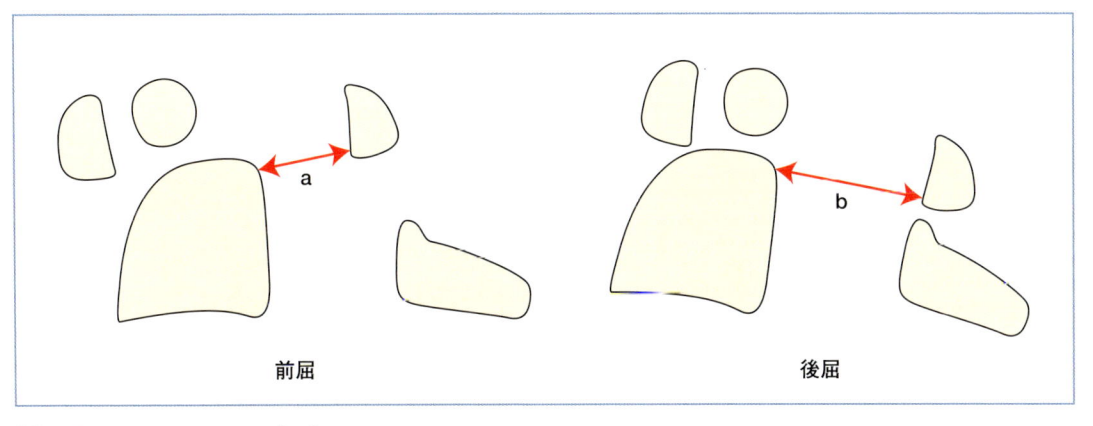

図3 instability index（I.I.）
a：最小前後径．b：最大前後径
instability index（％）＝（b－a）/a×100
40％以上で不安定性が強いとされる
（文献3より）

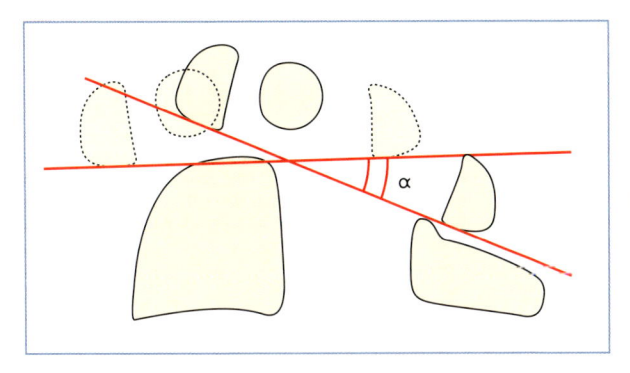

図4 atlantoaxial angleの差
矢状面回旋度＝α
正常値は約13°．20°以上で不安定性が強いとされる
（文献3より）

8 治療

1）保存的治療
脊髄症状がなく，局所症状のみの例や，画像上不安定性が軽度の場合には，装具療法や薬物療法を行い，定期的に経過観察する．

2）手術的治療
脊髄症状のある例や，画像上不安定性が強い場合には手術的治療が選択される．不安定性が強い例とはI.I. 40％以上か矢状面回旋度が20°以上のものであり[4)5)]，Margerl法[6)]などの環軸椎後方固定術が選択される（図5）．

指導医の教え
脊髄症状がない場合でも，軽微な外傷により症状が出現する場合があるので，contact sportsを避けるよう，本人，家族に十分説明する．

9 後療法

Margerl法など強固な固定が得られる術式を行った場合には，カラー程度の外固定で早期の離床が可能である．

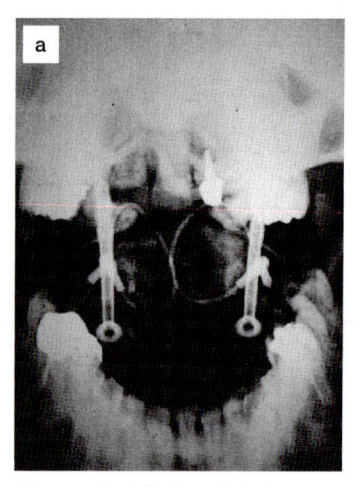

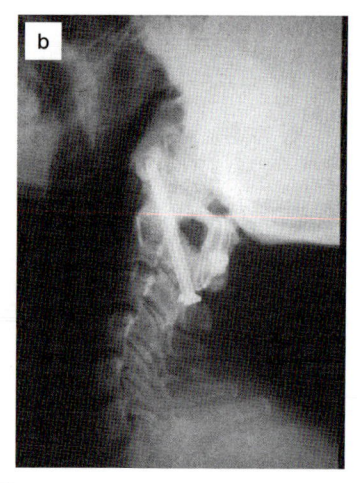

図5 歯突起骨に対するMargerl法
a：単純X線写真 正面像，b：側面像

Advanced Practice

専門医にコンサルトを要する場合

脊髄症状のある例や，画像上不安定性が強い場合には手術的治療が考慮されるため専門医の診断を仰ぐべきである．

他科にコンサルトを要する場合

Down症に合併する例では小児科にコンサルトする．

思いがけない落とし穴

椎骨脳底動脈不全症状を有するRowland 4型では3D-CT-アンギオグラフィーあるいはMRAによる評価が必須である．

<文　献>

1) Greenberg, A. D. : Atlanto-axial dislocations. Brain, 91: 655-684, 1968
2) Rowland, L. D. et al. : Neurological syndromes associated with congenital absence of the odontoid process. Arch. Neurol. Psychiat., 80 : 286-291, 1958
3) 阿部 弘 ほか：Atlanto-axial dislocation. Instability indexと手術適応. 脳神経外科，4：57-72, 1976
4) 渡辺雅彦 ほか：Os odontoideum における環軸椎不安定性と脊髄症の発現―特に矢状面回旋不安定性の関連について―. 臨床整形外科, 30：3733-3739, 1995
5) Watanabe, M. et al. : Atlantoaxial instability in os odontoideum with myelopathy. Spine, 21: 1435-1439, 1996
6) Margel, F. et al. : Stable posterior fusion of the atlas and axis by transarticular screw fixation. "Cervical Spine Ⅰ"（Kehr, P. & Weidner, A. eds.），Springer-Verlag, New York, pp. 217-221, 1987

第1章　頸　椎

7. 破壊性脊椎関節症

市村正一

> **Point**
> 1. 長期透析に伴う脊椎障害（透析性脊椎症）はアミロイドの沈着が原因となる
> 2. 破壊性脊椎関節症は透析性脊椎症の一部分症であり，椎体終板の不整と骨棘の乏しい椎間板腔の狭小化が特徴である
> 3. 本症は頸椎や腰椎に好発し，椎体のすべりや靭帯の肥厚により神経症状を呈する場合には手術療法が必要となることがある

1 病態・疾患概念

破壊性脊椎関節症（destructive spondyloarthropathy, DSA）は長期透析患者における脊椎病変として1984年Kuntzらにより報告された[1]．その特徴は椎体終板の不整像や骨透亮像，骨棘形成の乏しい椎間板腔の高度の狭小化である．

長期透析患者の脊椎においては椎間板，椎体隅角部，椎体終板，後縦靭帯，黄色靭帯，椎間関節でアミロイド沈着が認められる[2]．このアミロイドは透析により血中に増加するβ2-microglobulinに由来する[3]．特に靭帯付着部の椎体隅角部のアミロイド沈着により局所に炎症が惹起され，椎間板周囲の骨軟骨が破壊されるため，椎体終板の不整や狭小化が生じる．経過によりそのまま自然に椎体が癒合する例もあるが，後方の椎間関節にも病変が進行し不安定性が増せば，椎体すべりや亜脱臼，後弯変形などを生じる（図1）[4]．

また，アミロイドは黄色靭帯，歯突起周囲や脊柱

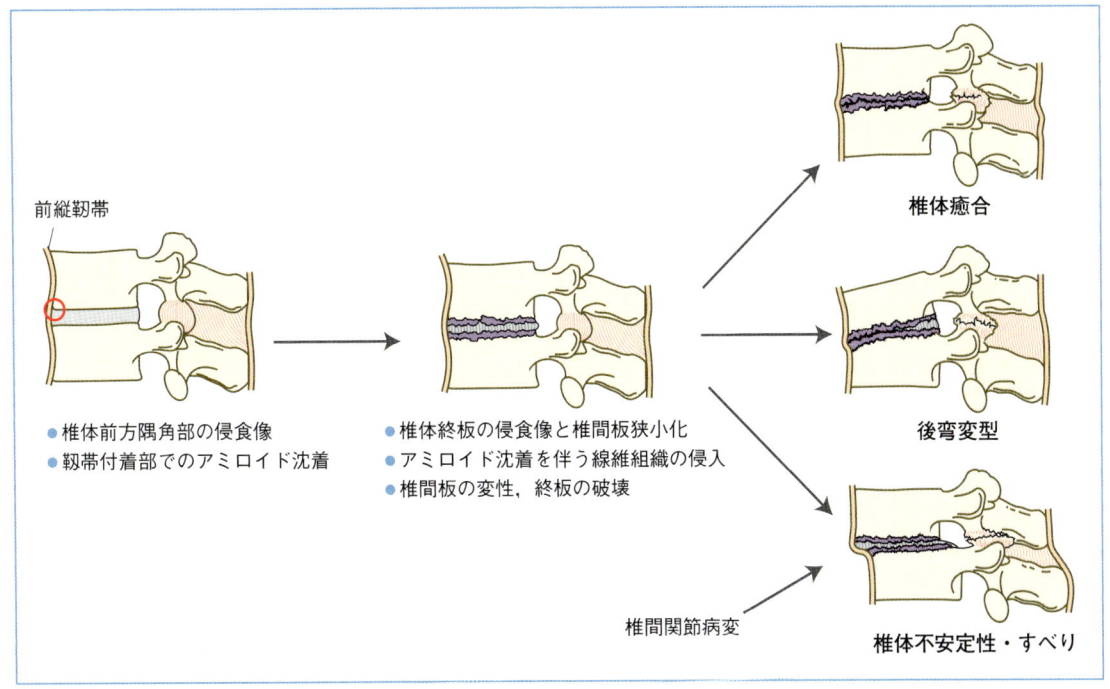

図1 ● 破壊性脊椎関節症（DSA）の病期分類（文献4より改変）

・椎体前方隅角部の侵食像
・靭帯付着部でのアミロイド沈着

・椎体終板の侵食像と椎間板狭小化
・アミロイド沈着を伴う線維組織の侵入
・椎間板の変性，終板の破壊

・椎体癒合
・後弯変型
・椎間関節病変
・椎体不安定性・すべり

管内にも沈着し，それぞれ著しい軟部組織の肥厚を生じるなど，典型的なDSA以外の脊椎障害も観察される．このため，DSAはアミロイド沈着による透析性脊椎症の一部分症に位置づけされる（表）[5)6)]．

DSAの骨・軟骨破壊部位の組織像では，骨新生所見に乏しく線維性組織による修復が主体であり，このため骨棘が生じ難い．この点が変形性脊椎症の病態と大きく異なる．

表 ● 透析性脊椎症

1. 破壊性脊椎関節症（DSA）
DSA単独
脊椎すべり症，脊椎変形を合併
2. 脊椎アミロイド沈着
硬膜外アミロイド沈着
後縦靱帯内アミロイド沈着・靱帯肥厚
黄色靱帯内アミロイド沈着・靱帯肥厚
椎間板内アミロイド沈着・椎間板膨隆
椎弓・椎体内の骨嚢腫
3. 歯突起周囲のアミロイド沈着
（歯突起の破壊，環軸椎亜脱臼）

（文献6より）

2 主訴・症状

DSAの発生頻度は透析歴と年齢に正の相関があり，透析後5年以上経過した患者の20～30％と報告されている[7)]．部位は頚椎が多く，次いで腰椎で，胸椎は少ない．病変は一般には数年を要して進行していくが，数カ月で急速に脊椎病変が進行する例もある．

初期は頚部痛や腰背部痛が最も多い症状である．しかし，椎体のすべりや亜脱臼，さらに黄色靱帯の肥厚や脊柱管内のアミロイド沈着により脊柱管が狭窄されると，頚髄の圧迫や腰部脊柱管狭窄を生じ，四肢麻痺や下肢のしびれ，痛みを生じる（図2）．また，環軸関節の後方に腫瘤（偽腫瘍）が形成されると，後頚部痛や脊髄症を生じる（図3）．

3 診察時に収集すべき基本情報

既往歴，特に透析に至った原因と二次的に生じる副甲状腺機能亢進症の有無を把握しておく．また，心不全や脳血管障害の有無と透析条件も必ずチェックする．

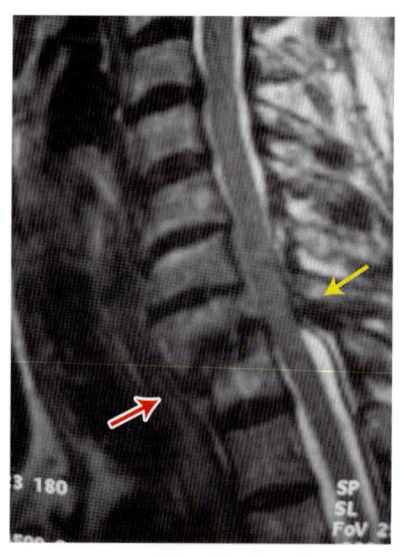

図2 ● 透析歴5年の頚椎病変（66歳 女性）
MRI T2強調画像．C7-T1間の椎間板の破壊により，第7頚椎は前方にすべり（→），同部で脊髄は高度に圧迫されている（⇒）

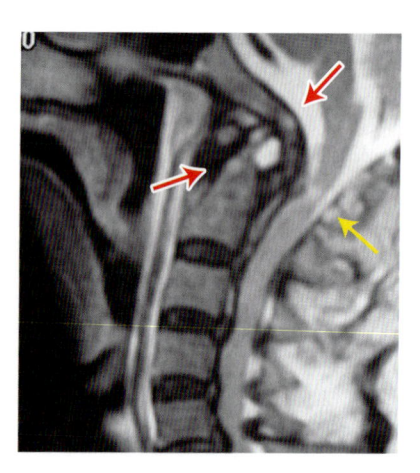

図3 ● 透析歴27年の上位頚椎病変（65歳 男性）
MRI T2強調画像．歯突起後方に高信号の嚢腫様腫瘤と低信号の腫瘤（偽腫瘍，→）により脊髄は圧迫され，髄内に高輝度領域を認める（⇒）

4 必要な検査

1）単純X線
　単純X線撮影は必須の検査である．頚椎と腰椎は前後屈側面像により不安定性の有無もチェックする．

2）MRI
　MRIはX線像でDSAが疑われた場合や，特に脊髄症状や下肢神経症状が生じている場合には必要である．靭帯や脊柱管内のアミロイド沈着はT1およびT2強調画像とも低信号を呈する．

3）脊髄造影とCT
　脊髄造影により神経圧迫の程度がより詳細に評価できるし，特に脊髄造影後のCT（CT myelogram）では椎体や椎間関節の破壊など，骨病変の評価にも優れている（図4）．

4）血液生化学検査
　全身麻酔に必要な血液生化学一般検査のほかに副甲状腺機能もチェックしておく必要がある．

5 診断の決め手

　既往歴では透析の有無．画像検査では椎体終板の不整像，骨棘形成の乏しい椎間板腔の狭小化，椎体のすべりや椎間関節の破壊に注意する．組織診断ではアミロイドの沈着を証明する．アミロイドはコンゴーレッド染色やアミロイド染色で赤色に染まる均質な無構造な沈着物質である．

6 鑑別診断

　他の炎症性疾患，特に化膿性脊椎炎や脊椎カリエスを鑑別する．化膿性脊椎炎では強い疼痛，発熱，CRP高値，X線像では骨新生を伴う椎間板腔の狭小化，MRIではT1強調画像で当該椎間板の隣接する椎体全体の低輝度変化，膿瘍の存在などで診断される．

　DSAを伴わない透析性脊椎症では，MRIによる黄色靭帯や後縦靭帯の著しい肥厚で診断できる場合もあるが，加齢に伴う変形性頚椎症や腰部脊柱管狭窄症と鑑別できない場合も多い．また，全身性のアミロイドーシスとして手根管症候群も合併しやすいため，頚椎病変との鑑別が必要である．

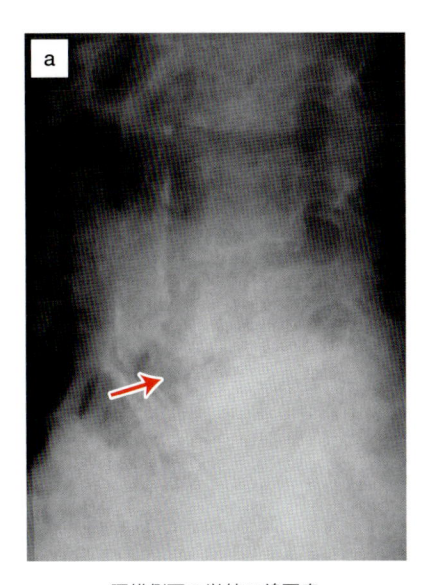

a　腰椎側面の単純X線写真
b　脊髄造影後CT

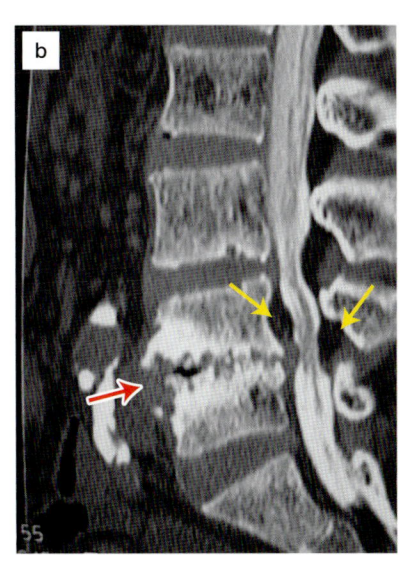

図4　透析歴17年の腰椎病変（71歳 女性）
　　　CT myelogram．L4-5間椎間板腔は狭小化し，椎体終板は不整である（→）．
　　　硬膜管は前方の硬膜外アミロイド沈着（→）と後方黄色靭帯肥厚（→）
　　　により狭窄されている

正面像　　　　　　　　　側面像

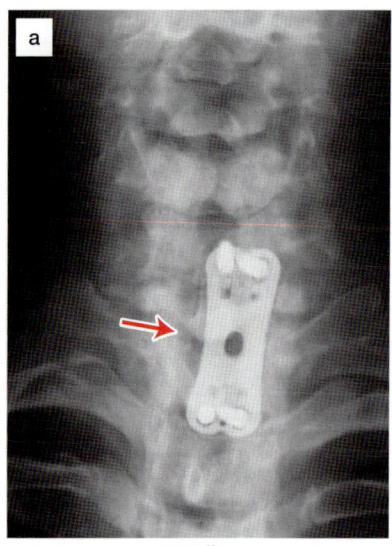

図5 ● 透析歴5年の頚椎病変（66歳 女性）
図2の症例の術後X線写真．C6-T1間に骨移植とプレート（→）による内固定が行われている

7 治療

初期の局所の疼痛に対しては非ステロイド性鎮痛薬で軽快することが多く，頚椎カラーやコルセットを処方する．また，下肢痛には各種のブロック療法をまず試みる．

保存療法に抵抗する例，脊髄症や神経麻痺が進行する例では手術療法が必要である．脊椎に不安定性がなく脊柱管狭窄のみであれば除圧術が選択される．一方，不安定性が強い例では除圧と固定が必要となる（図5）．固定術に際しては確実な骨癒合のために内固定の併用が推奨されるが，骨の脆弱性や骨質の不良を考慮して，十分な固定力が得られるような内固定材料を選択する必要がある．

術後経過では固定隣接障害，骨癒合遷延や偽関節が問題になることがあり，再手術例も少なくない[8]．

慢性透析患者の死因は心不全，脳血管障害，感染症であるが，手術自体の危険性や予後不良例も少なくないことから，慎重な手術適応と手術法の選択および術後管理が必要である．

8 後療法

透析性脊椎症の手術においては術後の管理がむしろ問題となる．透析は通常術翌日に予定するが，高K血症やBUNの上昇の危険があれば術直後の透析も考慮しなければならない．さらに，電解質異常，貧血，心不全，創傷治癒遷延，出血傾向や血腫などの合併症に注意する．特に免疫機能低下や内シャントの頻回の穿刺などから術後感染の危険性を十分に留意する必要がある．また，ドレーンチューブの先端は細菌培養検査に提出する．

Advanced Practice

専門医にコンサルトを要する場合

日常生活にも支障をきたすような頚部痛や腰背部痛が持続する場合，神経症状が出現した場合，無症状でもX線像で椎体終板の不整やすべりなどのDSAの所見を認める場合には専門医にコンサルトする．

他科にコンサルトを要する場合

透析医や麻酔医と手術前後の透析，抗菌薬の使用方法について打ち合わせをする．また，術後の電解質異常や出血傾向，心不全などについてもコンサルトする．

<文　献>

1) Kuntz, D. et al. : Destructive spondylarthropathy in hemodialyzed patients. Arthritis Rheum., 27 : 369-375, 1984
2) Sebert, J-L, et al. : Destructive spondylarthropathy in hemodialyzed patients : possible role of amyloidosis. Arthritis Rheum., 29 : 301-303, 1986
3) Gejyo, F. et al. : A new form of amyloid protein associated with chronic hemodialysis was identified as β2-microglobulin. Biochem. Biophys. Res. Commun., 129 : 701-706, 1985
4) 圓尾宗司 ほか：破壊性脊椎関節症の病態と予後. 臨床透析, 14：43-55, 1998
5) Allain, T. J., et al. : Dialysis myelopathy : quadriparesis due to extradural amyloid of β2 microglobulin origin. Brit. Med. J., 296 : 752-753, 1988
6) 久野木順一：透析性脊椎症の診断と治療. 整・災外, 46：643-653, 2003
7) 宮本達也 ほか：透析患者における破壊性脊椎関節症の検討. 整形外科, 42：911-917, 1991
8) 加藤義治：わが国における慢性透析療法の現況と透析脊椎症手術の問題点. 日脊会誌, 16：461-471, 2005

第1章　頚椎

8. 筋性斜頚

日下部 浩

> **Point**
> 1. 胸鎖乳突筋の短縮，線維化により生じた斜頚位，回旋位である
> 2. 斜頚位を呈する他の疾患の鑑別を忘れずに行う
> 3. 治療は胸鎖乳突筋の切離術だけでなく後療法としての頚椎の側屈，回旋運動が重要である

1 病態・疾患概念

筋性斜頚[※1]とは胸鎖乳突筋の短縮，線維化によりこの筋の起始部である乳様突起が付着部である鎖骨と胸骨に接近するため，患側への斜頚位とともに健側への回旋位を生じた状態である．

2 主訴・症状

筋性斜頚では，生後2～3週から，頭部の一側への傾斜とともに反対側への回旋を生じ，患側の胸鎖乳突筋筋腹に腫瘤を触知する（図1）．腫瘤は生後1カ月ころに最大となり，その後徐々に消退し，1歳時には90％が自然治癒する．患側の胸鎖乳突筋の短縮により，患側胸鎖乳突筋と同側への頭部の傾きに加えて，反対側への頚部の回旋がみられる．腫瘤消退後，短縮，線維化した患側胸鎖乳突筋筋腹は索状物として視認，触知可能である（図2）．

3 診察時に収集すべき基本情報

問診により，症状の経過から，先天性，後天性または二次性（代償性），外傷の有無，発熱の有無などの情報を得る（表）．筋性斜頚は生直後または生後2～3週から症状がみられ，先天性に斜頚をきたす疾患に分類される．したがって外傷直後の急性発症や，炎症所見はなく，眼症状などを伴うこともない．子宮内での圧迫が関与しているといわれており[1]，先天性内反足や先天性股関節脱臼の合併がときにみられる．

斜頚以外の随伴症状として，本疾患では胸鎖乳突筋筋腹の腫瘤の存在が特徴であるが，1歳時には90％が自然治癒するため，消退後来院例では，腫瘤の存在に関しては問診により情報を得ることになる．また，このような例では，短縮，線維化した患側胸鎖乳突筋筋腹を視診，触診により確認する．斜頚以外の異常頭位も重要な随伴症状で，本疾患の場合患側への回旋をともなう．

4 必要な検査

頚椎単純X線撮影により，骨性に生ずる斜頚を鑑別する．腫瘤が存在する場合，腫瘍性疾患の鑑別を要する場合もあり，超音波検査，MRIなどが必要となる場合もある．外眼筋麻痺による眼性斜頚は，遮蔽試験により，片眼の遮蔽を行うと異常頭位が消失するので眼性斜頚以外の斜頚と鑑別可能である．

5 診断の決め手

筋性斜頚特有の症状，経過すなわち生直後または生後2～3週からみられる斜頚位と，反対側への回旋，患側の胸鎖乳突筋筋腹の腫瘤，また腫瘤消退後には，短縮，線維化した患側胸鎖乳突筋筋腹の索状物がみられれば診断は容易であるが，各種症状の不明瞭な場合もあり，必ず他の要因による斜頚の鑑別を行う．

※1　斜頚：種々の原因により頭部が傾斜した状態

図1 ● 頸部腫瘤
患側の胸鎖乳突筋筋腹の腫瘤（→）

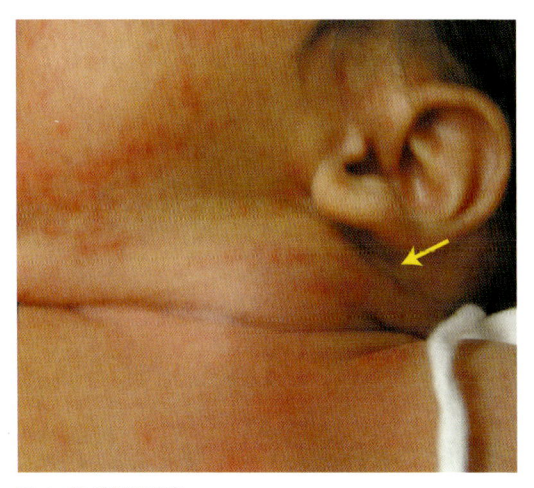

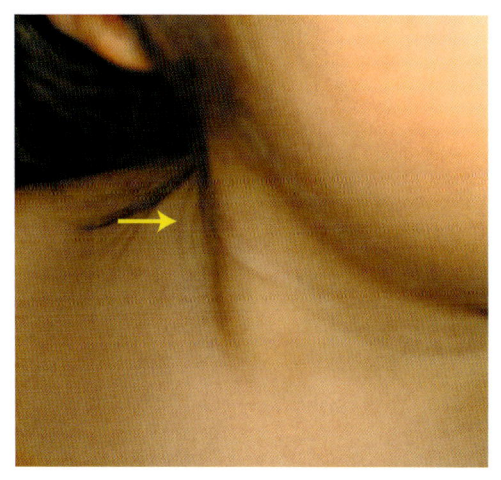

図2 ● 短縮，線維化した患側胸鎖乳突筋筋腹
腫瘤は消退し，胸鎖乳突筋筋腹は索状物として視認，触知可能である（→）

表 ● 問診で絞り込む斜頸の鑑別診断

問診により収集する情報：先天性，後天性，外傷歴，疼痛，発熱の有無 など

	予想される疾患
先天性	先天性筋性斜頸，骨（関節）性斜頸
後天性	痙性斜頸，瘢痕性斜頸，習慣性斜頸，炎症性斜頸，外傷性斜頸
外傷歴	環軸関節回旋位固定
発熱	炎症性斜頸，頸部リンパ節炎，気道内異物，上気道周囲の膿瘍
二次性（代償性）	麻痺性斜頸，眼性斜頸，耳性斜頸

指導医の教え

本疾患は，胸鎖乳突筋の線維化，短縮が頸部皮下の視診，触診で容易に診断される場合が多いが，類似の症状を呈する疾患は数多くあるため，少なくとも頸椎単純X線検査は必ず行い，他の疾患との鑑別に努めるべきである．

6 鑑別診断と注意すべき合併症

先天性に斜頸をきたす疾患には，ほかに，骨（関節）性斜頸（先天性のもの）などがあり，後天性に斜頸をきたす疾患には炎症性斜頸，外傷性斜頸，痙性斜頸などがある．また，二次性（代償性）に斜頸をきたす疾患には麻痺性，眼性，耳性斜頸がある．炎症性斜頸や環軸関節回旋位固定は急性に発症し，斜頸の発生状況や，症状の推移，発熱の有無などの問診により，ある程度診断を絞り込むことができる（表）．

合併症として，筋性斜頸と同側の股関節に開排制限がみられることが多いため，先天性股関節脱臼の有無を確認する．

7 救急処置・応急処置

本疾患は先天性疾患であり，急性に症状が増悪することもないため，学童期以前では特に救急処置を必要とすることはないが，成人期または学童期以降の無治療例では，頸肩部痛に加え，上肢のしびれ，重苦感などの胸郭出口症候群の合併を疑わせる症状や，頸肩部痛に頭痛，嘔気，めまいを随伴することもある．症状の強い場合，消炎鎮痛処置などの対症療法を要することもある．

図3 ● 筋性斜頸の手術手技

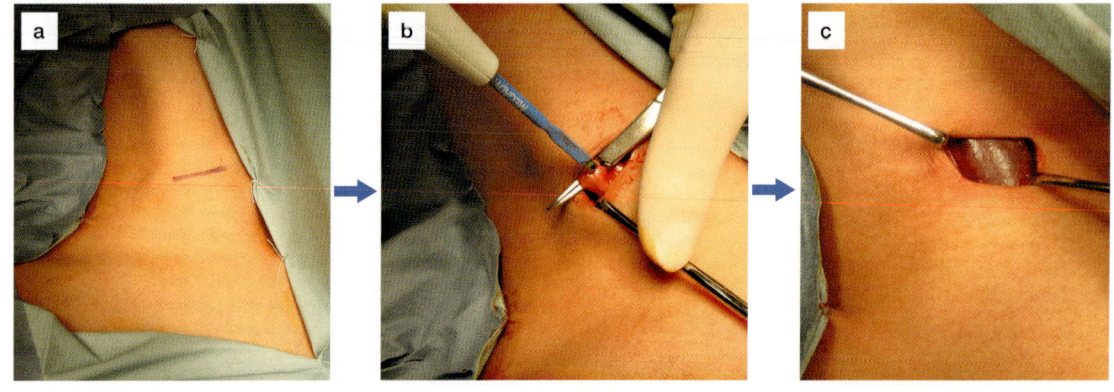

a：頸部中央の明瞭な皮線の1つに一致した箇所を約3 cm皮切する．
大耳介神経損傷を回避する（胸鎖乳突筋筋腹中央後縁から大耳介神経が現れるため，これより尾側での筋切離が勧められている）

b：胸鎖乳突筋の筋線維と索状物を少しずつすくい上げ，それらの緊張が胸骨，あるいは鎖骨に連続することを皮膚の上から確認しながら電気メスで切離する

c：中葉頸筋膜の切離により内頸静脈が露出する

8 治療

1）治療の流れ

2歳までには80〜90％が自然治癒するといわれているため，乳児期には，現在の回旋位と反対方向に患児の注意を促すように育児指導を行いながら，経過観察が行われている．1歳以降でも斜頸位，可動域制限が著明に残存している例では，手術治療を要する場合が多く，超音波検査により初期に胸鎖乳突筋の線維化の程度を評価し，治療選択に役立てる報告もみられる[2]．

2）手術治療

手術時期は，手技を容易に行うことができ，後療法においても患者本人の協力が得られやすい3〜4歳以降に行われることが多いが，顔面側弯を後発している症例では，より早期の手術治療が勧められている[1]．

手術方法には，胸鎖乳突筋筋切り術，胸鎖乳突筋全摘術，亜全摘術，Z形成術，筋移行術などがある．筋切り術における切離高位も，上端，上下端，下端，筋腹と各種方法が行われている[1) 3) 4]．

術後は再発防止のため，各種装具の装着，頸椎の運動が行われている．

われわれの手術方法

a. 術前の準備

術前より頸椎の側屈，回旋運動の方法を本人および保護者に指導する．

b. 手術は胸鎖乳突筋筋腹切離術

① 頸部中央の明瞭な皮線の1つに一致した約3 cmの皮切（図3a）を行う．

② 広頸筋，浅葉頸筋膜を横切後，エレバトリウムで胸鎖乳突筋の筋線維と索状物を少しずつすくい上げ，それらの緊張が胸骨，あるいは鎖骨に連続することを皮膚の上から確認しながら電気メスで切離する（図3b）．後縁の筋線維を残さないように注意する．後縁の指標として，副神経を同定すると確実である．

③ 中葉頸筋膜も同様に少しずつすくい上げて切離する．中葉頸筋膜の切離により内頸静脈が露出する（図3c）．

④ 頸椎を対側へ側屈させて後方の筋線維を，患側に回旋させて前方の筋線維の遺残を確認，遺残部分を切離する．

c. 中間部での切離の利点

胸鎖乳突筋は近位起始部でかなり後方まで存在しており，通常の近位および遠位の2箇所での切離では近位部をすべて切離することは不可能である．中間部は皮膚の可動性が高く小さい皮切で前方および後方すべての切離が可能となる．また，皮膚知覚神

経の温存のためにはできるだけ小さい皮切が有利である．

d．中間部での切離の問題点

大耳介神経損傷による耳介のしびれが報告されている．大耳介神経損傷が胸鎖乳突筋後縁に現れる神経点は，筋の起始部と停止部のほぼ中間に存在するため，同神経損傷の回避にはこの位置より尾側での筋切離が勧められている．また，副神経が胸鎖乳突筋後縁を出る位置は大耳介神経より常に頭側であるため，大耳介神経損傷の防止措置は，副神経損傷の防止にもつながると考えられる．成長期終了例では，術後咬合不全の発生の報告もあるため，成長期終了例では，術前よりその可能性を説明する必要がある[3]．

> **指導医の教え**
> 中葉頸筋膜の切離により内頸静脈が露出し，胸鎖乳突筋の後縁付近には大耳介神経，副神経が存在する．これら血管，神経損傷の回避のためには，解剖を熟知することに加え，慎重な手術操作を行うことが重要である．

9 後療法

術当日または翌日から頸椎カラーを装着し，起座，歩行を許可する．

術翌日からカラーを外しての頸椎の側屈，回旋運動を開始させる．訓練時の疼痛ははじめの1日程度である．疼痛軽快状況により1～2週でカラー装着を終了する．

頸椎訓練は，はじめは1日3回，術後約1カ月には1日2回とし，その後は半年程度続行する．術後3カ月ころまでにlateral bandの一時的な出現をみることもあるが，その後軽快する．頸椎訓練時自然と前屈位となってしまうことを防止するため，軽度背屈位をとるように十分分説明する．lateral bandの予防のため特に側屈訓練が重要である．

> **指導医の教え**
> 術後の頸椎運動の重要性を患者および保護者に術前より十分に説明し，協力を求めることが重要である．

Advanced Practice

他科にコンサルトを要する場合

眼性斜頸，耳性斜頸などとの鑑別のため，眼科，耳鼻咽喉科的な精査を要する場合もある．

思いがけない落とし穴

斜頸を呈する疾患は数多く存在し，特にKlippel-Feil症候群など上位頸椎の側弯を伴う骨性の斜頸では，本疾患との鑑別に注意を要する場合もある．本疾患の診断には，必ず単純X線写真を撮像し，ほかの要因による斜頸を除外する必要がある．

知っておきたい最近の研究

8歳以上の年長児や，成人期に対する筋切離術の良好な成績が報告されている[2][3]．成人期においては，頸肩部痛を訴えることが本疾患の特徴の1つであり，筋切離術により，斜頸位の軽快に加えて，頸肩部痛の軽減も期待できる．

<文　献>

1) 亀ヶ谷真琴：整形外科領域－筋性斜頸に対する最近の考え方と管理．小児外科，37（11）：1333-1336, 2005
2) Tang, S. F., et al.：Longitudinal followup study of ultrasonography in congenital muscular torticollis. Clin. Orthop., 403：179-185, 2002
3) 星川 健 ほか：筋性斜頸成長終了例と胸鎖乳突筋筋腹切離術．整・災外，48：233-239, 2005
4) Shim, J. S., et al.：Treatment of Congenital Muscular Torticollis in Patients Older Than 8 Years. J. Pediatr. Orthop., 24（6）：683-688, 2004

疾患

第2章 胸椎

1. 脊椎損傷（骨折・脱臼）［胸・腰椎］……………… 118
2. 胸郭損傷…………………………………………………… 131
3. 脊柱靱帯骨化症［胸・腰椎］……………………………… 134

第2章　胸椎

1. 脊椎損傷（骨折・脱臼）[胸・腰椎]

福井康之

Point

1. 脊椎損傷は胸腰椎移行部に好発する
2. 受傷機転からthree column theoryに沿って，損傷形態を把握する
3. 診察では神経学的所見の把握が重要である
4. 画像検査ではthree columnの損傷状態が詳細に得られるCTがきわめて有用であり，不可欠である
5. 合併損傷に注意が必要である．患者の全身状態を把握して救急処置を施行することが肝要である
6. 損傷脊椎の治療の原則は，①脊柱支持性の獲得，②神経組織の除圧および遅発性神経障害の予防，③脱臼，変形の整復および固定である
7. 手術適応は各損傷型，脊椎不安定性の有無，神経障害の程度に合併損傷の程度を考慮して決定する
8. 術式は前方除圧兼固定術，後方除圧兼固定術，および前後合併手術の3つに大別されるが，強固な内固定が獲得できる頚椎インストゥルメンテーション法が有用である

1 病態・疾患概念

脊椎損傷の分類には従来，脊柱を前後のtwo columnに分けたHoldsworth分類[1]が用いられていたが，これに対し，1983年Denis[2]は脊椎を前・中・後の3つの部分に分けるthree column theoryを提唱し，脊椎損傷の概念を示している（図1）．すなわち，前縦靱帯から椎体・椎間板前方までをanterior column，椎体・椎間板後方から後縦靱帯までをmiddle column，椎弓，椎間関節，黄色靱帯，および棘間・棘上靱帯などを含む後方組織をposterior columnとし，脊椎外傷を以下のように分類した（表1）．

Ⅰ. 圧迫骨折（compression fracture）

過屈曲損傷で脊椎のanterior columnのみが損傷さ

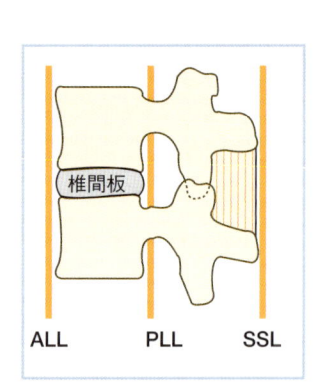

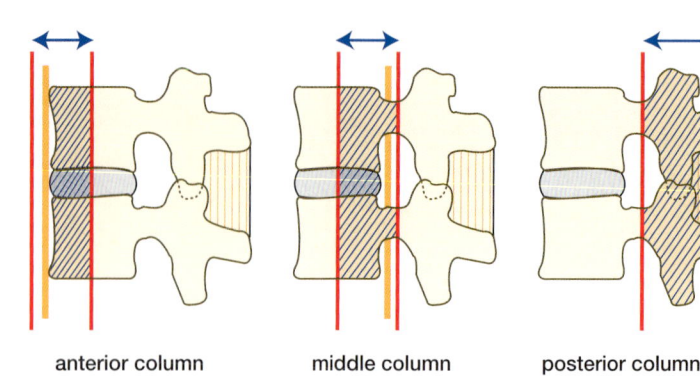

図1 ● 胸腰椎損傷の分類（three column theory）
ALL：前縦靱帯，PLL：後縦靱帯，SSL：棘上靱帯（////部が損傷部位）
（Denis, 1983. 文献2）

れるタイプである．破裂骨折とはmiddle column が損傷されない点で区別される．

II．破裂骨折（burst fracture）

脊椎に垂直な軸圧（axial load）がかかって，anterior columnとmiddle column に損傷が生じるタイプである．脊柱管内には破裂した骨片が占拠する．Denis は軸圧のほかに，屈曲力，回旋力，および側屈力が加わると，損傷型が異なることを示し，A〜Eの5型に分類した（図2）．CTは脊柱管内のみならず，three columnの損傷状態を詳細に描出するため，きわめて有用，かつ不可欠な検査である．

表1 ● Three column theory に基づいた脊椎損傷の分類

脊椎損傷の分類 （type of fracture）	anterior	middle	posterior
I．圧迫骨折（compression fracture）	○		
II．破裂骨折（burst fracture）			
A）both end-plates injury	○	○	
B）superior end-plate injury	○	○	
C）inferior end-plate injury	○	○	
D）burst rotation injury	○	○	○
E）burst lateral flexion injury	○	○	○
III．シートベルト損傷（seat-belt type injury）			
A）one-level lesions（Chance fracture）		○	○
B）two-level lesions		○	○
IV．脱臼骨折（fracture-dislocation）			
A）flexion-rotation	○	○	○
B）shear	○	○	○
C）flexion-distraction	○	○	○

○：主として損傷を受けるcolumn

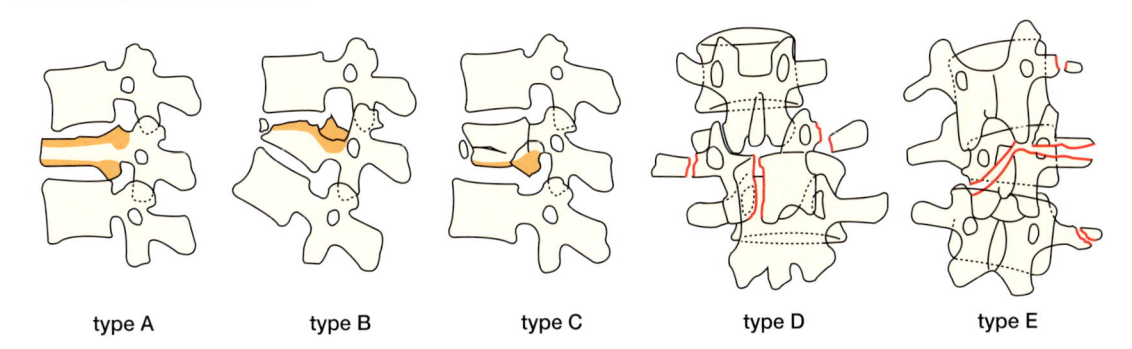

type A　　type B　　type C　　type D　　type E

type	損傷部位	外力
A	椎体上下のend plate の損傷	axial load のみ
B	椎体上方のend plate の損傷で，最も多い骨折型	axial load＋屈曲力
C	椎体下方のend plate の損傷	axial load＋屈曲力
D	椎体の破裂と椎弓の垂直骨折	axial load＋回旋力
E	椎体の破裂と正面像での椎体のwedging（楔状化）と側弯変形	axial load＋側屈力

図2 ● 破裂骨折の分類
（Denis, 1983．文献2）

Ⅲ. シートベルト損傷（seat-belt type injury）

過屈曲によりanterior columnがhinge（支点）となり，脊椎後部に伸展力が加わり発生する骨折である．損傷部位はmiddle columnとposterior columnである．1椎間の損傷と2椎間の損傷とがあるが，through boneの損傷であるChance骨折[3]は前者の代表例である（図3）．

Ⅳ. 脱臼骨折（fracture-dislocation）

脱臼骨折はthree columnすべてが損傷される骨折で，その受傷機転により，以下の3型に分類される（図4）．

A. 屈曲回旋損傷（flexion-rotation）

屈曲力に回旋力が加わる受傷機転で生じる．脱臼骨折の中で最も多いタイプである．回旋力により一側上関節突起の骨折を伴う．Through boneのいわゆるslice fractureとthrough the discの損傷に分けられる．

B. 剪断損傷（shear）

前方から剪断力が加わるantero-posterior（AP）shearと，後方から剪断力が加わるpostero-anterior（PA）shearがある．

C. 屈曲伸展損傷（flexion-distraction）

シートベルト損傷と同じ受傷機転で過屈曲により椎体後方部分に伸展力が加わり，posterior columnが損傷されるが，椎間板の損傷によりmiddle, anterior columnにも損傷が及び，椎体の脱臼が生じる．回旋力は加わらないため，椎間関節の骨折は認められない．

> **指導医の教え**
> 脊椎損傷の分類で最も重要なことは受傷機転を把握することである．外力が直達外力なのか，介達外力なのか，受傷時の姿勢や外力の方向はどうであったか，これらの情報をthree column theoryに沿って考え，損傷形態を把握することが重要であり，いたずらに画像所見だけに頼ってはならない．

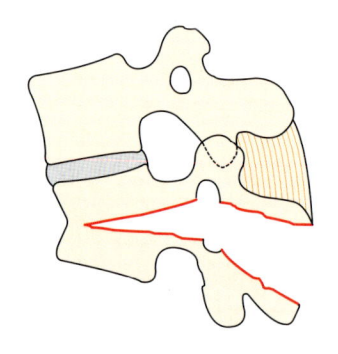

図3 ● Chance骨折

2 主訴・症状

脊椎損傷の症状は，①受傷部位における局所症状，②神経症状，③脊椎以外の合併損傷に分類して考える．

1）局所症状

受傷部位に疼痛を訴える．脊椎損傷をきたしうる外傷であれば，受傷部位に叩打痛や圧痛，また外力の程度により，血腫，腫脹および変形などの症状を認める．

2）神経症状

損傷高位により神経症状は大きく異なるため，患者の全身状態を把握したうえで，詳細な神経症状を診察することがきわめて重要である．特に麻痺がある場合には，その麻痺が脊髄性か，馬尾性か，神経根性か，あるいは混合型かを診断し，次いでその麻痺が完全麻痺か，不全麻痺かを判断する必要がある．

胸腰移行部での脊髄損傷では，脊髄損傷は完全でも，残存した周囲の神経根機能により不全麻痺のようにみえることがある（root escape）ので，注意が必要である[4]．いずれにせよ，下肢運動麻痺だけで安易に完全麻痺と判断することなく，温痛覚，触覚，振動覚，位置覚などの知覚障害や反射異常の有無を丁寧に診察することが重要である．なお，麻痺の重症度の分類には，Frankelの分類[5]を用いることが多い（表2）．

3）合併損傷

頭部外傷，胸部損傷や腹部臓器損傷を合併することがあるので注意が必要である．

3 診察時に収集すべき基本情報

脊椎損傷においては問診により受傷機転を正確に把握することが重要である．受傷時の患者の姿勢，

図4 ● 脱臼骨折の分類

1a：屈曲回旋損傷（through bone）．正面像で棘突起列の乱れを認める
1b：屈曲回旋損傷（through the disc）．左上関節突起の骨折を認める
2a：剪断損傷（anteroposterior shear injury）
2b：剪断損傷（postcroanterior shear injury）
3：屈曲伸展損傷
（Denis, 1983．文献2）

表2 ● Frankel の分類[5]

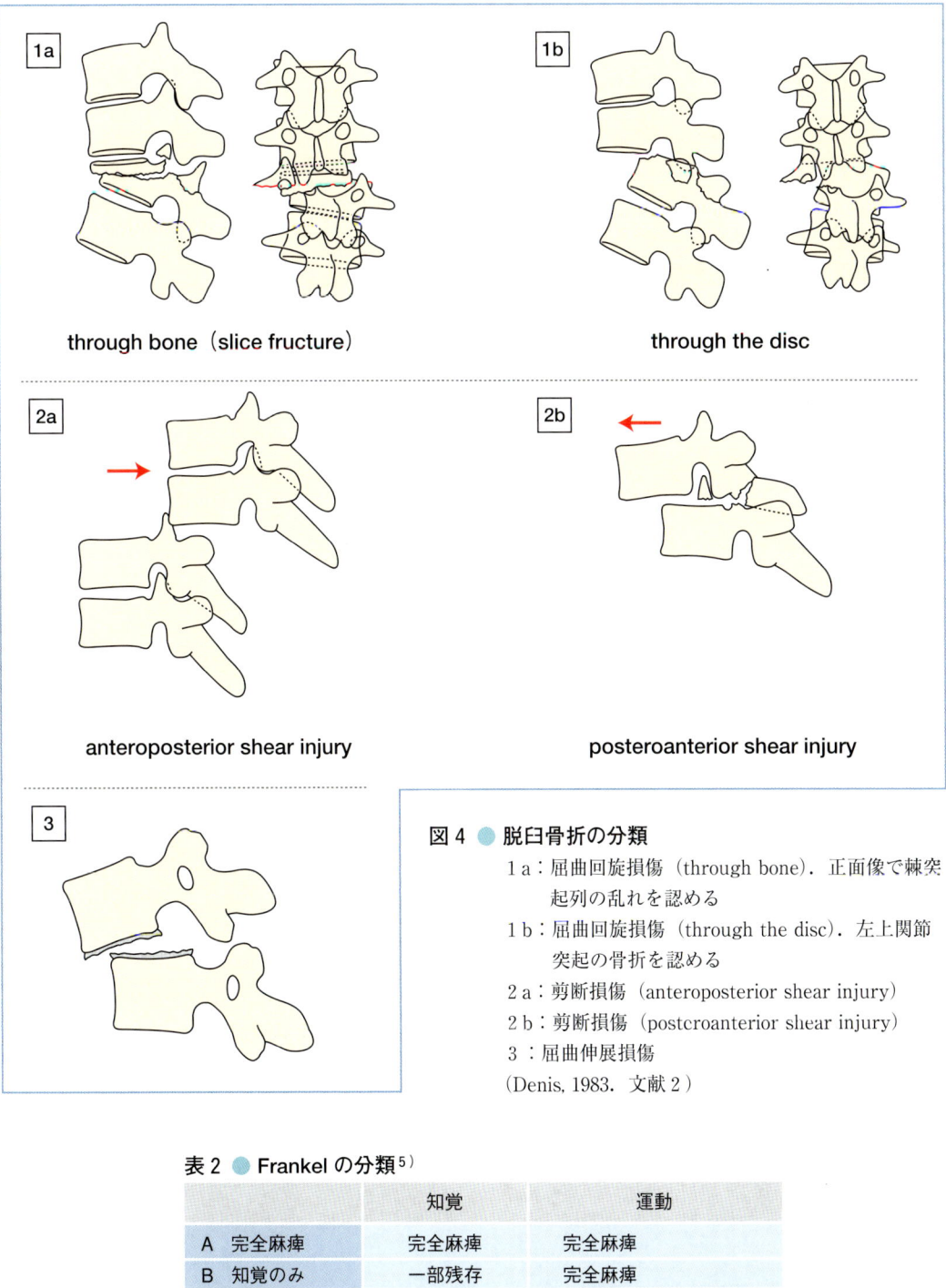

		知覚	運動
A	完全麻痺	完全麻痺	完全麻痺
B	知覚のみ	一部残存	完全麻痺
C	運動useless	一部残存	一部残存（歩行不能）
D	運動useful	一部残存	一部残存（歩行可能）
E	回復	神経学的に正常（病的反射以外）	

外力の方向や麻痺の有無など，問診により事故の状況を詳しく聞き出すことにより，受傷機転や脊椎損傷以外の他の合併損傷の有無を推測することができる．

4 必要な検査

画像検査，特に単純X線写真とCT検査が必要不可欠である．

1）単純X線

基本的に損傷脊椎部の2方向撮影を行う．正面像では棘突起列の乱れ，側方すべりの有無，側面像では椎体前後方向のずれ，椎体高の減少，および椎体頭尾側縁の脊柱管内への陥入などに注意する．

2）CT

脊椎のthree columnすべての情報が得られるため，損傷型の診断には不可欠な検査である．また，3D-CTでは，facet interlockingなどの脊椎損傷をより正確に把握することができる（図5）．

3）MRI

脊椎・脊髄の矢状面像が得られることにより，損傷の広がりと程度が把握できる点で有用な検査である（図6）．また，棘間靱帯や背筋群などの軟部組織の損傷も把握できるが，撮像時間が長いことが欠点であり，全身状態が悪い急性期には本検査が施行できない場合がある．

5 診断の決め手

単純X線写真で脊椎の骨折や脱臼を認めれば確定的である．

脊柱管内に陥入した骨片の把握や椎弓など椎体後方成分の骨折の判定にはCTがきわめて有用であり，脊椎外傷の診断には決め手となる検査である．

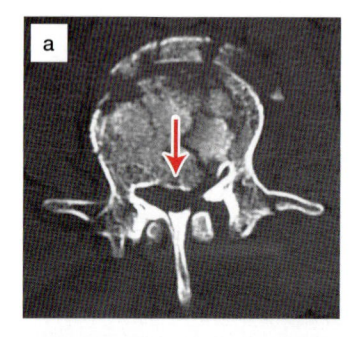

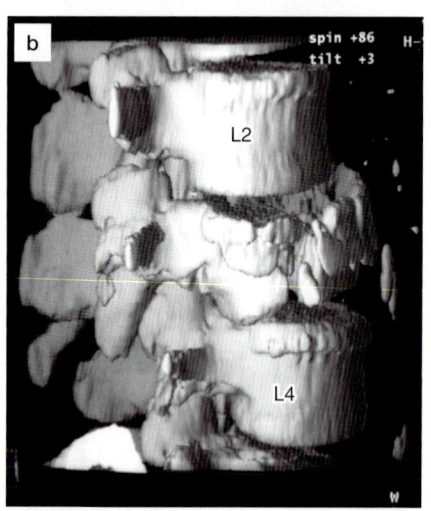

図5 ● 腰椎破裂骨折のCT像
　a：粉砕破裂骨折した骨片が脊柱管内に陥入している（→）
　b：3D-CT像

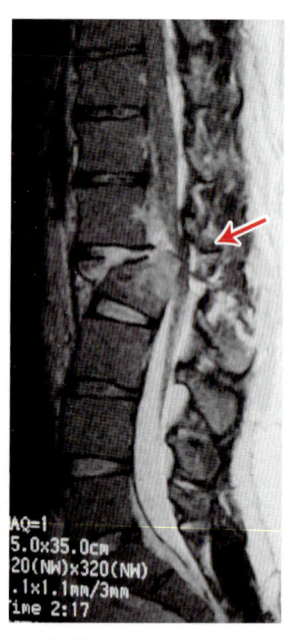

図6 ● 腰椎破裂骨折のMRI像
　L1-2間で脱臼骨折が生じたため，脊髄は脊柱管内に陥入した第2腰椎後上縁で著明に圧迫されている（→）．後方の棘間靱帯や背筋郡の損傷も認められる

6 救急処置・応急処置

　血気胸や多発肋骨骨折によるflail chestなどの呼吸器合併症や腹部外傷による肝臓，脾臓などの消化器損傷に注意が必要である．骨盤損傷を合併している場合は大量出血によるショックや腎臓・尿管損傷をきたしやすい．いずれにせよ，患者の全身状態を把握して救急処置を施行することが肝要である．
　脊椎外傷に対しては二次的な神経損傷を予防するために，体位変換にも注意が必要である．

7 治療

　損傷脊椎の治療の原則は，①脊柱支持性の獲得，②神経組織の除圧および遅発性神経障害の予防，③脱臼，変形の整復および固定である．保存療法か手術療法かは，各損傷型，脊椎不安定性の有無，神経障害の程度に，合併損傷の程度も考慮して決定する．

1）保存療法

　圧迫骨折や神経症状を伴わない破裂骨折の一部が適応となる．postural reduction法（体位による整復）としては，Bohler法，Reyerson法などがある．外固定が必要で，体幹ギプス固定やJewett型装具などの胸腰椎装具が用いられる．

2）手術療法

a. 手術適応

　1984年，Denis[6]は脊椎不安定性について，mechanical instabilityとneurologic instabilityの概念を提唱し，これらの組み合せにより脊椎不安定性を3群に分類して，手術適応を検討した（表3）．

① 安定型損傷
　圧迫骨折がこれに相当し，保存療法の適応である．
② 不安定型損傷Ⅰ度
　圧迫率50％以上の圧迫骨折やシートベルト損傷が相当する．損傷時に神経学的に正常であっても，経過により後弯変形が進行して，遅発性の脊髄麻痺を発症する可能性があり（mechanical instability＋），手術の適応となる．
③ 不安定型損傷Ⅱ度
　破裂骨折（Denis分類のA, B, C）に相当する．多くの症例では神経障害を伴うため，除圧固定術の適応となる．
④ 不安定型損傷Ⅲ度
　破裂骨折（Denis分類のD, E）と脱臼骨折が相当する．手術療法の適応である．

b. 手術術式

　前方除圧兼固定術，後方除圧兼固定術，および前後合併手術の3つに大別される．良好な骨癒合率と早期のリハビリテーションを可能とする脊髄インストゥルメンテーション法は脊椎外傷に対してきわめて有用な手術法である．

① 前方除圧兼固定術
　anterior column, middle column が主として損傷され，神経障害の原因が脊柱管前方に存在する破裂骨折がよい適応である（図7）．

> **指導医の教え**
> 　前方法の利点は，①除圧後骨欠損部を強固な前方支柱に置換できること，②良好な後弯矯正ができること，③short segment fusion が可能なことである[7]．

表3 ● 脊椎損傷の脊椎不安定性

		mechanical instability	neurologic instability	骨折型	手術適応
安定型損傷		−	−	圧迫骨折	なし
不安定型損傷	Ⅰ度	＋	−	圧迫率50％以上の圧迫骨折 シートベルト損傷	あり
	Ⅱ度	−	＋	破裂骨折（type A, B, C）	あり
	Ⅲ度	＋	＋	破裂骨折（type D, E） 脱臼骨折	あり

（Denis, 1984．文献6）

② 後方除圧兼固定術

　脱臼骨折および下位腰椎部での破裂骨折が後方法のよい適応である[8]．下位腰椎部は馬尾レベルであるため，後方から直視下に神経除圧が施行できることに加えて，解剖学的理由で前方インストゥルメンテーションが手技的に困難であるため，後方法が選択される（図8）．McCormackら[9]は，脊椎骨折にscoring systemを導入し，後方 pedicle screw 固定に加えて，前方再建の必要性があるかどうかを術前に評価する方法を提唱している．

> **指導医の教え**
> 　後方法の利点は，①展開が容易で，手術侵襲が小さいこと，②腰仙椎部固定が可能であること，などである．欠点としては，①固定範囲が長くなること，②後弯矯正の損失が起こりうること，などがあげられる．

③ 前後合併手術

　椎体破壊の高度な破裂骨折や転位の著しい脱臼骨折が適応となる[10]．

> **指導医の教え**
> 　合併損傷により，全身状態が思わしくない場合は，緊急的に後方除圧と後方インストゥルメンテーション手術を施行し，二期的に前方骨欠損部の再建をする場合もある（図9）．

8 後療法

　手術後の安静期間は，合併損傷の程度などにより症例ごとに異なるが，後療法は可及的早期に開始するべきである．可能であれば，手術翌日よりリハビリを施行する．外固定は骨移植や内固定の有無により異なるが，必要な場合は軟性，あるいは硬性コルセットを装用のうえ，起立歩行のリハビリ訓練を開始する．

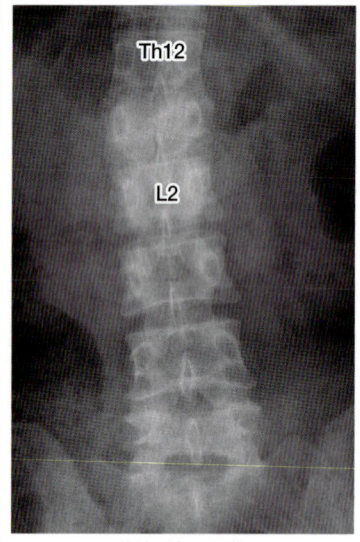

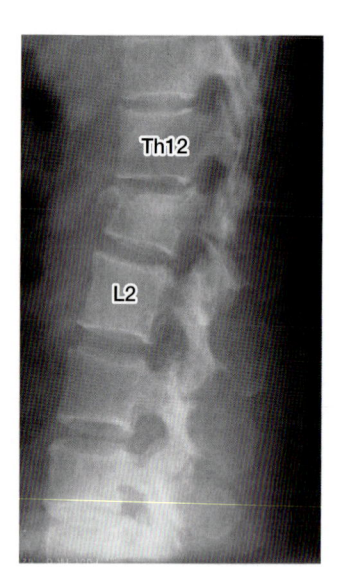

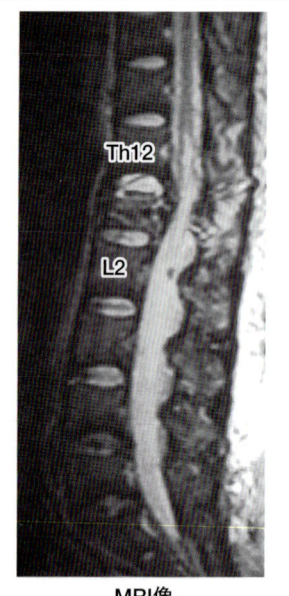

図7 ● 前方除圧兼固定術
　症例は34歳，女性．高所より転落し受傷した．来院時，下肢は完全運動麻痺状態（Frankel B）．CT像にて，anterior column, middle column が損傷され，神経障害の原因が脊柱管前方にあることがわかる．
　Z-plate による脊椎インストゥルメンテーションを用いて前方除圧兼固定術を施行した．術後CT像で，脊柱管内は完全に除圧されている．術後，神経症状はFrankel D まで改善した．

術前

Th12
L1
L2

術前CT像

術後

単純X線正面像　　単純X線側面像

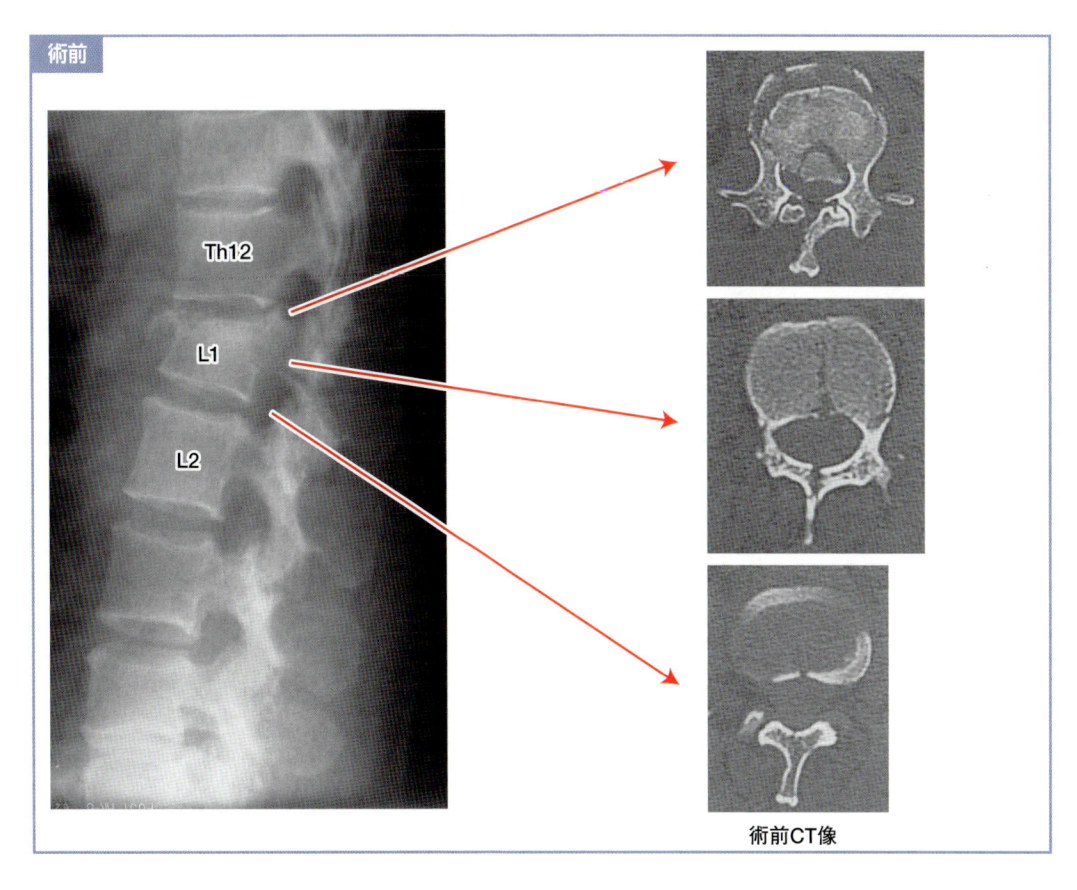

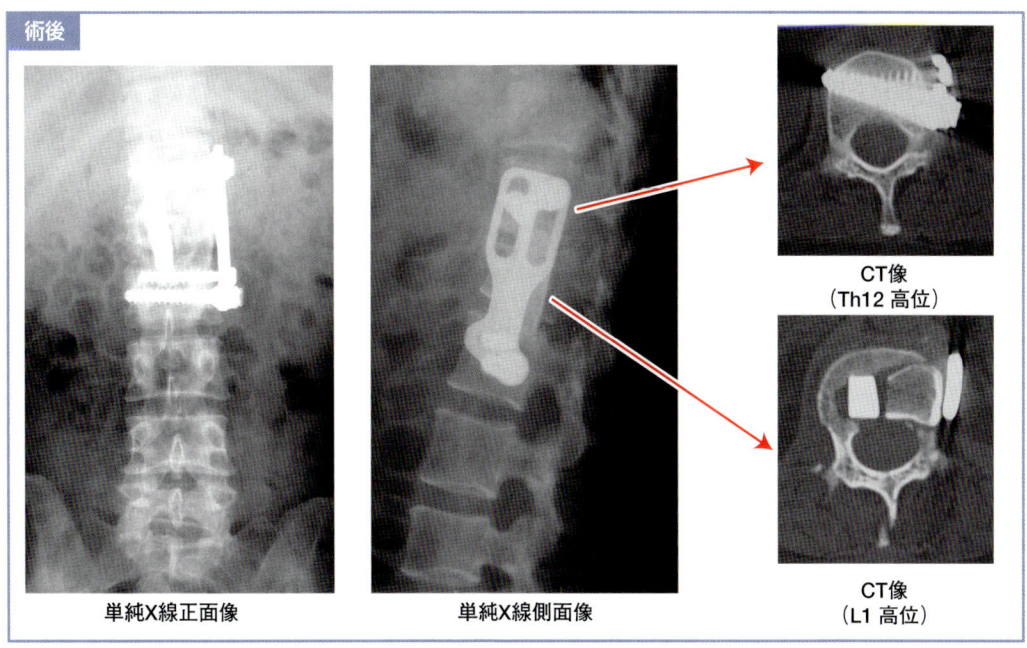

CT像
（Th12 高位）

CT像
（L1 高位）

図7 ● 前方除圧兼固定術：つづき

第2章　胸椎

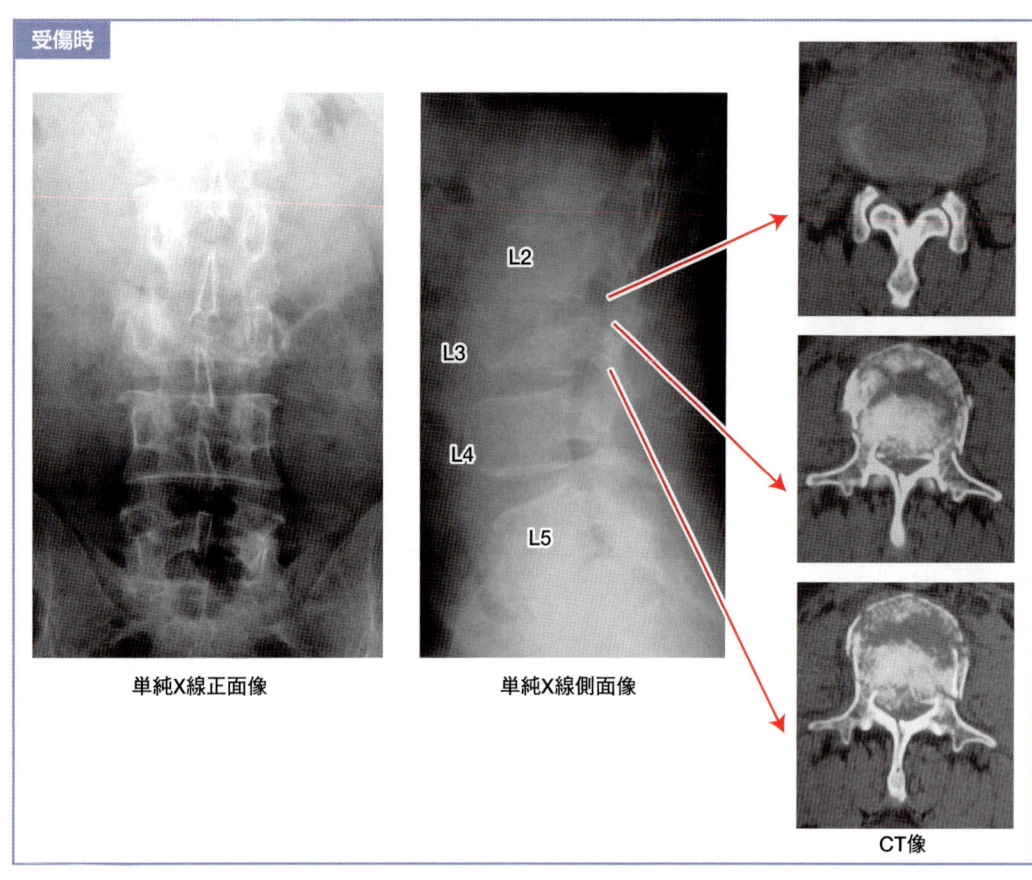

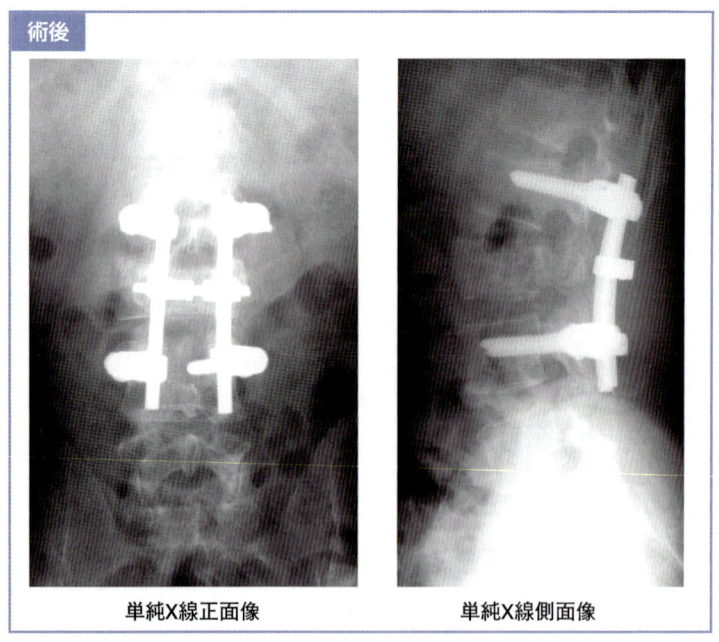

図8 ● 後方除圧兼固定術

症例は56歳，男性．スキー場のリフトの支柱より転落し，受傷した．来院時，両下肢不全運動麻痺と膀胱直腸障害を認めた（Frankel C）．L3椎弓切除後，脊柱管内に陥入した骨片を叩き棒を用いて，前方に打ち込み硬膜管を除圧した．その後，脊椎インストゥルメンテーションを用いて後方固定術を施行した．術後，歩行可能となり，膀胱直腸障害も消失した（Frankel D）．
（下段の2枚は 文献11 図9，p.227より転載）

受傷時

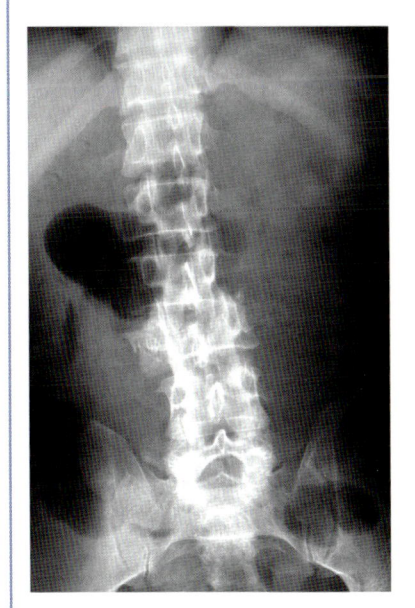

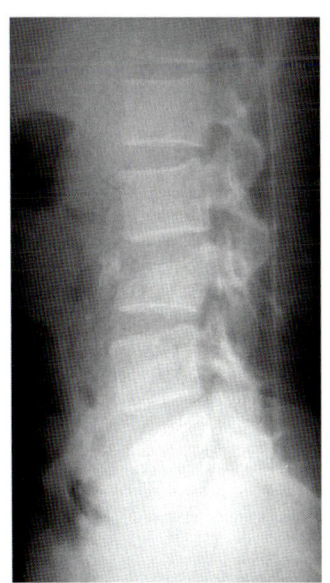

単純X線正面像　　　　　単純X線側面像

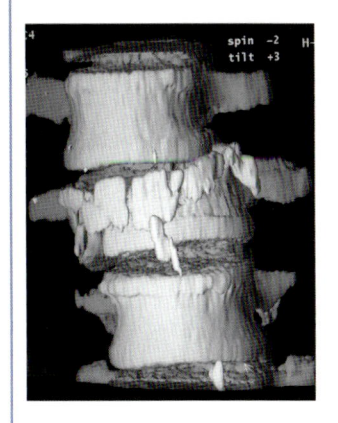

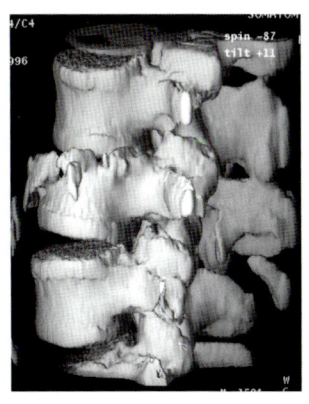

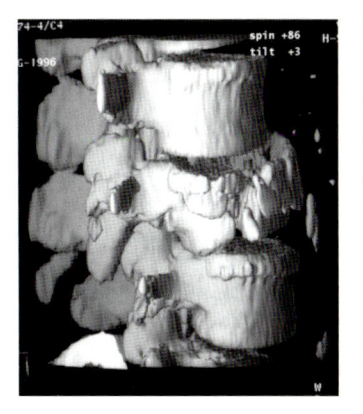

3D-CT像

図9 ● 前後合併手術（後方除圧後，前方固定術）
　　症例は60歳，男性．高所より転落し，受傷した．来院時，筋力はMMT 3〜4 で，右L5以下に知覚障害を認めた（Frankel C）．CTで右L3-4 椎間関節の脱臼を認めた．多発肋骨骨折，脾臓損傷を合併していたため，まず後方除圧固定術を緊急手術として施行し，その後，L3-5 間に前方固定術を施行した．術後，歩行可能となり，現職に復帰した（Frankel D）．

受傷時

L2
L3
L4
L5

L2
L3 椎弓根部
L3
L4
L3-4

CT像

術後

単純X線正面像　　　単純X線側面像

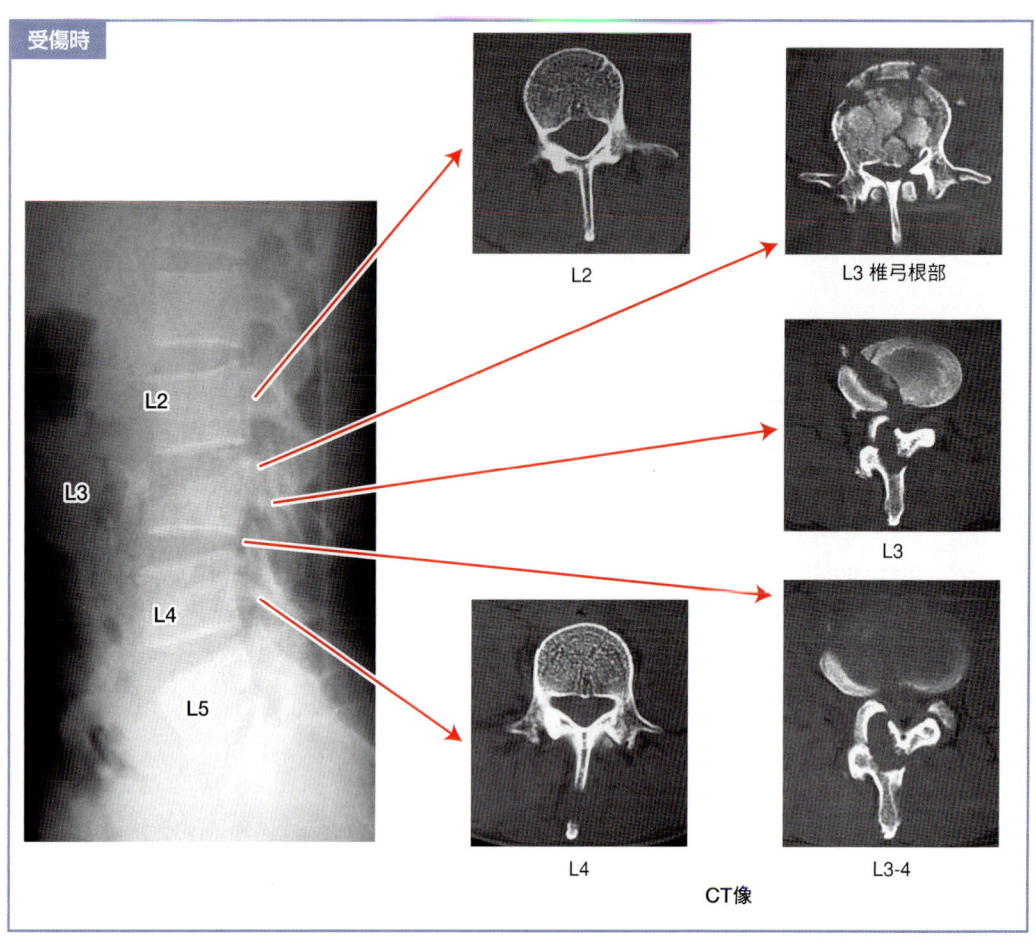

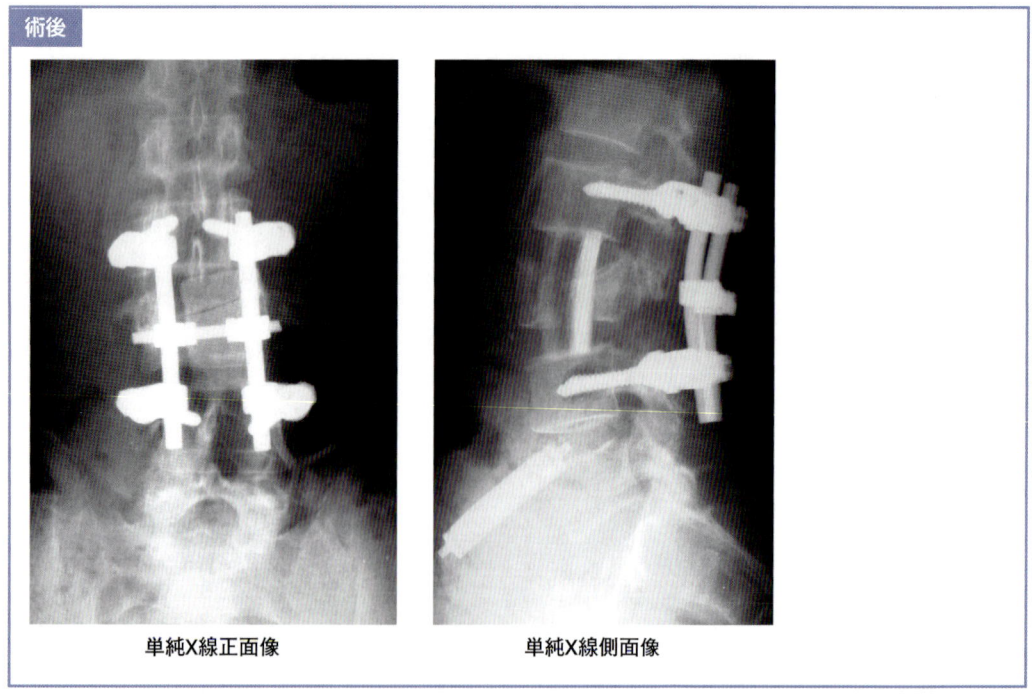

図9 ● 前後合併手術（後方除圧後，前方固定術）：つづき
（下段の2枚は文献11 図10 f・g, p.229 より転載）

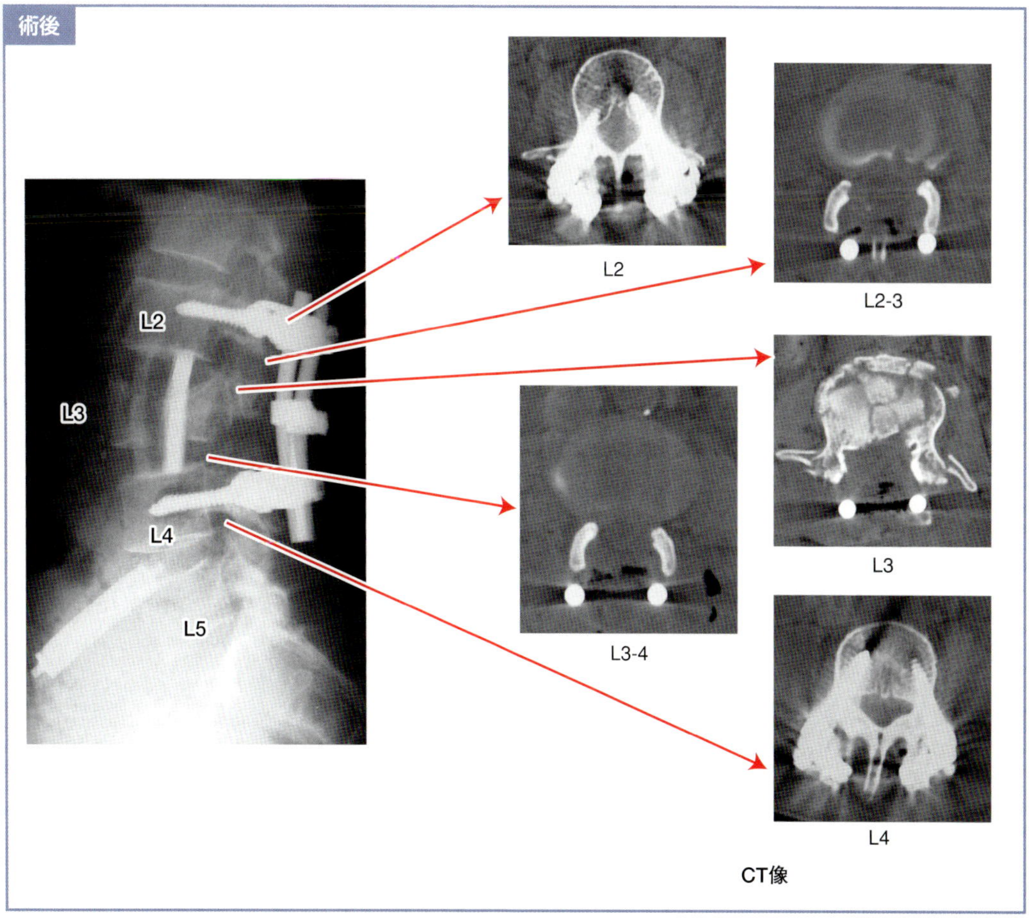

図9 ● 前後合併手術（後方除圧後，前方固定術）：つづき

Advanced Practice

専門医にコンサルトを要する場合

　破裂骨折や脱臼骨折の際には，整復や神経除圧に高度の技術を要する場合があり，経験豊富な脊椎専門医にコンサルトするべきである．また，手術の際には神経麻痺，出血や術後感染などの考えられるリスクに関して，本人ならびに家族，近親者に十分なインフォームドコンセントを施行することが必要である．

他科にコンサルトを要する場合

　呼吸器合併症に関して胸部外科，腹部外傷に関しては一般外科のコンサルトが必要である．場合によっては，泌尿器科や婦人科のコンサルトが必要な場合もある．脊椎外傷に対しては単科で対応するのではなく，病院救急部としてのチーム医療を行うべきであり，各科の綿密な連携と協力が必要不可欠である．

<文 献>

1) Holdsworth, F. : Review article fractures, dislocations, and fracture-dislocations of the spine. J. Bone Joint Surg., 52-A : 1534-1551, 1970
2) Denis, F. : The three column spine and its significance in the classification of acute thoracolumbar spine injuries. Spine, 8 : 817-831, 1983
3) Chance, G. Q. : Note on a type of flexion fracture of the spine. Br. J. Radiol., 21 : 452-453, 1948
4) Hoppenfield, S. : Spinal Cord Lesions By Neurological. Level, Orthopaedic Neurology, pp.75-105, Lippincott, 1977
5) Frankel, H.L., et al. : The value of postural reduction in the initial management of closed injuries of the spine with paraplegia and tetraplegia. Paraplegia, 7 : 179-192, 1969
6) Denis, F. : Spinal instability as defined by the three column spine concept in acute spinal trauma. Clin. Orthop., 18 : 65-76,1984
7) 金田清志 ほか：Anterior spinal instrumentation と胸・腰椎部脊柱再建術. 整・災外, 30：1165-1174, 1987
8) 熊野潔 ほか：胸腰椎部の新鮮脊椎骨折に対するposterior spinal Instrumentation の有用性の検討. 臨整外, 30：115-122, 1995
9) McCormack, T. et al. : The load sharing classification of spinal fracture. Spine,19 : 1741-1744, 1994
10) 福井康之 ほか：腰仙椎側方脱臼の一治験例. 臨整外, 21：1183-1188, 1986
11) 福井康之：外傷.「図解 腰椎の臨床」（戸山芳昭 編）, pp.220-229, メジカルビュー社, 2001

第2章　胸　椎

2. 胸郭損傷

栩木弘和

Point

1. 肋骨胸骨骨折の原因には明らかな外傷以外にも，疲労骨折，病的骨折などもある
2. 後日明らかになる肋骨骨折があるので，初診時に骨折なしと断定しない
3. 骨折箇所によって合併しやすい臓器損傷があるので注意する
4. 複数肋骨骨折は胸腹部臓器損傷が伴う可能性を考慮するとCT撮影が有用である
5. 複数肋骨骨折（特に4本以上）は入院による経過観察が望ましい

1　病態・疾患概念

胸郭を構成する骨性要素である12対の肋骨と胸骨の骨折は多くの場合外傷により発生するが，近年の高齢者人口の増加と交通事故や労働災害の減少に伴い疾病構造が変化している．本骨折の原因として若年から壮年における転落，労働災害，交通事故によるものと，高齢者における転倒などの比較的軽微な外傷によるものに分けられるが，最近の傾向として，骨粗鬆症に伴う脆弱性骨折の割合が増加していると考えられている．また割合は少ないが疲労骨折のことも念頭においておく必要がある．

2　主訴・症状

肋骨，胸骨の両骨折とも安静時痛に加え深呼吸時，咳嗽時および体動時の骨折部の局所自発痛の増強が特徴である．骨折部には圧痛を認め，骨折部の転位や軋轢音を触知することもある．奇異呼吸は視診で診断され，気胸に胸壁損傷を伴うと皮下捻髪音が聴取される．

3　診察時に収集すべき基本情報

まず受傷機転を明らかにするために，どのように外力が作用したか問診する．1回の外力なのか，スポーツなどの反復するものによるものなのかを聞く．合併しうる内臓損傷の可能性を見逃さないためにも，呼吸困難，腹痛，血尿などについても問診する．

4　必要な検査

単純X線撮影は痛みのある肋骨に合わせて2方向，胸部2方向，胸骨2方向を行う．肋骨では方向によってははっきりしない場合もあり，受傷後2～3週してからもう一度撮影することも必要である．胸部単純X線撮影で合併しうる血胸，気胸，肺挫傷の有無を確認できることもあるが，胸部CTにおいて軽度の血胸，肺挫傷が明らかになることが多いので疑わしい場合には積極的に行う（図1）．肋骨骨折数が多くなるほど血胸，気胸，肺挫傷を合併する可能性が高くなることが知られており，4本以上の骨折例では全例，血胸を認めたという報告[1]もある．複数骨折例では特に注意が必要であり，画像検査に加え経皮的血液酸素飽和度モニターなどにより換気状況を判断する．血液生化学検査でのCK-MB値の上昇は心挫傷，肝酵素上昇は肝挫傷，血尿は腎損傷を示唆するので適宜追加検査（腹部CT，超音波検査，心電図検査など）を追加する．

5　診断の決め手

画像検査が診断の決め手となる．胸部単純X線写真とCTでほぼ診断しうるが，適宜合併損傷に対しての追加検査が必要である．

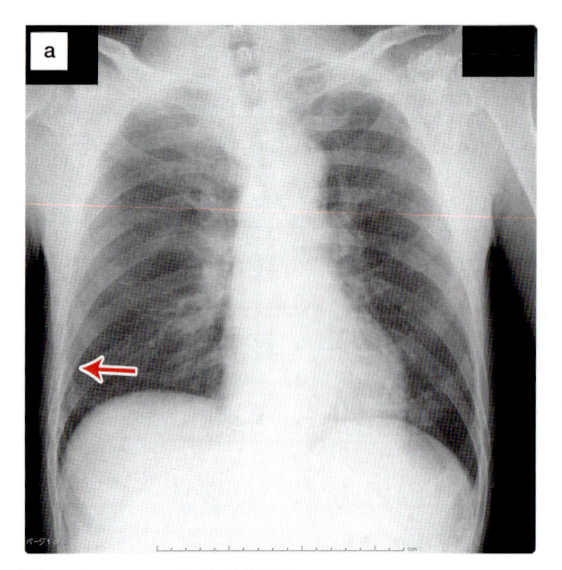

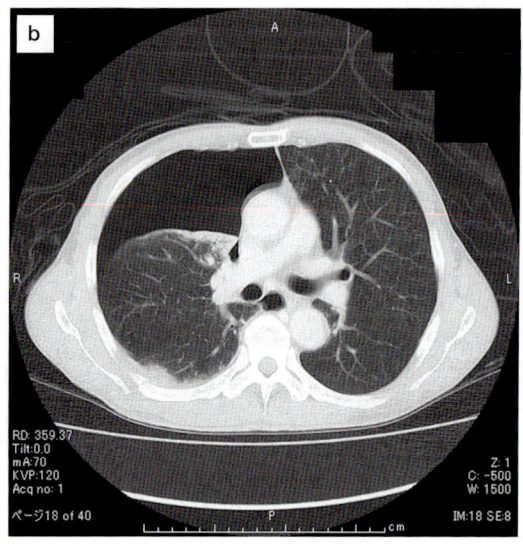

図1 ● CTにて気胸診断例
a：胸部単純X線写真．肋骨骨折（→）以外は異常所見を指摘できない
b：CT水平断像．明らかな気胸を認める
（文献4より転載）

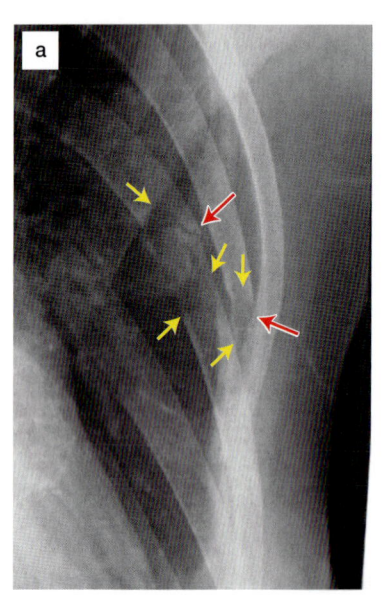

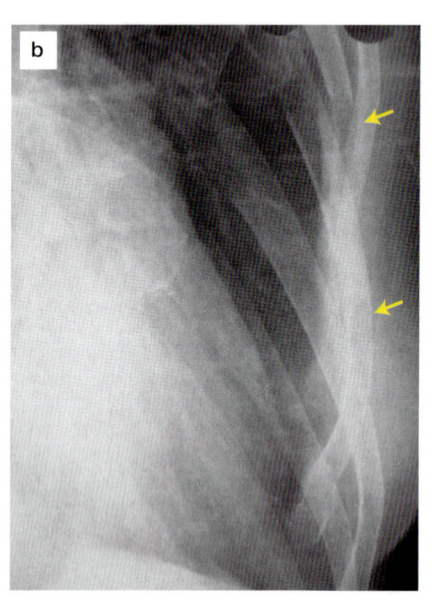

図2 ● 悪性腫瘍による肋骨の病的骨折
35歳，女性で乳癌の既往歴あり．複数の肋骨に骨透亮像（→）と病的骨折（→）が認められた

6　鑑別診断と注意すべき合併症

　高エネルギー外傷であれば骨折を疑うことは容易であるが，特別そのような受傷機転がない場合には，スポーツなどの反復動作の有無を聞き疲労骨折の可能性を考える．また悪性腫瘍の既往のある患者では病的骨折の可能性を考慮する必要がある（**図2**）．
　注意すべき合併症は上位肋骨骨折の場合，胸部大動脈損傷や鎖骨下動脈損傷を，左下位肋骨骨折は脾臓損傷を，右中下位肋骨骨折では肝損傷を，両側下

位肋骨骨折では腎損傷を，複数中位肋骨骨折では肺挫傷，胸骨体部骨折では心挫傷を合併することがある（表）．

表 ● 胸部骨折で注意すべき合併症	
骨折部位	疑われる合併症
上位肋骨	胸部大動脈損傷，鎖骨下動脈損傷
左下位肋骨	脾臓損傷
右中下位肋骨	肝損傷
両側下位肋骨	腎損傷
複数中位肋骨	肺挫傷
胸骨体部	心挫傷

7 救急処置・応急処置

合併損傷が疑われバイタルサインに異常がある場合，救急蘇生のABCに準じて酸素投与，点滴ラインの確保などを行う．多くの人出を要する場合には救急コールも必要となる．

8 治療

臓器損傷のない肋骨骨折，胸骨骨折はバストバンドを装着するのみで2～3週で疼痛が軽快し，バンドをはずすことができる．血気胸を合併し経時的に呼吸困難が進行する場合には，胸腔ドレーンを入れて10～15cm水柱程度で低圧持続吸引を行う．

9 後療法

多くの肋骨骨折，胸骨骨折の場合保存的加療中でも呼吸運動が行われるので，積極的な後療法は必要となることは少ない．ただし特に高齢者においては肺炎や無気肺を併発しないように呼吸器および疼痛を管理し，可能な限り早期離床を図ることが大切である．

Advanced Practice

他科にコンサルトを要する場合

骨折のみの場合であれば整形外科医で対応も可能と思われるが，臓器損傷を伴う場合は必ず他科（胸部外科，消化器外科）への相談が必要となる．

思いがけない落とし穴

初診時に単純X線上はっきりと骨折として見えなくても2～3週で単純X線上骨折がはっきりしてくることがあるので，疼痛が持続する場合には必ず医療機関でもう一度単純X線を撮影することを薦めておく．また初診時に，転位の少ない肋骨骨折と思われたものでも血胸，気胸があることがあるので呼吸音の左右差をわずかに呈する場合にはCT撮影をしておく．来院時バイタルサインが安定している複数肋骨骨折患者が，帰宅後深夜に死亡した症例報告[2]があるのでやはり，複数骨折例の場合には経過観察での入院が望ましい．

<文 献>
1) 劉 和輝 ほか：血胸，気胸，肺挫傷を伴う肋骨骨折症例の検討．骨折，28：13-15, 2006
2) 山崎隆志 ほか：救急外来から帰宅後当日の夜死亡した遅発性鎖骨下動脈損傷の1例．整形外科，58：808-809, 2007
3) 松井寿夫：肋骨骨折，胸骨骨折．「今日の整形外科治療指針 第5版」（二ノ宮節夫 ほか編），pp.612-614, 医学書院，2007
4) 林 宗博：胸部外傷の初期診療．レジデントノート，9（8）：1159-1167, 2007

第2章 胸椎

3. 脊柱靱帯骨化症［胸・腰椎］

野尻賢哉

Point

1. 後縦靱帯や黄色靱帯が骨化して，増大したものが脊髄に重篤な圧迫を生じる
2. 家系内発生が多く，東アジア諸国での発生率が高い
3. 脊髄症状が生じたら保存的治療は効果がないため手術治療を検討する
4. 胸椎OPLLの手術難度は高く，早期に専門医へコンサルトする

1 病態・疾患概念

脊椎を連結する靱帯が骨化し，それに起因する症状を発現した状態を脊柱靱帯骨化症と呼ぶ．後縦靱帯や黄色靱帯は脊柱管内に存在し，骨化により神経症状を生じやすく，それぞれ後縦靱帯骨化症（ossification of posterior longitudinal ligament, OPLL），黄色靱帯骨化症（ossification of ligamentum flavum, OLF）[※1]の疾患名が与えられている．

OPLLは全脊柱に多発しやすく，頚椎OPLLの患者の9％は胸椎にもOPLLを合併するといわれる[1]．またOLFは下部胸椎から胸腰移行部が好発部位で，後縦靱帯骨化症と合併することが多い．アジア系の人種に多く発生し，家系内発生頻度が高く，肥満や耐糖能異常の合併が多いことが知られている[2]．

2 主訴・症状

胸椎レベルでは脊髄の圧迫による障害が起こり，体幹および下肢のしびれ感などの知覚障害，痙性歩行や筋力低下などの運動障害，膀胱直腸障害である．年単位の長い経過をたどり，症状寛解を繰り返しながら徐々に進行する．腰椎レベルの圧迫は胸椎に比べると頻度は少ないが，腰部脊柱管狭窄症と同様に神経根や馬尾症状が出現する．

指導医の教え

胸椎疾患は腰椎疾患に比較すると稀なため，来院時の主訴が下肢の知覚障害のみだと腰椎疾患として見逃されやすい．神経学的所見と画像所見が合わないようなら，胸椎OPLLやOLFなどの胸椎疾患を疑って検査を進めていくべきである．

3 診察時に収集すべき基本情報

家系内発生頻度が高いため，家族歴をよく聞くこと，また身体所見をよく観察することが基本である．糖尿病を合併していることも多いため，既往歴もよく調べる．筋力，知覚，反射などの神経学的所見をとり，病巣高位の予測をしておくことも重要である．

4 必要な検査

単純X線側面像で診断可能であるが，胸椎レベルは肩甲骨や肋骨と重なるため，骨化が不明瞭なことが多い．靱帯骨化症を疑ったら断層撮影やCTを行う．MRIでは脊髄や馬尾神経への圧迫の状態を確認できる（図1）．OPLLが多発している場合は最狭窄部位の確認のため脊髄腔造影を行い，病巣高位診断のため筋電図も必要な検査である．

[※1] 黄色靱帯骨化症（OLF）：以前は呼称がOYL（ossification of yellow ligament）と両方使われていたが現在はOLFで統一されている．

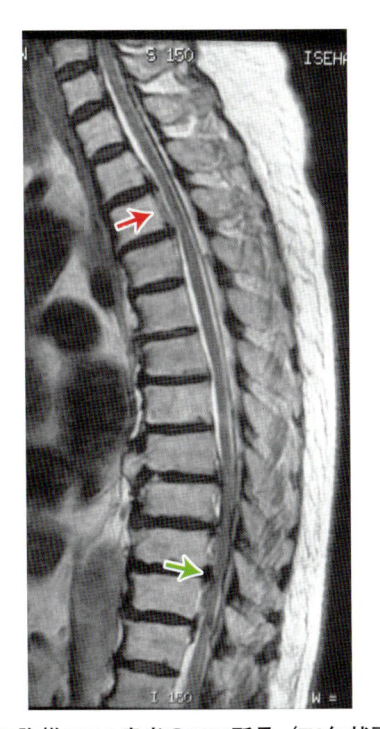

図1 ● 胸椎OPLL患者のMRI所見（T2矢状面像）
本症例では上位胸椎（→）に連続型，下位胸椎（→）に急峻型のOPLLを認めた．下位胸椎は脊髄への圧迫が強い

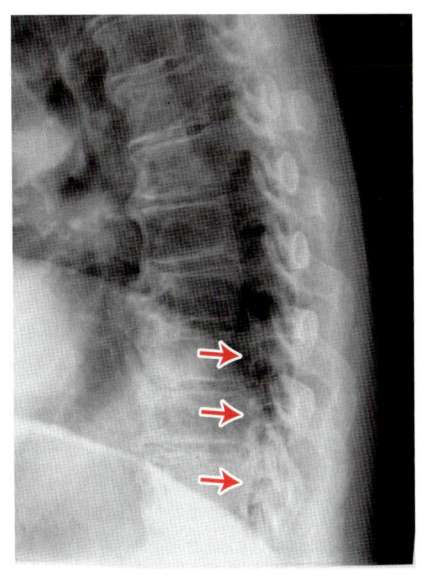

図2 ● 胸椎OPLLの単純X線所見（側面像）
連続型のOPLLを認める（→）

> **指導医の教え**
> OPLLは全脊椎に多発することが多いため，単純X線とMRIは全脊椎（頚椎，胸椎，腰椎）の撮影を行うべきである（頚椎のOPLLについてはP.83参照）．

> **指導医の教え**
> 靭帯骨化症の診断においてはMRIでは圧迫因子が骨化か椎間板ヘルニアであるかの鑑別は難しく，CTが最も確実に診断できる．

5 診断の決め手

単純X線や断層撮影の側面像により，OPLLは椎体後縁の後縦靭帯に骨化陰影としてみられ，連続型（図2）や急峻型（図3）の骨化がみられる．OLFは椎間孔後方に嘴状の突出がみられる（図4）．それぞれ，CTにより骨化の形態を確実に把握できる（図5）．

6 鑑別診断と注意すべき合併症

脊髄変性疾患（多発性硬化症や運動ニューロン疾患）やParkinson病，脊柱管狭窄症，椎間板ヘルニア，強直性脊椎炎[※2]，腫瘍性疾患などがあげられる．

7 救急処置・応急処置

麻痺が急速に悪化する場合は安静にして，緊急手術を検討しなければならない．

[※2] **強直性脊椎炎**：仙腸関節と脊椎を主に侵す慢性進行性炎症．末期には脊椎は骨性に強直し，竹様脊椎（bamboo spine）を呈する．神経症状を起こすことはない．患者の90％がHLA B-27陽性である（p.189参照）．

8 治療

　神経症状が出現した場合，保存的治療は困難であり手術を検討すべきである．胸椎OPLLは椎弓切除のみだと成績不良例が多く，胸骨柄縦割進入や開胸による胸膜外進入により骨化を摘出する前方固定術（図6）[3]，後方から椎弓切除後に骨化を摘出し後方固定を行う後方固定術[4]，脊髄障害が高度な例では骨化を摘出せず椎弓切除と後方固定術[5]などの実施例が報告されている．OLFは後方からの脊髄圧迫であるので開窓術や椎弓切除術で骨化を摘出する．

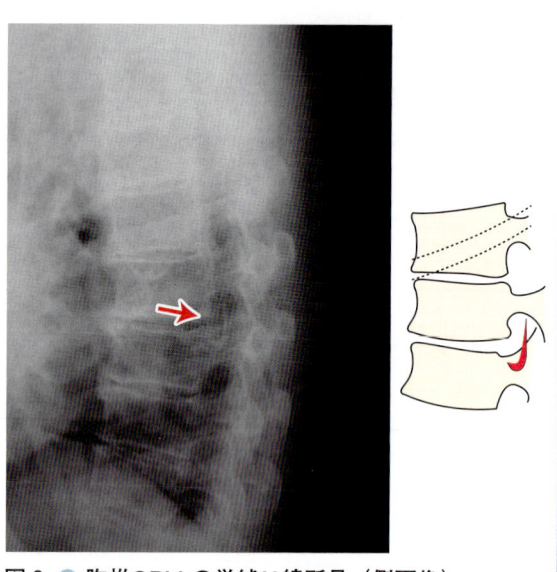

図3 ● 胸椎OPLLの単純X線所見（側面像）
急峻型のOPLLを認める（→）

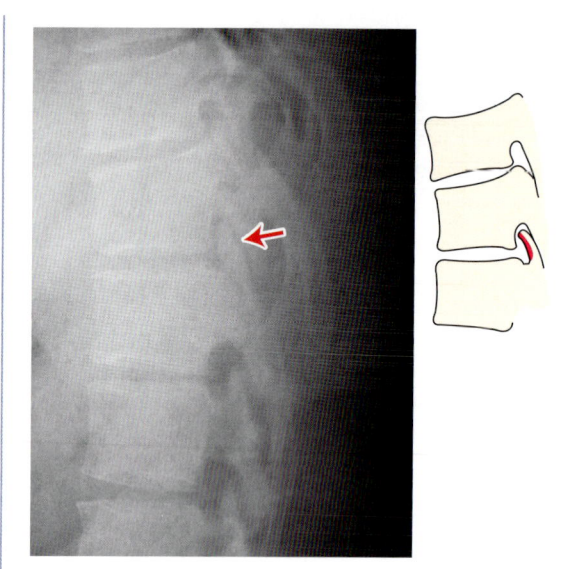

図4 ● 胸椎OLFの単純X線所見（側面像）
後方からの嘴状の突出を認める（→）

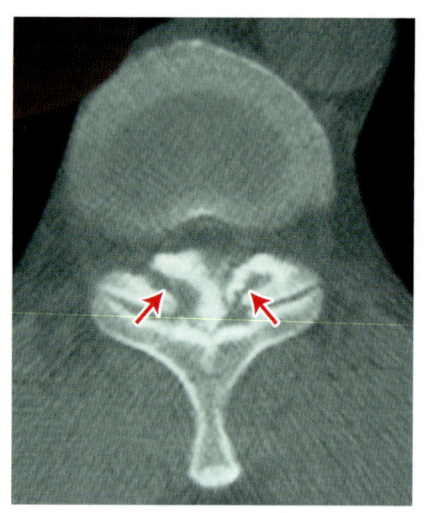

図5 ● 胸椎OLFのCT像
単純X線画像で骨化が明らかでなくても，CTを行うことにより骨化（→）が明らかになる

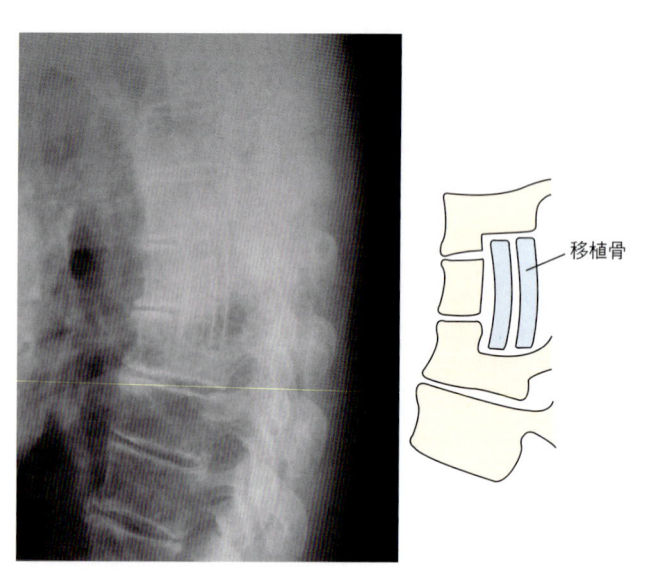

図6 ● 胸椎OPLL前方固定術後
図3の症例について胸膜外進入により骨化を摘出し，前方固定術を行った

指導医の教え

胸椎OPLLは以下の理由で手術難度が高いといわれている．①胸椎が生理的後弯のため後方からの除圧のみでは前方からの脊髄圧迫が軽減しにくい，②胸髄は頸髄に比べ易損性が高く，術中の脊髄障害をきたしやすい，③OPLLが多椎体に及ぶため，長い範囲の手術が必要，④胸郭の存在のため前方法の際は進入経路に制限がある．また術後悪化例の報告も散見されており，専門医へのコンサルトが勧められる．

9 後療法

後方手術後はコルセット装着のうえ，数日以内に起立歩行を開始する．前方手術の場合は後方手術よりも一般的に安静期間が長くなる．

指導医の教え

施設により術後の安静度は異なる．前方固定術は骨移植を行い，内固定を行わないことが多いため，安静期間は長くなる．

Advanced Practice

専門医にコンサルトを要する場合

歩行障害や膀胱直腸障害などの脊髄症状が出現した場合は手術を要するので専門医へのコンサルトを要する．特に胸椎OPLLは手術難度が高いため専門医にコンサルトすべきである．

他科にコンサルトを要する場合

靱帯骨化症による脊髄への圧迫が軽度にもかかわらず脊髄症状が出現している場合は，ほかにも原因疾患があると考え神経内科へのコンサルトが必要と思われる．

思いがけない落とし穴

OLFの好発部位である胸腰移行部は脊髄・脊髄円錐・神経根・馬尾神経が混在しており非特異的な神経症状を生じ，診断が遅れることがある．

指導医の教え

神経学的所見から腰椎疾患と診断して腰椎MRIを行ったところ，胸腰移行部で黄色靱帯骨化症がみつかることがある（図7）．腰椎疾患と先入観があると見逃すことがあるので要注意．

知っておきたい最近の研究

家族内発生が多いことから，原因遺伝子の解析が1990年代から行われ，複数の遺伝要因を有するcommon diseaseであることを示唆する疾患概要が明らかにされている．COL11A2やCOL6A1が疾患感受性遺伝子として同定されている[6)7)]．

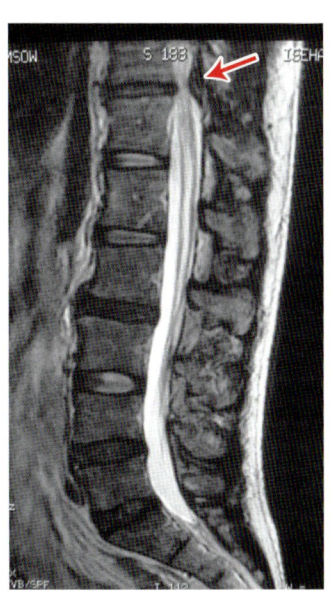

図7 ● 胸椎OLFのMRI所見（T2矢状面像）
神経学的所見上，両側のEHL（extensor hallucis longus, 長母趾伸筋）の筋力低下および足背の知覚障害を認めたため，腰椎疾患を疑い腰椎MRIを行った．腰椎レベルには明らかな異常を認めず，T11-12にOLFを認めた（→）

<文　献>

1) Ohtsuka, K. et al. : A radiological population study on the ossification of the posterior longitudinal ligament in the spine. Arch. Orthop. Trauma Surg., 106 : 89-93,1987
2)「頚椎後縦靱帯骨化症診療ガイドライン」(日本整形外科学会診療ガイドライン委員会 編), pp. 38-39, 2005
3) Fujimura, Y. et al. : Long-term follow-up study anterior decompression and fusion for thoracic myelopathy resulting from ossification of the posterior longitudinal ligament. Spine, 22 : 305-311, 1997
4) 大塚訓喜 ほか：胸椎後縦靱帯骨化症に対する後方進入前方除圧術の経験. 臨整外, 23 : 467-472, 1988
5) 山崎正志：胸椎後縦靱帯骨化症に対する後方除圧固定術の適応と成績 脊椎脊髄, 15 : 98-103,2002
6) Koga, H. et al.: Genetic mapping of ossification of the posterior longitudinal ligament of the spine. Am. J. Hum. Genet., 62: 1460-1467, 1998
7) 猪狩勝則 他：ゲノム全域から新規後縦靱帯骨化症感受性遺伝子COL6A1の同定.「別冊整形外科 脊柱靱帯骨化症」, (四宮謙一 編), pp66-72, 南江堂, 2004

疾患

第3章　腰椎・仙椎

1. 腰椎椎間板症，椎間板ヘルニア ……………………… 140
2. 腰椎分離症，分離すべり症，形成不全すべり症 …… 147
3. 脊柱管狭窄症（変性すべり症を含む）……………… 152
4. 変形性脊椎症［腰椎］………………………………… 161

第3章　腰椎・仙椎

1. 腰椎椎間板症，椎間板ヘルニア

依光悦朗

Point
1. 腰～下肢痛ではまず本症を疑う
2. 単純X線およびMRIにて早期診断，外側型ヘルニアも念頭におく
3. 症状に応じた治療を行う
4. 手術加療後にはヘルニア再発，遺残症状に注意する

1 病態・疾患概念

椎間板は軟骨からなる髄核と，それを取り巻く膠原線維からなる線維輪で構成されており，再生されない臓器である．加齢とともに，プロテオグリカン連鎖の崩壊に伴う水分の減少などにより椎間板は変性するが，度重なる機械的負荷などによりこの現象が若年時から進行したり，少数の椎間板に集中した場合，椎間板由来と考えられる腰痛を発現することがある（椎間板症）．また，変性した椎間板のひび割れた線維輪から髄核が神経側に突出した場合，神経圧迫所見として下肢痛が生じ，これを椎間板ヘルニアと呼ぶ．

ヘルニアの脱出形態は，Macnab[1]により，①線維輪を穿破していないprotrusion，②線維輪を越えているが後縦靱帯を穿破していないsubligamentous extrusion，③後縦靱帯を穿破しているtransligamentous extrusion，④ヘルニアが遊走するsequestrationの4つに分類されている（図1）．

図1 ● ヘルニアの脱出形態
① protrusion, ② subligamentous extrusion
③ transligamentous extrusion, ④ sequestration

2 主訴・症状

基本的に椎間板症は腰痛のみ，椎間板ヘルニアは腰痛～下肢痛，しびれ感が発症すると考えてよい．下肢痛には強い安静時痛や歩行時痛などさまざまある．また，下肢痛だけで腰痛を伴わない椎間板ヘルニアもある．

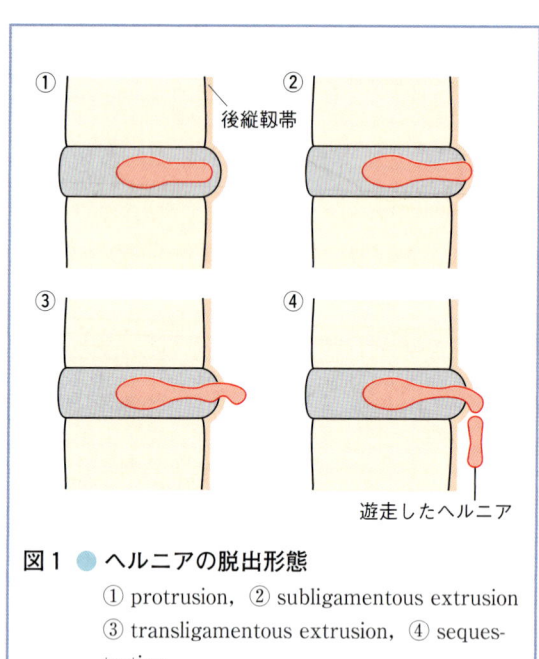

指導医の教え
腰部から下肢におよぶ疼痛を生じる場合，まず本疾患を疑う．青壮年層から高齢者までどの年代にも本疾患は発症する．

3 診察時に収集すべき基本情報

いつから腰痛，下肢痛が発症したか，発症のきっかけ・腰痛の既往の有無などが基本的に聞くべき事

表1 ● ヘルニア高位による障害神経根と他覚所見

ヘルニア高位	障害神経根	筋力低下	知覚障害	反射低下	陽性テスト
L3-4	L4	大腿四頭筋など	足背内側	PTR	FNST, SLR
L4-5	L5	前脛骨筋, 長母趾伸筋, 長趾伸筋	足背		SLR
L5-S1	S1	長母趾屈筋, 足底筋	足背外側~足底	ATR	SLR

PTR : patellar tendon reflex, ATR : achilles tendon reflex, FNST : femoral nerve stretch test, SLR : straight leg raising

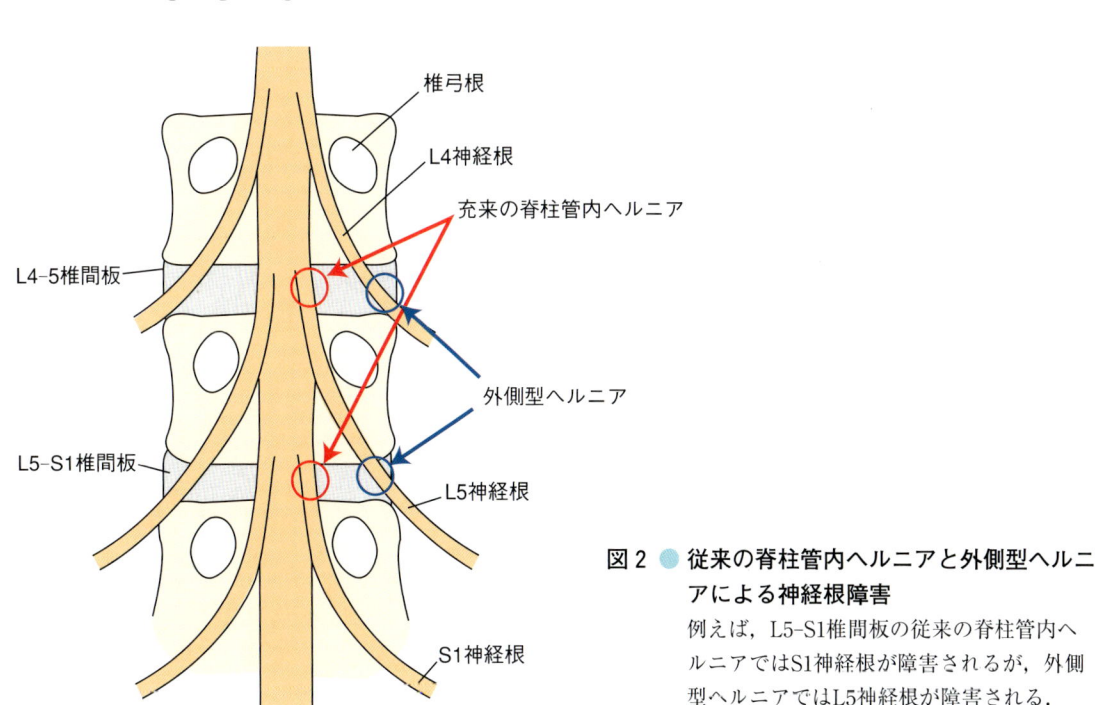

図2 ● 従来の脊柱管内ヘルニアと外側型ヘルニアによる神経根障害
例えば, L5-S1椎間板の従来の脊柱管内ヘルニアではS1神経根が障害されるが, 外側型ヘルニアではL5神経根が障害される.

項である. さらに職業, スポーツ, 最近の体重の増減, 喫煙歴などを聞くとよいだろう. 近年, 喫煙が椎間板変性を進行させることが判明した[2]).

4 必要な検査

1) 他覚所見

他覚所見の評価のために, 最も有名な検査として中下位腰椎では, straight leg rising test (SLRテスト), 上位腰椎ではfemoral nerve stretch test (FNST) が陽性となることが多い. またヘルニア高位により圧排される神経根は異なり, 疼痛・しびれ・知覚障害の場所, 障害を生じる筋 (筋力低下が生じる筋), 低下する反射は異なるので, 診断に有効である. 例えば, 最も多いL4-5ヘルニアではL5神経根障害により下腿外側から足背の知覚障害と前脛骨筋や長母趾伸筋などの筋力低下が生じ, L5-S1ヘルニアではS1神経根障害により足背外側から足底の知覚障害, 長母趾屈筋の筋力低下, ATRの低下をきたす (表1). また巨大なヘルニアでは膀胱直腸障害が稀に生じることがある.

● 外側型椎間板ヘルニア

従来の椎間板ヘルニアは脊柱管内の椎間板突出により神経根が圧排されるが, 外側型ヘルニアは脊柱管外で神経根が障害され, 障害される神経根が従来のヘルニアの1つ上位になるので十分に注意されたい (例えばL4-5の外側ヘルニアはL4神経根, L5-S1ではL5神経根障害となる) (図2).

> **指導医の教え**
> 他覚所見によりどの神経根障害を生じているか診断することが肝心である.

2）画像診断

単純X線では椎間板は映らないので特異な所見は認めない．しかし変性が進行している椎間板は，椎間の狭小化や前後屈撮影にて異常動揺性を認めることがある．

MRI像ではT1, T2強調画像で矢状面と水平面の撮影は必須であろう．特にT2強調画像は椎間板の水分量を反映するので，椎間板症では椎間板の変性が進行しており，ほかの椎間板に比し低信号として映る．さらに椎間板ヘルニアでは硬膜囊に突出したヘルニア像が映し出される．MRI撮影は本疾患に対するスクリーニングとしては十分であるが，手術加療を考える場合には脊髄造影や造影後のCT撮影を行うのが好ましい（図3）．

また責任ヘルニア高位がはっきりしない場合や外側型椎間板ヘルニアに対しては椎間板造影を行い，X線造影像やCTの画像で判断するだけではなく，造影剤注入時に下肢に関連痛が発現するかをみることは診断に大いに役立つ．

> **指導医の教え**
> 単純X線画像で椎間板高が保たれている椎間でも椎間板ヘルニアはありうるので，本症を疑う場合MRIを早期に撮影し確定診断をする．手術を行う場合には，明らかに単椎間ヘルニアによる単神経根障害であればMRIのみで十分なこともあるが，複数椎間例も多く脊髄造影は欠かせない検査である．

5 診断の決め手

画像診断と他覚所見が決め手となる．さらに責任ヘルニア高位がはっきりしない場合，神経根ブロックを行い障害神経根を明確化させることが望ましい．従来のヘルニアのみならず，外側型椎間板ヘルニア（前述したように障害神経根が異なる）も常に念頭におくべきである．

> **指導医の教え**
> 神経根ブロックは一度に多神経根をブロックすると診断に役立たないので，一度にブロックするのは1つの神経根のみが好ましい．

6 鑑別診断

すべての腰椎変性疾患を鑑別する必要があるし，高齢者であれば腰部脊柱管狭窄症を合併していることも多い．また変形性股関節症などの鑑別を必要とすることもある．Guillain-Barré症候群や糖尿病性末梢神経障害による下肢症状および精神疾患から腰・下肢痛等を訴えることもありえるので，患者を注意深く観察する必要がある．

7 救急処置・応急処置

全く歩けないなど，強い下肢痛を伴った本症を疑わせる患者が救急来院したとき，入院させるのが無難である．入院できない場合には，坐薬などの強い鎮痛薬投与や硬膜外ブロックを行い，疼痛が軽減したら早期の再来院を促し帰宅させる．

8 治療

椎間板ヘルニアは元来self-limitedな疾患であり，症状に応じた治療法を行うことを原則とする．例えば，大きなヘルニアがあっても症状に乏しい症例には手術などの積極的な治療は行わないし，また小さくても保存的治療が無効で強い疼痛が持続している症例には手術を行うことがある．

1）保存的治療法

まず投薬療法やコルセットなどの装具療法を行う．鎮痛薬や筋弛緩薬，Vit-B_{12}を投与する．必要に応じて，精神安定薬や抗うつ薬も併用する．牽引などの理学療法を行うのもよいかもしれない．疼痛が軽減しなければ，仙骨裂孔から硬膜外ブロック，あるいは診断も兼ねX線イメージ下に神経根ブロックを行う．

これらの保存的治療法が無効な症例や，筋力低下などの神経麻痺が出現している症例には手術を行うことがある．しかしMRIにてsequestrationのように遊走しているヘルニアは自然消退することが多いので，早期に生じる強い疼痛を投薬やブロック療法にてコントロールできれば，重篤な神経麻痺が生じていない症例に対しては手術療法を行う必要性は少ないと考えられている．

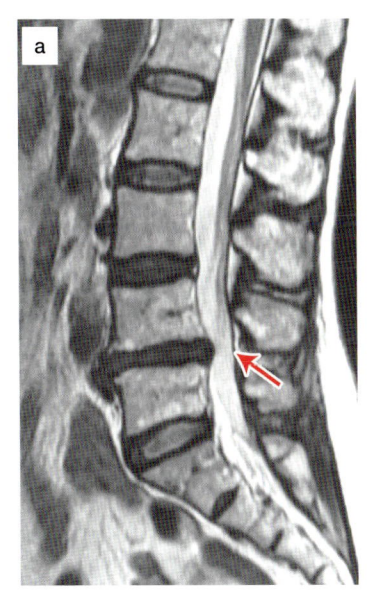

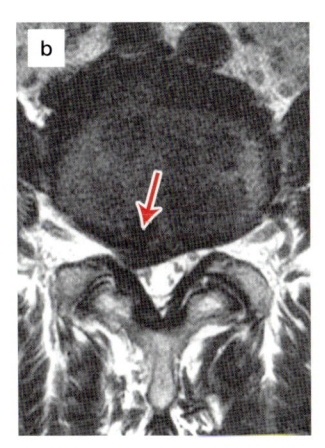

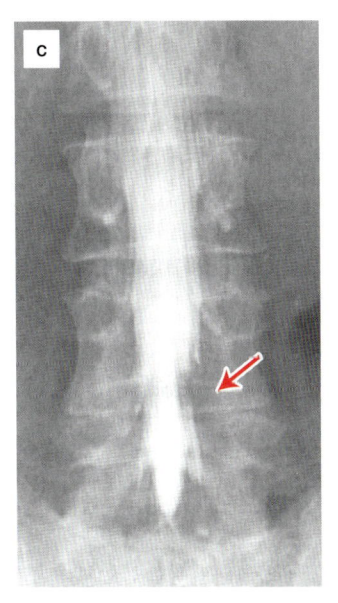

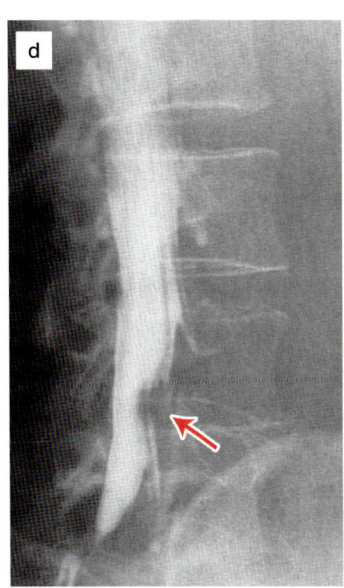

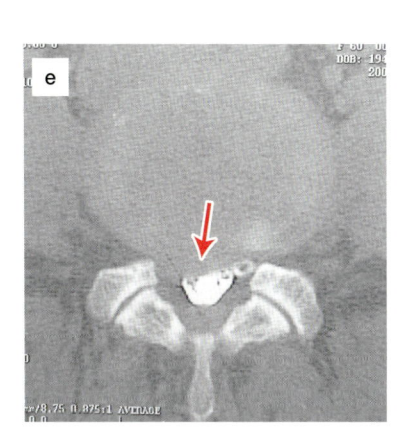

図3 ● **椎間板ヘルニアの画像**

a：MRI T2強調画像矢状面．L4-5椎間板は変性が進行し低信号になり，ヘルニアが硬膜嚢に突出している（→）

b：MRI T2強調画像水平面．脊柱管内右側にヘルニアが突出している（→）

c：脊髄造影正面，d：脊髄造影斜位．右L5神経根陰影は欠損している（→）

e：脊髄造影後CT：脊柱管内右側に突出するヘルニアを認め，硬膜嚢が変形している（→）

2）手術療法など

最も定型的な術式が，J. G. Loveによって報告された[3]ヘルニア摘出術（本邦ではLove法と呼ばれている）である．ヘルニア高位の黄色靱帯を切除し（椎弓も一部削ることが多い）神経根を内側によけヘルニアを摘出する方法である（図4，5）．出血は少量で，手術時間も1時間以内で終了する．施設により異なるが，術後は3〜7日で離床しコルセットを装着して起立歩行する．

本法を顕微鏡下で行うのがmicrodiscectomy[4]，

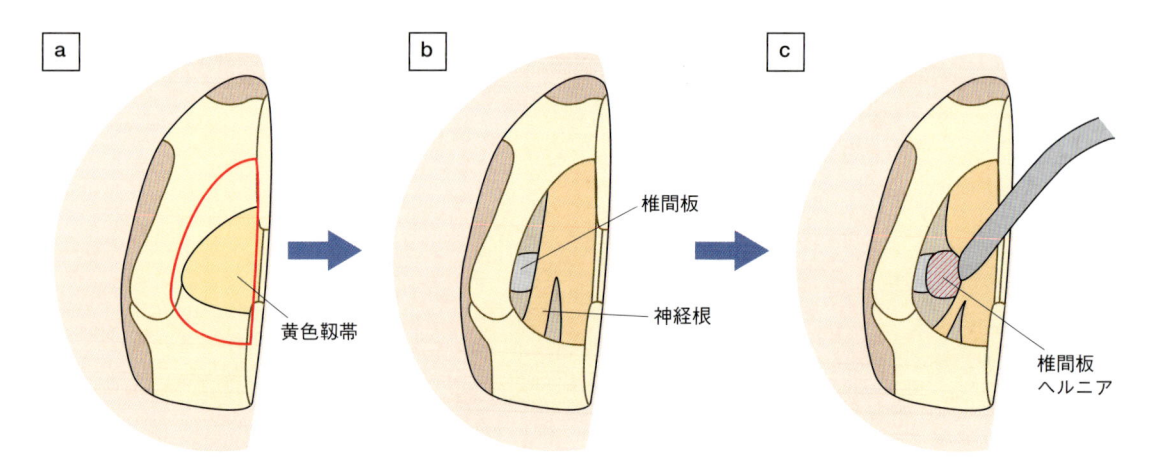

図4 ● ヘルニア摘出術（Love法）
　a：黄色靱帯と椎弓の一部（——）を切除する
　b：慎重に神経根が現れるまで除圧する
　c：神経根を内側によけるとヘルニアが現れる

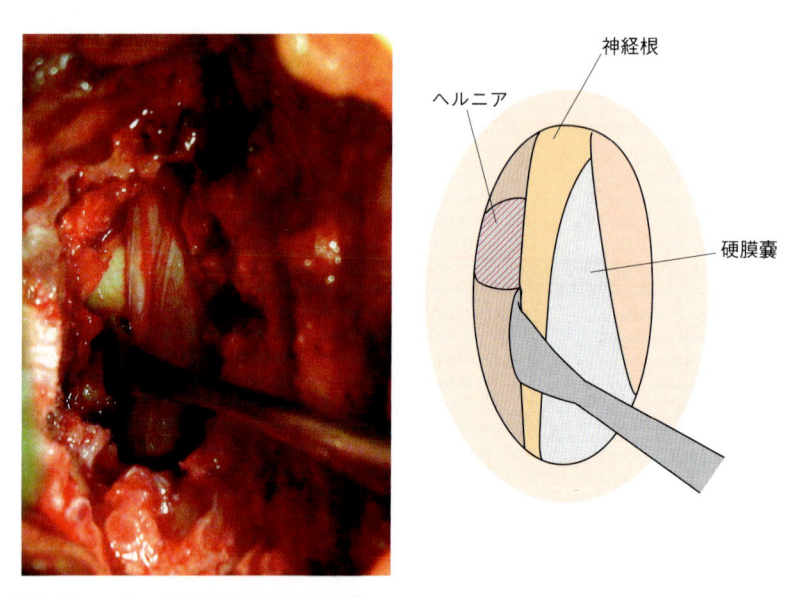

図5 ● ヘルニア摘出術の術中写真
　　神経根を慎重に内側によけるとsubligamentous extrusionのヘルニアが現れた

さらなる小皮切で内視鏡下に行うのがmicro endscopic discectomy（MED法）[5]である．特にMED法は近年の機器の発達とともに注目されている手術法である．低侵襲であり患者は手術の翌日に起立できる利点を有するが，手術手技に熟練を要し手術時間もLove法より多少時間を要する方法であり，日本整形外科学会脊髄内視鏡専門医の指導下で行うのが望ましい．

これらの方法ではヘルニアが再発することがある．再発率は文献により異なるが10％前後と考えてよい[6]．

椎間板変性が著しく進行している，高度な不安定性を要する，あるいは正中ヘルニア，ヘルニア再発例などには，患者の社会的背景も考慮し脊椎固定術を施行することがある．前方固定（anterior spinal fusion，ASF）または後方椎体間固定（posterior lumbar interbody fusion，PLIF）などを行うが，インストゥルメントが進化したことと病巣部位を確認

できる利点から，現在ではPLIFを行うことが多い．手術法，後療法は腰椎すべり症などで行うPLIFと同様である．

また低侵襲の手術法として経皮的椎間板摘出術（PN法）がある．本法は1975年土方により開発された方法で[7]，局所麻酔下にレントゲン室でも行うことができる．椎間板造影の要領で後外側から椎間板中央の髄核内にガイド針を刺入し，最終的に内径φ3mm程度の円筒を挿入して小パンチで中央の髄核を摘出する．椎間板内圧を減圧することによりヘルニアを縮小させることが主眼で，決してヘルニアの摘出を目的にしてはいない．有効率は70%前後との報告が多く国際的に評価を受けている．PN法は本邦では医療保険適応だが，同じ理論でレーザー針を刺入して髄核を蒸散するのがレーザー椎間板減圧法（PLDD法）であり[8]，保険適応外である．しかしこれらの方法は，大きく突出したヘルニアや遊走型ヘルニアには無効であり，ヘルニアのタイプによりその適応が限られていることを忘れてはならない[9]．

椎間板に薬剤を注入しヘルニアを縮小させる方法intra discal therapy（IDT法）がある[10]．最も有名なのはタンパク分解酵素であるキモパパイン注入であるが，脊髄側に漏出した場合のことなどが懸念され本邦では認可されなかった．そのほか，ステロイドや生理食塩水注入が一部の医療機関で行われている．

9 後療法

術後は軟性コルセットを3～4カ月装着させることが多い．このころから，腰痛体操や水泳などの運動を推奨する．ゴルフ，テニス，ランニングの開始は術後6カ月を目安に指導する．

固定術以外では変性した椎間板が術後も体幹を支持することになるので，多少の腰痛や足のしびれは残ることがある[6]．本法術後も患者には定期的に通院を促し，ヘルニアの再発や腰痛予防に努めることを主治医は怠ってはならない．

> **指導医の教え**
> 手術後来院しなくなった若い患者さんが，ヘルニアが再発して突然来院するケースがある．術後経過については術前から十分なインフォームドコンセントを行い，長期にわたり患者さんをフォローするよう心がける．

Advanced Practice

専門医にコンサルトを要する場合

画像所見と他覚所見等が一致せず障害高位が確定できない場合や，ヘルニア再発などのfailed back syndrome（FBS：腰椎不成功手術例）は専門医に相談したほうがよい．

他科にコンサルトを要する場合

精神疾患の表現型として腰痛などを訴える場合，Guillain-Barré症候群や糖尿病性神経障害（両下肢の末梢神経障害）が考えられる場合は，他科にコンサルトする．

> **指導医の教え**
> 椎間板ヘルニアに伴う下肢痛は，片側あるいは両側でも優位側があることがほとんどである．優位側がない両下肢しびれなどは他科疾患も視野にいれる．

思いがけない落とし穴

MRIなどで腰椎椎間板ヘルニアが存在していても，実は変形性股関節症や頚髄症を合併し下肢症状に影響を与えていることもありうるので，注意深い診察が必要である．

知っておきたい最近の研究

椎間板ヘルニア発症の遺伝子的アプローチ[11]や幹細胞からの椎間板再生の研究[12]が行われている．

＜文　献＞

1) Macnab, I. : Disc ruptures. Backache 2nd ed. (Grayson, T. H. ed.), Williams & Wilkins, Baltimore, pp. 130-134, 1990
2) Battie, M. C. et al. : Smoking and lumbar intervertebral disc degeneration : An MRI study of identical twins. Spine, 16 : 1015-1021, 1991
3) Love, J. G. : Removal of protruded intervertebral disks without laminectomy. Proc. Staff Meet., Mayo Clin., 14 : 800, 1939
4) Caspar, W. et al. : The Casper microsurgical discectomy and comparison with a conventional standard lumbar procedure., Neurosurgery, 28 : 78-86, 1991.
5) 松本守雄 ほか：内視鏡下椎間板ヘルニア摘出術　その適応，利点および問題点．臨整外, 42 : 209-214，2007．
6) Yorimitsu, E. et al. : A long- term outcome of standard discectomy for lumbar disc herniation. — over 10 years follow-up —. Spine, 26 : 652-657
7) Hijikata, S. : Percutaneous nucleotomy : A new concept technique and 12 years experience. Clin. Orthop., 238 : 9-23. 1989
8) Yonezawa, T. et al. : The system and procedures of percutaneous intradiscal laser nucleotomy. Spine, 15 : 1175-1185, 1990
9) Mochida, J. et al. : Percutaneous nucleotomy in lumbar disc herniation. patient treatment. Spine, 18 : 2212-2217, 1993.
10) 加藤文彦 ほか：椎間板内注入療法．「NEW MOOK整形外科2腰椎椎間板ヘルニア」（越智隆弘 ほか 編），pp. 172-180，金原出版，1997
11) Mio, F. et al. : A functional polymorphism in COL11A1, which encodes the α1 chain of type XI collagen, is associated with susceptibility to lumbar disc herniation. Am. J. Hum. Genet., 81 : 1271-1277, 2007
12) Sakai, D. et al. : Transplantation of mesenchymal stem cells embedded in Atelicollagen gel to the intervertebral disc : a potential therapeutic model for disc degeneration. Biomaterials, 24 : 3531-3541, 2003

第3章　腰椎・仙椎

2. 腰椎分離症，分離すべり症，形成不全すべり症

松本守雄

Point

1. 腰椎分離症は思春期に発生することの多い関節突起間部の疲労骨折であり，スポーツ活動との関連がある
2. 腰椎分離すべり症は分離症に引き続き10〜20％の患者で生じ，前方にすべった腰椎の分離部内腹側に生じた骨棘や線維軟骨などにより第5神経根症状をきたすことがある
3. 腰椎形成不全すべり症は先天性あるいは発育性の腰仙椎後方要素の低形成を基盤に発生し，高度すべりに進展することが多い

1 病態・疾患概念

1）腰椎分離症・分離すべり症

a. 腰椎分離症

　腰椎分離症は，上・下椎間関節突起間部（pars interarticularis，図1）における疲労骨折がその病態と考えられている[1]．学童期・思春期のスポーツ活動との関連が示唆されているが，先天性要素の関与もありうる．分離の70〜80％は第5腰椎に発生する．初期には関節突起間部の炎症性変化を伴った微小骨折にとどまるが，放置例では分離部が完全に偽関節化し，骨硬化を生じる．

b. 腰椎分離すべり症

　腰椎分離すべり症は分離症の発生に引き続いて生じる椎体の前方すべりである．分離症患者の10〜20％が分離すべり症に移行するとされる．すべり症では分離の存在のみならず椎間板変性や椎間板と椎体との間の終板障害がその基盤にあると考えられる[2]．分離症あるいは分離すべり症患者では分離部に，線維軟骨組織（fibrocartilagenous mass※1）が増生し，また分離椎（多くの場合L5）の分離部内腹側に骨の突出（bony ragged edge※2）が形成され，L5神経根の圧迫因子となりうる．

2）腰椎形成不全すべり症

　先天性あるいは発育性の腰仙椎部の後方要素（椎弓，椎間関節など）の低形成があり，進行性の腰仙椎部の前方すべりを生じる疾患である．関節突起間部は多くの症例で延長し，分離を伴う場合もある．仙骨椎弓にはspina bifida（二分脊椎）を生じている場合が多い[3]．放置をすると第5腰椎が仙椎の前方に落ち込む脊椎下垂症（spondyloptosis）を生じる場合もある．

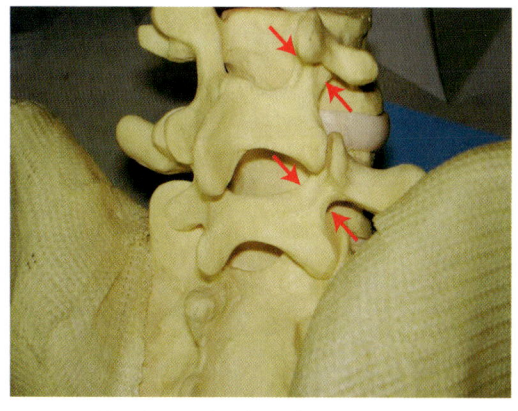

図1 ● 関節突起間部（→）
上関節突起と下関節突起の境界部である

※1 fibrocartilagenous mass：分離部に増生する線維軟骨塊．神経根圧迫因子になる．
※2 bony ragged edge：分離相の分離部内下縁に生じた骨性隆起．神経根圧迫因子になる．

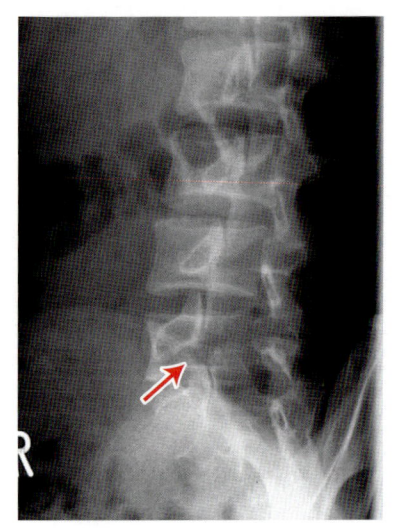

図2 ● 腰椎分離症患者の単純X線斜位像
関節突起間部に分離を認める（→）

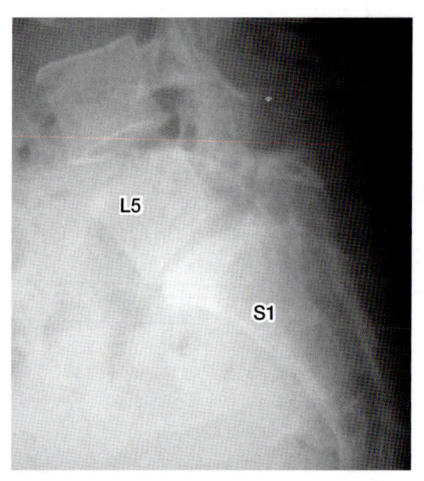

図3 ● 腰椎分離すべり症患者のX線側面像
第5腰椎の前方すべり，椎体の矩形化，仙骨上縁の円形化などを認める

2 主訴・症状

1）腰椎分離症・分離すべり症

体動時，特に背屈時に強い腰痛を訴えることが多い．また，片側性の下肢痛や間欠跛行を呈する場合もある．馬尾障害は稀である．すべり椎の椎弓・棘突起は後方に残るため，前方にすべった上位の椎弓・棘突起間に階段形成を認める．

2）腰椎形成不全すべり症

腰痛，下肢痛，前屈障害などを訴え，ときに排尿困難などの馬尾障害を呈する場合もある．第5腰椎が前方に回転しながらすべるため，仙骨が垂直化し腰仙椎部に局所的な後弯変形を生じる一方で，それより上位の腰椎は代償性に前弯が増強するため，いわゆる"でっちり"姿勢をとる場合も少なくない．

3 診察時に収集すべき基本情報

スポーツ活動の状態，どのような姿位で痛みがあるのか（後屈がつらいのかどうか），などについて問診する必要がある．

4 必要な検査

1）単純X線

単純X線撮影は必須の検査である．分離症では，側面像あるいは斜位像における関節突起間部の分離の有無に注目する．特に斜位像が分離を確認するのに有用である（図2）．側面像ではさらにすべりの有無，すべりの状態（すべり率），第5腰椎の矩形化，仙骨上面の円形化など，すべりの進行に伴って生じる変化を観察する（図3）．また，前後屈側面像により椎体間の不安定性の有無をチェックする．

2）MRI・骨シンチグラフィー

分離症の早期診断にはMRIや骨シンチグラフィーが有用である．早期にはMRIで関節突起間部がT2強調像で高輝度を呈することが多い．骨シンチグラフィーでは分離部にアイソトープの集積を認める．また，分離すべり症や形成不全すべり症で下肢神経症状を呈している場合には，MRIにより神経圧迫所見の有無を確認する必要がある．分離すべり症の場合に留意すべきこととして，L5神経根が脊柱管の外側部で線維軟骨や分離部内腹側の骨棘により圧迫されているため，通常の矢状断像や横断像では神経根圧迫部位がとらえられないことが多い．その場合には冠状断像が有用なこともある．

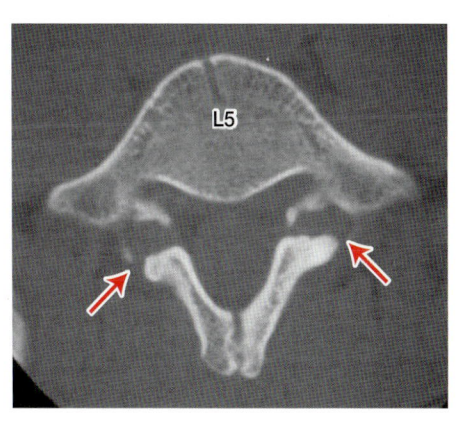

図4 ● 腰椎分離症患者のCT像
腰椎関節突起間部の分離部が明らかである（→）

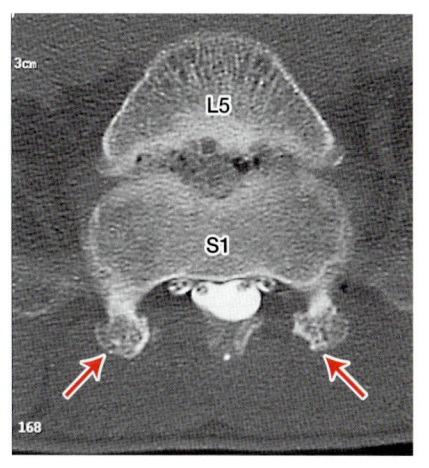

図5 ● 腰椎形成不全すべり症患者のCT像
椎間関節の低形成（→）を認める．L5はS1に対して大きく前方にすべっている

3）CT・そのほか

CTは分離の有無やその程度の確認に有用である（図4）．また，形成不全すべり症においては，後方要素の低形成の状態や二分脊椎の有無を確認するのに有用である（図5）．

手術を考慮している場合には脊髄造影を行い，硬膜管や神経根の圧迫状態を把握する．

> **指導医の教え**
> 単純X線写真では分離がはっきりしない場合でもMRIで早期診断ができる場合があるので，分離症が疑わしい場合にはMRIを撮影する．
> その際，必ず関節突起間部をスライスしてもらうように，MRIの依頼を出す．

5 診断の決め手

1）腰椎分離症・分離すべり症

診断は上記画像検査を総合して行う．分離すべり症のL5神経根障害の診断には神経学的所見（L5領域の痛み，知覚障害，長母趾伸筋筋力低下など）に加えて，L5神経根造影およびその後に行う選択的神経根ブロックによる除痛効果が確定診断の決め手になりうる．分離部が痛みの原因になっているかどうかを判断するには分離部造影を行い，その際の造影剤注入時の関連痛の有無，およびその後に行う局所麻酔薬による分離部ブロックの効果により判断する．

2）腰椎形成不全すべり症

X線写真上の明らかな第5腰椎の前方すべりと矩形化，仙椎上縁の円形化，関節突起間部の延長，CTにおける後方要素の低形成などから診断される．

6 鑑別診断

腰痛をきたす疾患は腰椎椎間板障害，筋・筋膜性腰痛など多数あるため，それらの疾患との鑑別が必要になる．初期の分離症ではX線学的に分離が明らかでなく，過度のスポーツによる筋・筋膜性腰痛との鑑別が困難な場合も少なくない．このような場合にはMRIや骨シンチグラフィーを行い，関節突起間部の異常の有無を検索する必要がある．

分離すべり症と変性すべり症との鑑別も重要である．一般に，変性すべり症では関節突起間部に分離がないため，すべり椎の椎弓・下関節突起は前方移動し脊柱管狭窄の原因になりやすい．しかし，分離すべり症ではすべり椎の椎弓には分離があるため，脊柱管狭窄をきたしにくい．

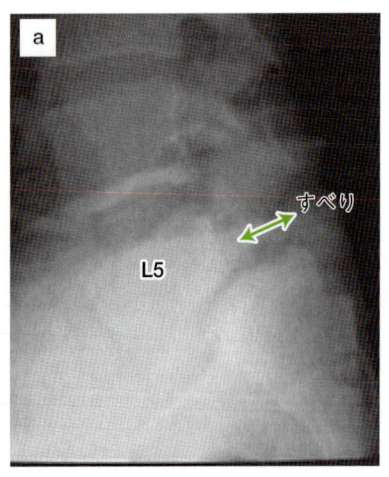

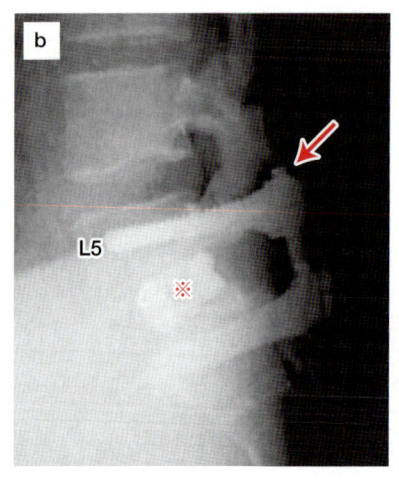

図6 ● 形成不全すべり症に対するPLIF（26歳男性）
a：手術前，b：手術後．椎弓根スクリュー（→）と椎間スペーサー（※）
（いずれもチタン製）を用いて整復固定を行った
PLIF：posterior lumbar interbody fusion

7 治療法

分離症，分離すべり症とも保存療法が第一選択である[4]．

1）腰椎分離症・分離すべり症

思春期患者で分離症が疑われた場合にはスポーツを一時中止させる．MRIや骨シンチグラフィー，CTで初期の分離と診断された場合には硬性あるいは軟性コルセットを3～6カ月装着させ，骨癒合の獲得をはかる．骨癒合が得られたことがCT上確認できれば，徐々にコルセットを除去し，腹背筋の強化を行いながらスポーツに復帰させる．偽関節型の分離症の場合には骨癒合が期待できないことから，安静や鎮痛薬投与，軟性コルセットなどで痛みが軽減すれば，徐々にスポーツ復帰を許可する．痛みが強い場合には局所麻酔薬とステロイドによる分離部ブロックなども行う．

偽関節型の分離症で，保存療法抵抗性の腰痛，下肢痛により日常生活やスポーツに困難を来している場合で，椎間板変性が軽度の症例では分離部固定術が行われる．分離部固定術の方法としてスクリューを用いる方法，ワイヤーを用いる方法などが報告されている．

分離すべり症の保存療法は偽関節型の分離症と同様であるが，下肢痛が強い場合には神経根ブロックが効果的である．保存療法に抵抗性の場合には，後方からの分離部の除圧術が行われる．すべりや椎間不安定性の著しい場合には，除圧に加え椎弓根スクリューを用いた後方からの腰椎椎体間固定術（posterior lumbar interbody fusion，PLIF）が行われることが多い．

2）腰椎形成不全すべり症

形成不全すべり症は放置すると高度すべりに進行する場合が多いので，基本的には手術治療を第一選択とする．手術法としては椎弓根スクリューを用いた後方からの整復固定術（PLIF）が行われることが多い（図6）．

> **指導医の教え**
>
> スポーツ活動に打ち込んでいる思春期患者のスポーツを禁止することは，慎重に行う必要がある．中学生最後の大会を直前に控えている，今後も高いレベルでスポーツを続けたいなど，個々の患者でその背景が異なるので，むやみに中止するのではなく，本人，親，スポーツ指導者などとよく相談のうえ，中止するか，当面続行するかなどを判断する必要がある．

8 後療法

分離部固定術やPLIFの場合には，骨癒合が得られるまで4～6カ月硬性コルセットの装着を行う．その間軽作業や通常の日常生活は許可する．骨癒合が得られたら，徐々にスポーツや重量物の挙上などを許可する．

Advanced Practice

専門医にコンサルトを要する場合

すべりの著しい分離すべり症や形成不全すべり症に対する手術療法は，神経合併症などのリスクもあり，高度の手術技術を要するため，脊椎専門医へのコンサルトが必要である．

<文　献>

1) Wiltse, L. L. et al. : Fatigue fracture ; The basic lesion in isthmic spondylolisthesis. J. Bone. Joint Surg., 41-A: 457-64, 1975
2) 西良浩一 ほか：発育期における腰椎分離すべり発生原因は椎体成長軟骨板損傷である．臨整外, 38: 535-540, 2003
3) 松本守雄 ほか：腰椎形成不全性すべり症に対する椎弓根スクリュー法の治療成績．臨整形, 41：1183-1189, 2006
4) 吉田 徹 ほか：脊椎分離症に対する対処法の基本原則．整災外, 48:625-35, 2005

第3章　腰椎・仙椎

3. 脊柱管狭窄症（変性すべり症を含む）

高畑武司

Point

1. 馬尾性間欠跛行について問診をよく行う
2. 必要に応じ歩行負荷テストを行い，症状，所見を確認する
3. 間欠跛行をきたす他の疾患，特に血管性疾患を念頭において鑑別する
4. 症状，神経学的所見と画像所見の整合性にもとづいて馬尾型，神経根型，混合型の分類をする
5. 神経根造影（ブロック）はその高位診断に有用であるが侵襲的でもあり説明と同意が必要である
6. 高齢患者であることが多く，手術に際しては合併症の管理が大切である

1 病態・疾患概念

1）脊柱管狭窄症

脊柱管狭窄症とは硬膜管内馬尾神経，神経根が慢性的に狭窄を受けている状態に歩行などの運動負荷がかかることにより下肢，会陰部への神経症状をきたす疾患をいう．

脊柱管はその前面を椎体と椎間板により，側面から後面を椎弓根部，椎間関節，椎弓板，黄色靱帯により形成された頭尾側に連なる腔であり，その中に馬尾神経を入れた硬膜管と神経根がある．

臨床上，遭遇することが多い脊柱管の狭窄は加齢現象により生じる国際分類[1]でいうところの変性性のものである．すなわち椎体後縁には骨棘が生じ，椎間板は変性により椎間腔の狭小化とともに脊柱管へ膨隆し，滑膜関節である椎間関節は変形性関節症に陥り骨棘を形成し，関節包の肥厚を伴い肥大化する．また椎間腔の狭小化は椎弓間も狭め黄色靱帯はたわむように肥厚している（図1）．

脊柱管狭窄症ではこれらの変化により脊柱管は狭窄され，正中部では硬膜管内での馬尾神経が，外側陥凹部（lateral recess）では神経根が圧迫をうけている．

さらに椎間孔内，外での神経根への狭窄，圧迫が上関節突起の肥大変形，椎体後外側部骨棘，椎間板

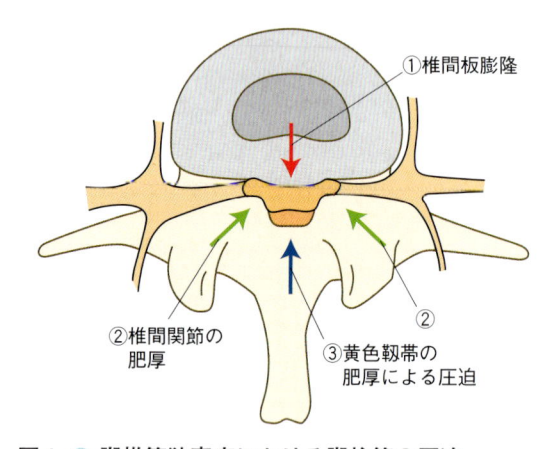

①椎間板膨隆
②椎間関節の肥厚
③黄色靱帯の肥厚による圧迫

図1 ● 脊椎管狭窄症における脊柱管の圧迫

後外側膨隆により生じる．

変性側弯症ではこれらの要因に側方すべり，椎体回旋と椎間関節亜脱臼などさらに複雑な要因が関与する[2]．

2）変性すべり症

変性すべり症は中年以降の女性で腰椎4-5間に発生しやすいが，骨性のすべり変形と椎間板後上方膨隆により脊柱管の前後径の減少が狭窄原因として前述の変性性変化に加わる．すべりの初期では上位椎のすべりに伴い前方に変位した下関節突起による神経根への圧迫が生じやすく，すべりが進行すると

脊柱管の前後径の減少に下位椎の上関節突起の関節症性変化，黄色靱帯肥厚が加わり馬尾・神経根が圧迫されやすい[3]．

3）症状の発現機序

神経組織がこのような狭窄状態にあって歩行などの運動負荷がかかると下肢および会陰部へのしびれ，痛み，脱力など神経症状が出現する．症状発現の機序には神経組織への物理的圧迫とそれによる血行障害の関与が考えられている．運動をやめ，腰掛けるなど神経組織への空間的余裕を与えるような姿勢（前屈位など）をとると症状の改善をみる．このように一休みしながら歩行をする状態を間欠跛行[※1]といい，この疾患に特徴的な症状である．

2 主訴・症状

馬尾性間欠跛行を呈する．馬尾神経を入れる硬膜管が脊柱管正中部でその横断面積を全体的に狭窄されて症状が出る馬尾型と，神経根が脊柱管外側陥凹部，椎間孔内，外で狭窄され症状が出る神経根型，両者が混在する混合型に分類できる[4]．

1）馬尾型

狭窄レベル以下の多根性の馬尾神経障害で両下肢，殿部あるいは会陰部のしびれ感，異常感覚，下肢脱力感として訴える．これらしびれ感や異常感覚が時間の経過とともに移動したり拡大することもあり，これをsensory marchという．また歩行時に，尿意，便意，尿失禁，排尿困難など膀胱直腸障害もしばしばみられ，ときに男性では勃起を呈することもある．

2）神経根型

狭窄を受けている神経根の皮膚髄節領域へ痛み，しびれを訴える．片側性のことが多いが両側性のこともある．

3）混合型

馬尾型と神経根型が混在する症状を呈する．

> **指導医の教え**
> 馬尾性間欠跛行の下肢，会陰部への症状について述べたが患者の多くは高齢者で慢性的な腰痛をもっている．これは椎間板変性，椎間関節症，筋筋膜性などさまざまな要因によるが本疾患の場合，主訴の第一番になることは少ない．

3 診察時に収集すべき基本情報

1）問診

問診では下記について聴取する
- 歩行により増悪する下肢，会陰部への馬尾性間欠跛行の存在．
- 間欠跛行において，おおよそ何分間，何メートルで休んでしまうか．その場合のしびれ，痛みを感じる部位は皮膚髄節領域としてはどこか．
- 膀胱直腸の症状を伴うか．
- 既往症に糖尿病，閉塞性動脈硬化症，脳梗塞などがあるか．

2）脊柱の所見

脊柱前弯の減少がみられることが多い．すべり症では棘突起列に階段形成をみることがある．腰椎側弯の有無も診る．

可動制限が多くみられ，特に後屈が困難で，この際症状の再現をみることがある．

3）神経学的所見

a. 知覚

安静時には知覚障害は軽微か認めない．歩行負荷テストにより所見を認めやすい．知覚障害部は皮膚髄節領域としてどの範囲であるか認識する．

腰椎変性の好発部位を反映し障害領域はL5，S1神

※1 間欠跛行：本項で述べている間欠跛行は神経性間欠跛行の中の馬尾性間欠跛行に分類される．さらに馬尾性間欠跛行はその症状と狭窄部位を考慮した馬尾型，神経根型と混合型に分類される[4]．神経性間欠跛行にはほかに胸腰部での脊柱靱帯骨化，脊髄腫瘍，脊髄血管奇形などでみられる脊髄性間欠跛行がある．神経性間欠跛行のほかに閉塞性動脈硬化症などにみられる血管性間欠跛行がある．

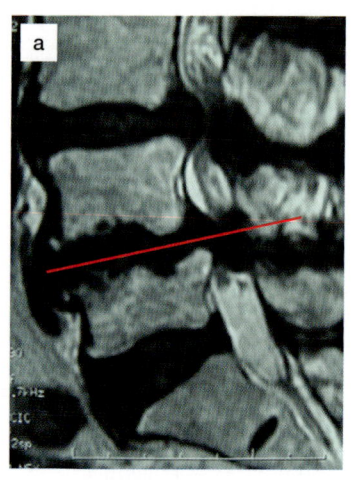

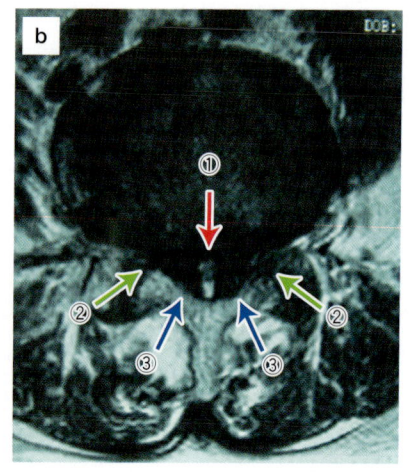

図2 ● MRI矢状面（a），水平面（b）
85歳女性．両下腿から会陰部へのしびれを訴え，20メートル前後の間欠跛行を呈していた．椎間板の膨隆（①➡）と椎間関節（②➡），黄色靱帯の肥厚（③➡）により硬膜管が強度に狭窄されている．椎体の前方すべりもみられる．aの赤線（──）レベルの割面がbである

経根領域以下であることが多い．両側性であればより程度の強い方を確認しておく．

b. 筋力

L5，S1神経根領域に軽度の筋力低下をみることが多い．知覚と同様に歩行負荷テストにより所見を認めやすい．

長期経過例で殿部，下腿に筋萎縮をみることもある．

c. 反射

下肢反射は全般に加齢の影響もあり両側性に低下（特にアキレス腱反射）している．

反射亢進の場合は上位腰椎部さらに頚椎部までの病巣も疑うべきである．特に脊髄性間欠跛行では亢進していることがある．

d. tension sign

SLRテスト，FNSテストなどはマイナスであることが多く，あっても腰椎椎間板ヘルニアの場合と異なり70°以上と軽度のことが多い．

4）足背動脈の拍動触知

閉塞性動脈硬化症などでは拍動を触知しにくくなる．この場合，ABI[※2]を測定しておく．

4 必要な検査

1）単純Ｘ線撮影4方向（正側，前後屈側面．分離症を疑うときには両斜を追加で6方向）

腰椎の前弯，後弯，側弯，すべり（前後左右方向について）など配列を観察する．次いで椎間腔の狭小化，骨棘形成，椎間関節の関節症性変化など変性所見をとり，前後屈側面の機能撮影で椎間の不安定性の有無を知ることが大切である．

2）MRI

本症のように神経症状がある場合には今日ではMRIはきわめて有効な検査である．骨組織だけでなく椎間板，黄色靱帯，関節包など軟部組織像と硬膜管，神経根など神経組織の関係が明瞭に描出される．さらに脊柱管内のみならず椎間孔内・外についても観察可能である（図2，3）．

3）脊髄造影（ミエログラフィー），CTM（ミエログラフィー後CT）

この検査は入院を要し前二者に比して侵襲的であるが，脊柱管内の神経組織の観察に有効である．特

[※2] ABI（ankle brachial pressure index）：（足関節血圧/上腕血圧を測定し，通常1.0以上が正常とされている．

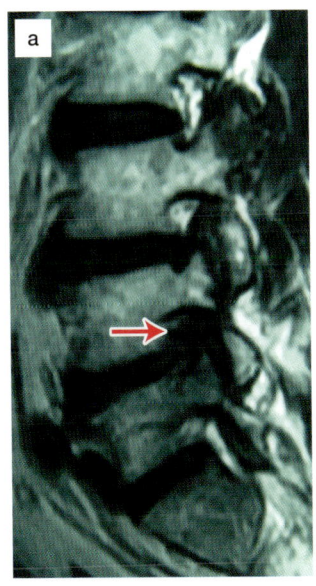

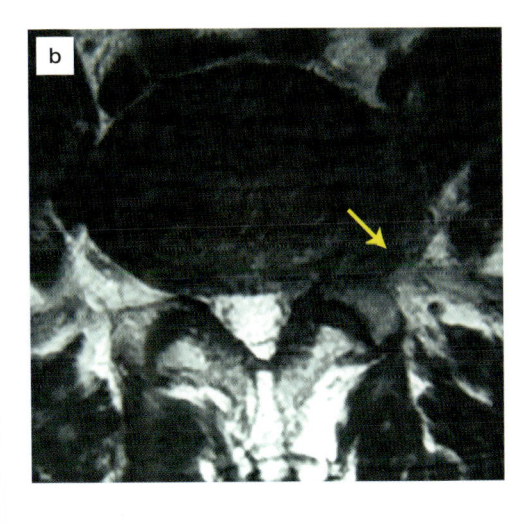

図3 ● MRI矢状面（a），水平面（b）

68歳男性．左下肢痛による間欠跛行を呈していた．矢状面（a）では左第5腰神経根像が椎間板の椎間孔外側への膨隆のため描出されていない（→）．また水平面（b）では椎間板の椎間孔外側への膨隆所見がよくわかる（⇒）

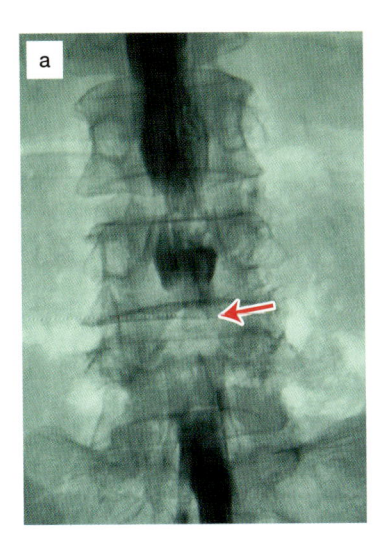

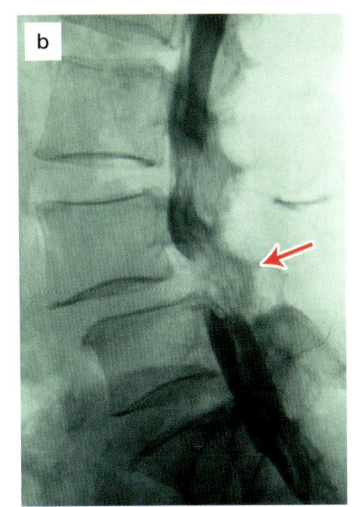

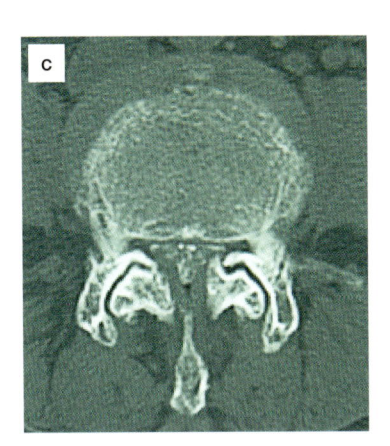

図4 ● 変性すべり症 脊髄造影正面像（a），側面像（b）

69歳女性．両下腿外側から足底，会陰部までのしびれ，痛みを訴えていた．腰椎4-5間に変性すべり症がみられ，造影剤の欠損像が明らかである（→）．
またCTM（c）では腰椎5の上関節突起の肥厚した骨棘により両側第5腰神経根が圧迫され，硬膜管もすべりと関節変形，黄色靱帯肥厚により狭窄されている．里見のstage分類[3]の3である

に前屈・後屈など姿勢変化に伴う狭窄状態を観察することができる．

硬膜管への狭窄状態を造影剤の欠損として知るわけだが，完全停止型，部分停止型，多椎間砂時計型などの狭窄所見をとる（図4）．一般に前屈で狭窄が改善されやすい．狭窄部の頭側に馬尾神経が過剰に弛緩して蛇行像を呈することがある，これをredundant nerve roots（図5）という．

神経根についてはその走行の変化，圧排像，根欠損像を観察する．

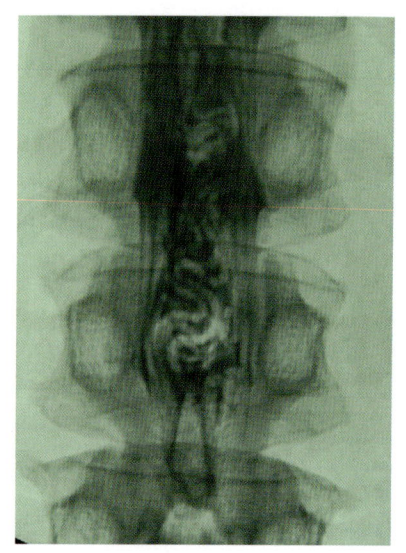

図5 ● 脊髄造影像正面にみられたredundant nerve roots
61歳男性．馬尾型の間欠跛行を呈していた

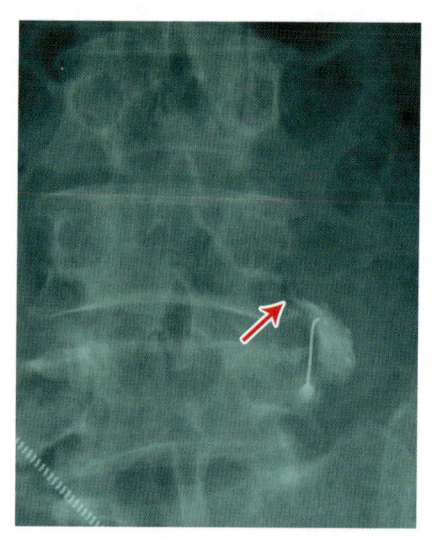

図6 ● 神経根造影：図3と同症例
図3症例で，神経根が椎体の骨棘と椎間板の椎間孔外側への膨隆により圧迫され，造影欠損像となっている（→）

4）選択的神経根造影（および神経根ブロック）

前述までの検査を行ってもなお神経根性の高位診断がつきにくい場合に行われる．この検査の目的は主に2つある．①選択的に行うことで神経根性の高位診断をつけること．②神経根の椎間孔内・外における圧迫状態を検索することである（図6）．ここでの圧迫は椎間板の後外側膨隆（ヘルニアを含む），特に変性側弯の凹側では椎弓根部でのkinkingも影響して症状を出しやすいので要注意である．

高位診断のポイントは神経根へ注射針を刺し造影剤を注入したときに生じる電撃痛が患者の普段訴えている領域におよぶものであるか（再現痛であるか），そして局所麻酔剤を加えてその痛みを消失させた後，歩行できないほどの筋力低下がない限り歩行をさせて間欠跛行の改善があるかを観察することである．

> **指導医の教え**
> この検査は患者に疼痛を再現させる場面があり侵襲的といえる．したがって検査に際して，その意義を患者にもよく説明し同意を得ることが大切である（インフォームドコンセント）．

5）椎間板造影（ディスコグラフィー），CTD（ディスコグラフィー後CT）

この検査は本疾患において椎間孔内・外へ向けて椎間板後外側膨隆（ヘルニアを含む）の関与を検索する必要がある場合に行う（図7）．神経根ブロックと同様に注入時再現痛の観察が大切である．

5 診断の決め手

症状と神経学的所見と画像検査所見の一致が重要であるが，本疾患は安静時には症状はないかあっても軽度なので診察室では問診によりよく患者から間欠跛行の症状を聞き出すことが重要な意味をもつ．その際どのような症状がどこに出るかを聞き出す．場合によっては歩行負荷テストをかけて症状を確認し，神経学的所見をとる必要がある．

6 鑑別診断と注意すべき合併症

1）鑑別診断

鑑別診断としては閉塞性動脈硬化症など血行性間欠跛行がまずあげられる．症状は神経性のものが下肢のしびれ・異常感覚を主に訴えるのに対して血管性では阻血性の重だるい痛み，脱力感を訴えやすい．

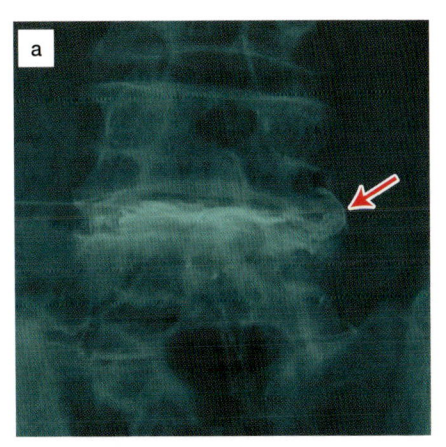

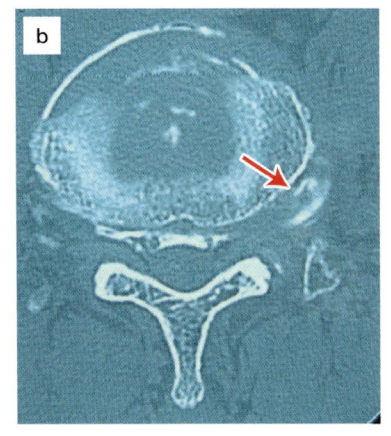

図7 ● 脊柱狭窄症 椎間板造影（a）とCTD（b）：図3，6と同症例
造影剤は椎間板の膨隆を描き，図6での神経根造影欠損部に一致している（→）．CTD（b）でも造影剤が椎間孔外側へ広がる椎間板の膨隆を示している（→）．

表 ● 間欠跛行の分類

	神経性間欠跛行			血管性間欠跛行
	馬尾性間欠跛行		脊髄性間欠跛行	
	馬尾型	神経根型		
症状	しびれ 異常感覚 疼痛	疼痛 しびれ	しびれ だるさ 疼性歩行	重だるさ 疼痛
sensory march	しばしば	少ない	多い	稀
反射	減弱，消失	減弱，消失	亢進	正常
動脈拍動	正常	正常	正常	消失
皮膚温低下	なし	なし	なし	しばしば
症状の改善	体幹前屈位で改善		立ち止まることで改善	

また，症状の改善が馬尾性では体幹を前屈することで得られるのに対し，血管性では単に歩行を中止すれば改善されやすい．

さらに，血管性では動脈の拍動（足背動脈など）を触知しにくい．前述のABIも参考になる．また下肢に冷感，チアノーゼをみることがある．

以上の症状，所見は鑑別の傾向として参考になるものであって特異的に特定できるものではない．実際に高齢者で神経性と血管性の混在する例もあり検討を要する．間欠跛行の鑑別診断を表に示す．

2）注意すべき合併症

本疾患を発症する年代の方には生活習慣病全般に対する注意が必要であるが，特に注意すべき疾患は糖尿病である．糖尿病では血管性障害として閉塞生動脈硬化症を合併している可能性があり，神経性障害として四肢末梢優位の知覚症状（glove and stocking type）を呈することがある．

7 治療

1）保存療法

消炎鎮痛薬，プロスタグランディン製剤（PGE_1），漢方薬，ビタミンB_{12}製剤など症状を考えながら処方する．

症状が続くならブロック注射を行う．硬膜外ブロック，神経根ブロックがあり，後者は前述したように神経根型の高位診断にも有効で診断的治療といえる．

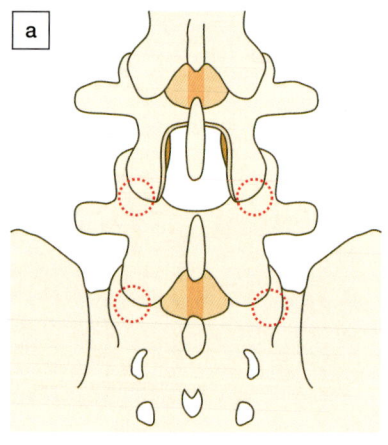

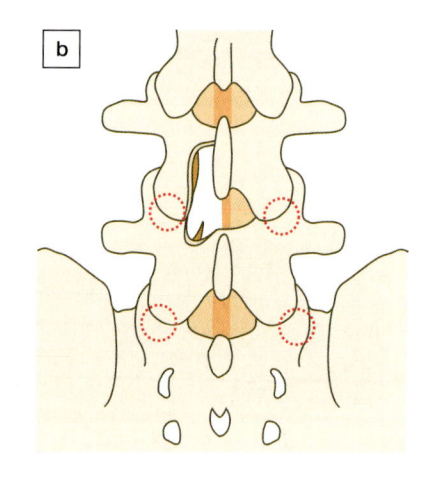

図8 ● 椎弓切除術
a：部分的椎弓切除を腰椎4-5に行っている（馬尾型の場合）
b：開窓術を腰椎4-5の左に行っている（神経根型の場合）
（⭕椎弓根部）

またコルセット装着を変性すべり症，変性側弯症など椎間板障害を伴う変位変形のある患者に行う．

2）手術療法

保存療法に抵抗性でADL，QOLが低下しているときに適応となる．

本疾患では症状の病型分類と狭窄部の除圧範囲は明瞭である．

馬尾型で正中部に狭窄があれば部分的椎弓切除（laminotomy）を行う．この場合，頭側椎弓の尾側で黄色靱帯付着部までが除圧範囲である（図8a）．

神経根型では外側部に狭窄があるので，頭側椎弓の尾側で黄色靱帯付着部から尾側は椎弓根部を神経根が回りこみ椎間孔入口部までが除圧範囲（nerve root unroofing）である．このような片側の部分的椎弓切除術を開窓術という（図8b）．

なおこれらの手術を組織温存低侵襲で行うため，顕微鏡下あるいは内視鏡下で行うこともできる．特に片側進入により両側の部分的椎弓切除も効率よくトランペット型に行える．

> **指導医の教え**
> ●サージエアトームを用いて椎弓を削るときは脇を締め，両手を一塊として患者腰部に固定して削除範囲全体を均一に掃くように削っていく．一局に集中して穴をあけては思わぬ神経損傷の危険がある．

●ケリソンパンチなどで黄色靱帯，骨などを咬除するときには硬膜との癒着のないことを神経剥離子などで確認しつつ注意深く行う．

変性すべり症ではその病期によって病態と症状の程度が変わっていく（図9）．

初期〜中期（stage 1〜2）までの単椎間であれば後方要素に手を付けずにすべり変形を矯正することで神経組織への除圧ができる前方固定術の適応もあるが，病態と症状が進んだ中期以降の症例に対しては後方要素の関与が大きく後方からの除圧と固定が必要となる．この場合，除圧範囲は先に示したとおり症状と画像所見から決定され，固定は椎間の不安定性，狭小化などを勘案して椎体間固定術，後側方固定術など選択する．インストゥルメンテーションを加えると骨癒合の確実性が増し，早期離床も可能となる（図10）．

椎間孔部での神経根障害に対してはその原因が椎間孔内・外へ向けての椎間板後外側膨隆（ヘルニアを含む）であるなら椎間孔拡大術（内側・外側）[5]を行い必要に応じて椎間板を切除する．

変性側弯による場合には神経根への圧迫要因が椎間板後外側膨隆（ヘルニアを含む），椎体側方すべり，椎体回旋と椎間関節亜脱臼など複数混在しており，除圧範囲の決定，矯正の必要性とその程度，固定法とインストゥルメンテーションの併用などよく検討して術式を決定する[2]．

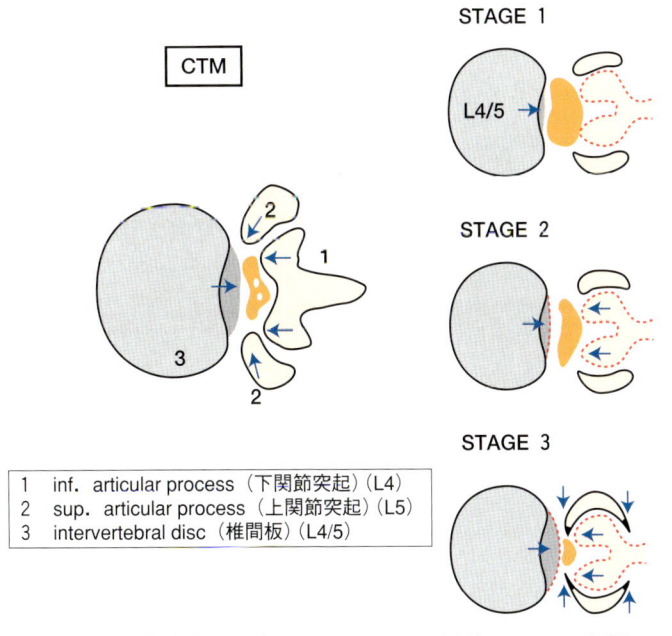

図9 腰椎変性すべり症のCTMにおける里見のSTAGE分類
（文献3より引用）

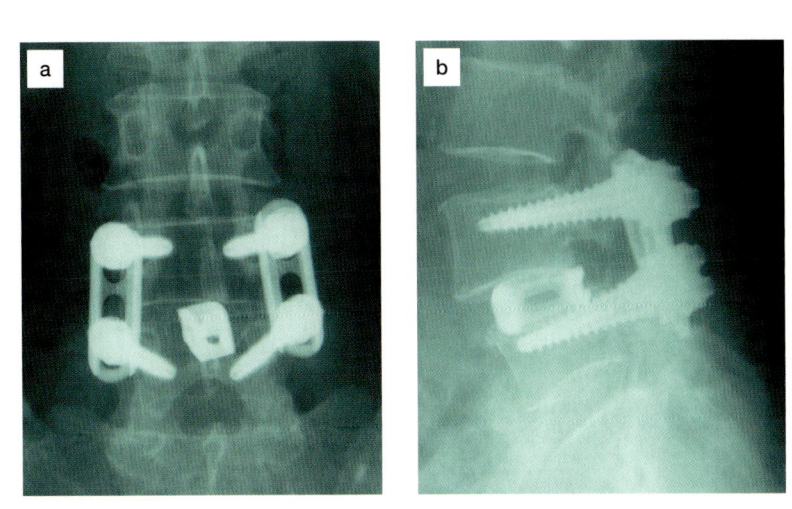

1　inf. articular process（下関節突起）(L4)
2　sup. articular process（上関節突起）(L5)
3　intervertebral disc（椎間板）(L4/5)

図10 変性すべり症 術後単純X線正面像（a）と側面像（b）：図4と同症例
混合型の狭窄症として第4腰椎の椎弓切除術と両側第5腰神経根に対して開窓術を行いすべり椎間に椎体間固定術とインストゥルメンテーションを加えている

8　後療法

　早期の離床に心がけることが機能温存，合併症回避の点から大事である．術創部からの出血のないこと，全身状態の観察から許されるなら術翌日，あるいは2日後には起立，歩行をさせていきたい．

　患者の多くは高齢者でありさまざまな術後合併症に注意が必要である．特に深部静脈血栓症とそれから続発する致死的肺血栓症を避けたい．そのためには術中から術後にかけての下肢静脈還流を促す下肢圧迫装置の装着，あるいは弾性包帯や弾性ストッキング装着を心がけるとよい．

Advanced Practice

専門医にコンサルトを要する場合

　内視鏡下に椎弓切除，椎間板摘出を行う場合は内視鏡下手術に習熟した指導医に手術を依頼すること．
　変性側弯では複雑な病態を理解したうえで専門性の高い手術手技を要する．

他科にコンサルトを要する場合

　血管性間欠跛行を合併している場合は血管外科へコンサルトを要する．
　術後せん妄から認知症への移行にも気を付け，その疑いのあるときには精神科にリエゾン依頼をする．

＜文　献＞

1) Arnordi, C. C. et al. : Lumbar spinal stenosis and nerve root entrapment syndromes, definition and classification. Clin. Orthop., 115 : 4-5, 1976
2) 戸山芳昭 ほか：高齢者にみられる腰部脊柱管狭窄症の病態と手術法選択の問題点．別冊整形外科，12 : 142-149, 1987
3) Satomi, K. et al. : A Clinical study of degenerative spondylolisthesis. Spine, 17（11）: 1329-1336, 1992
4) 菊地臣一：いわゆる馬尾性間欠跛行．日整会誌，62：567-575, 1988
5) Kunogi, J. et al. : Diagnosis and operative treatment of intraforaminal and extraforaminal nerve root decompression. Spine, 16 : 1312-1320, 1991

第3章　腰椎・仙椎

4. 変形性脊椎症［腰椎］

吉田英彰

Point
1. 加齢による退行性変化から生じる腰痛症である
2. 起床時や動作開始時の疼痛が特徴である
3. 治療は保存療法が中心となる
4. 慢性に経過し，予後はよい

1　病態・疾患概念

腰椎変形性脊椎症（lumbar spondylosis deformans）は腰椎を構成する骨性要素と椎間板，靱帯などの周囲支持組織に起こる，加齢による退行性変化が病態の中心である．

この退行性変化は，椎体の変形よりも先に椎間板変性として初発する．まず，椎間板髄核の脱水による支持性の低下が生じ，さらに線維輪における線維走行の乱れや断裂もみられるようになる．この椎間板線維輪の断裂により，脊椎洞神経が刺激され，腰痛を引き起こす1つの原因となる．さらには，椎間板狭小化，髄核の後方脱出へと進展していく．

このような椎間板変性を引き金として，椎間板線維輪の椎体辺縁付着部に荷重負荷などの刺激が加わることにより，椎体終板の硬化を生じ椎体縁に骨棘が発生する．また，通常の骨棘と異なり，椎体終板縁からやや離れた部位にtraction spur※1を認めることがある．これは椎間不安定性の存在を示し，腰痛の原因となることがある．

また，力学的負荷により椎間関節の骨硬化や椎間関節の狭小化，肥大変形を生じてくる．加齢に伴って，椎体変形からさらには脊柱全体の変形へと進行していく．これらの椎間板や椎間関節の変性により，椎間の不安定性を生じるが，椎骨は変形することにより荷重面を増大させ，椎間安定性を維持しようとする．結果として，脊柱全体が変形しながら，安定性を保つ方向へ向かうように適応していく．この構造上の変化が脊柱全体としての適応範囲以上に進行してくると，脊柱管・椎間孔を狭小化し，馬尾・神経根への圧迫による障害を出現させ，疼痛や麻痺などを発症すると考えられる．このように，種々の神経症状を呈するようになると，腰部脊柱管狭窄症（腰椎変性すべり症，腰椎変性側弯症，腰椎後弯症などを含む）と診断される．

変形性変化はいわゆる"老化現象"であり，加齢に伴い増加するが，多くは無症状である．症状が腰椎の変形性変化由来と考えられる場合にのみ変形性腰椎症と診断される．

2　主訴・症状

慢性的な腰痛，腰部の重い感じ，こり感などが主症状である．安静時に軽く，起床時や同一姿勢をとった後の動作開始時に強く，体を動かしているうちに軽減するという特徴をもつ．腰椎部の可動域は制限され，特に後屈で腰痛が誘発・増悪されることが多い．外見上前弯の消失や，側弯さらには後弯などの脊柱変形を認めることもある．

※1　traction spur：椎間板変性の結果として，椎体辺縁（椎体の椎間板付着部）より2～3 mm離れた前方の位置で水平方向に伸びる骨性の突出である．これは，力学的負荷が椎間板線維輪最外層に生じるために起こり，変性疾患における不安定性を示す．

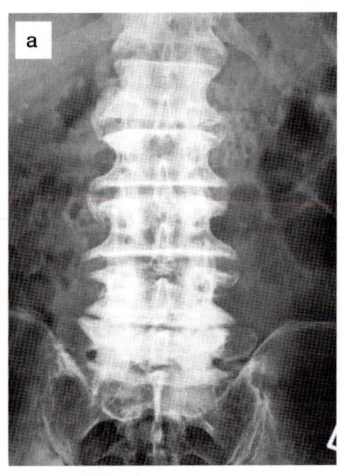

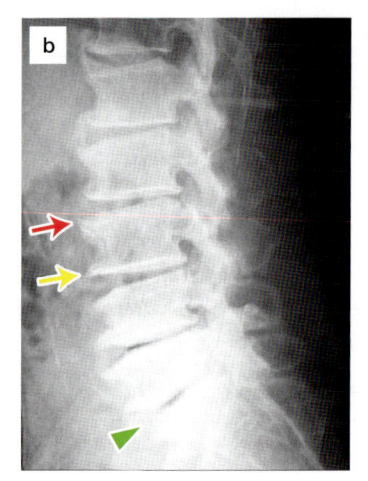

図 ● 単純X線像
a：正面像，b：側面像．
側面像にて，やや前弯が減少している．→はtraction spur
を，⇒は骨棘（spur）を，▶はvacuum phenomenonを示す．

下肢に疼痛，しびれや間欠性跛行などの神経学的異常所見を認めるようになると，腰部脊柱管狭窄症や腰椎椎間板ヘルニアなどを疑うこととなる．また，下肢神経症状がない本疾患の場合も，側弯などの脊柱変形により骨盤が異常な傾きを呈すると跛行を生じることがある．

3 診察時に収集すべき基本情報

腰痛の起こる部位と姿勢や体位変換との関連について，よく患者・家族から聴取する．特に高齢者の場合，家族からの問診も重要である．圧迫骨折との鑑別も重要であることから，軽微な外傷の有無を確認することや叩打痛など局所所見にも注意する．

4 必要な検査

1）画像検査

まず，単純X線検査を行う．疼痛が強く，変形が高度の場合にCTやMRIを施行する場合もあるが，一般的には単純X線検査のみで診断することが多い．CTやMRIが必要となるのは，下肢の疼痛やしび れ，筋力低下など神経学的所見を有し，腰部脊柱管狭窄症や腰椎椎間板ヘルニアなどを疑う場合が多い．

2）所見

単純X線検査にて，椎間高の狭小化や骨棘形成を呈する．椎間板変性が進行し高度になると，vacuum phenomenon[※2]も認めることがある（図）．また，生理的前弯の消失や，前方および後方すべり，側弯，後弯などの脊柱配列異常を示す．

5 診断の決め手

単純X線像に認められる退行性変化は，いわゆる"老化現象"として無症状でもしばしばみられるが，腰痛などの臨床症状が他の疾患を除外したうえで腰椎由来のものと考えられれば，変形性腰椎症と診断される．

> **指導医の教え**
> 実際に変形性変化が疼痛の原因であることを証明するのは難しい．どちらかというと，除外診断となる．他の明らかな腰痛の原因が

[※2] vacuum phenomenon（真空現象）：椎間板内のガス貯留を示す所見．中央の髄核と線維輪のところに大きな腔を生じガスが貯留したものは進行した椎間板変性を表し，線維輪の最外層に生じた断裂部にガスが貯留したものは，椎体間の不安定性を示すといわれている．

なく，単純X線像上に変形性変化を認めた場合，症状・理学所見と考え合わせたうえで診断することとなる．

6 鑑別疾患と注意すべき合併症

中高年にときにみられる化膿性脊椎炎や結核性脊椎炎（脊椎カリエス）などの炎症性疾患，原発性もしくは転移性脊椎腫瘍による病的骨折，骨粗鬆症性圧迫骨折なども常に考慮すべきである．両者が合併することもあり，ときに鑑別が容易でないことがある．

> **指導医の教え**
> 高齢の女性の場合，骨粗鬆症も合併していることが多いため，腰痛が強い場合は特に圧迫骨折を考慮しなければならない．

7 救急処置・応急処置

急性の腰痛増悪の際には，腰椎の安定化のため，ベッド上安静が重要である．ただし高齢者の場合，廃用性の障害や褥瘡を生じることがあるので，できるだけ短期間とする．さらに消炎鎮痛薬やコルセットの処方を行う．疼痛を悪化させないために腰椎の後屈を避ける必要がある．

8 治療

1）保存療法

治療の基本は保存療法であり，日常生活動作の改善が目的である．

まず，患者にしっかりと説明し，疾患に関して十分な理解を得ることが重要である．中高年にみられる疾患であるため，持続する慢性的な腰痛で不安に思ってしまうことが多い．本疾患は悪性疾患ではなく，加齢変化から来るもの（いわゆる"老化現象"）であることを十分に説明して患者を安心させる必要がある．しかし，逆に"老化現象"であるからこそ，症状の完全な治癒は不可能であり，緩解・増悪を繰り返すことも十分に理解してもらう．そのうえで，本症の自然経過は一般的に良好で，保存療法も効果的であることを説明し納得を得る．

a．生活指導

日常生活における姿勢や物の持ち方など，腰部に負担のかからない方法を指導する．ベッドやテーブル，椅子を使用した生活様式を勧め，足を投げ出したり，あぐらをかくような座位姿勢は避けさせる．

b．薬物療法

消炎鎮痛薬や筋弛緩薬などの内服薬，貼付剤，軟膏などの外用薬などを処方する．高齢者では軽いうつ病の合併が少なくなく，精神神経科に加療をお願いする必要も多い．その場合，抗不安薬や抗うつ薬の処方が有効である．

c．理学療法

理学療法としては，温熱療法，電気治療（極超短波，低周波など），骨盤牽引，マッサージなども有効である．腰背筋，腹筋を強化するために腰部に負担の少ない等尺性運動を主体とした腰痛体操を指導する．体幹の後屈により症状が増悪することが多いので，急性期には前屈運動を中心とする．

d．固定

腰痛が強い場合には，軟性コルセットなどを用いた外固定を行い，腰椎の安静による安定化を図る．外固定が長期間となると，腰部周囲筋の筋力低下も生じてくるため，漫然と固定するのではなく，疼痛が軽快してきたら徐々に除去することも大切である．

持続性で慢性的な腰痛や頻回に再発する腰痛にて仕事に大きな制限をきたす症例においては，患者個々人の社会的背景を考慮し，社会復帰を第一に考えなければならない．

2）手術療法

保存療法にて腰痛の改善が得られず，数カ月以上も仕事や日常生活動作に明らかな支障をきたした場合のみ，手術適応となるが，変形性変化による腰痛のみで手術となる例は比較的少ない．手術方法としては不安定性を有する腰椎の安定化を目的として，脊椎固定術が選択される．

9 後療法

加齢現象であることから，手術療法の施行後も腰痛が生じる可能性は少なくない．完全な治癒は不可能なため，腰痛体操などの腰部周囲筋の筋力トレーニングを行い，再発に対する予防が大変重要となる．

専門医にコンサルトを要する場合

　保存療法にて軽快しない高度な腰痛の場合，前述のごとく手術的な加療を要する場合があるが，症状が腰痛のみの場合，適応を慎重にしなければならないため，脊椎外科専門医にコンサルトした方がよい．

他科にコンサルトを要する場合

　高度の腰痛の場合，動脈瘤破裂や尿管結石，膵炎などが腰椎疾患と間違われることが多く，外科など当該専門科にコンサルトを要する．症状によっては，緊急を要する場合もある．

思いがけない落とし穴

　単純X線像上明らかな圧迫骨折を認めず，変形性（退行性）変化が強いことから変形性腰椎症由来の腰痛と診断した後も疼痛がなかなか軽快しない場合，後日単純X線像にて圧迫骨折がはっきりする場合もあるので，注意が必要である．

<参考文献>
1) 西澤 隆：変形性脊椎症．「図説 腰椎の臨床」（戸山芳昭 編），pp. 269-270，メジカルビュー社，2001
2) 長谷川和宏：脊椎の加齢性変化．脊椎脊髄，17（5）：344-350, 2004
3) Roh, J. S. et al. : Degenerative disorders of the lumbar and cervical spine. Orthop. Clin. N. Am., 36 : 255-262, 2005
4) Gibson, J. N. A. & Waddell, G. : Surgery for degenerative lumbar spondylosis: updated Cochrane review. SPINE, 30（20）: 2312-2320, 2005

疾患

第4章 脊椎・脊髄の疾患

1. 脊椎骨粗鬆症，脊椎圧迫骨折 ……………………… 166
2. 化膿性脊椎炎 ………………………………………… 171
3. 結核性脊椎炎 ………………………………………… 175
4. リウマチ性脊椎炎 …………………………………… 180
5. 強直性脊椎炎，乾癬性脊椎炎
   （seronegative spondyloarthropathy） ……………… 189
6. 二分脊椎，脊髄係留症候群 ………………………… 194
7. 脊椎腫瘍 ……………………………………………… 202
8. 脊柱側弯症 …………………………………………… 207
9. 脊柱後弯症 …………………………………………… 212
10. 脊髄損傷 …………………………………………… 222
11. 脊髄・馬尾腫瘍 …………………………………… 229
12. 脊髄空洞症 ………………………………………… 235
13. 脊髄疾患と鑑別を要する神経，筋疾患
    （筋萎縮性側索硬化症ほか） ……………………… 240

第4章　脊椎・脊髄の疾患

1. 脊椎骨粗鬆症，脊椎圧迫骨折

河野　亨

Point

1. 高齢者の急性腰背部痛では圧迫骨折を疑うべきである．外傷がなくても骨折は起こる
2. 単純X線では骨量の非連続に注意する．早期診断にはMRIが有用である
3. 治療は保存的治療（2～3週間の安静臥床と引き続きコルセット装用）だが，経過中に圧壊が進行する例もあるので初期には週1回単純X線でチェックする
4. 圧迫骨折の予防には薬物療法が有用でエビデンスからはアレンドロネート（フォサマック®，ボナロン®），リセドロネート（ベネット®，アクトネル®）（いずれもビスホスホネート製剤），塩酸ラロキシフェン（エビスタ®）の3剤が推奨される
5. 偽関節や骨片の脊柱管内突出による高度の腰背部痛，脊髄麻痺発生例では手術治療も考慮する．偽関節例の不安定性をみるには仰臥位での側面単純X線像が有用である

1 病態・疾患概念

脊椎圧迫骨折は各年齢で起こりうるが，その治療は若年者と骨粗鬆症を伴う高齢者では大きく異なる．若年者では骨折による変形を防ぐため1カ月以上のベッド上安静や体幹ギプス固定を必要とするが，高齢者では長期臥床による合併症（肺炎，認知症，褥創など）が危惧されるため多少の遺残変形よりも早期離床が優先される．本稿では高齢者の骨粗鬆症に伴った胸腰椎圧迫骨折に関して述べる．

1）骨粗鬆症の定義

骨粗鬆症とは低骨量と骨組織の微細構造の異常を特徴とし，骨の脆弱性が増大し，骨折の危険性が増加する疾患と定義されている．加齢，閉経などの自然経過で起こる原発性骨粗鬆症と内分泌疾患，代謝性疾患，炎症性疾患，血液疾患，先天性疾患，薬物などの影響で二次的な骨量喪失が起こる続発性骨粗鬆症に分けられる．原発性骨粗鬆症の診断基準としては日本骨代謝学会による原発性骨粗鬆症の診断基準（2000年度改訂版，表1）が用いられている．骨粗鬆症の根本的治療としては食事療法，運動療法，薬物療法などがあげられる．

2）脊椎圧迫骨折

脊椎圧迫骨折は明らかな外傷によるものも多いが，骨の脆弱性が著しい場合では明らかな外傷がなくても発生する．また経過中に椎体の圧壊が進行する場合も多い．骨粗鬆症に関連する骨折の中で脊椎圧迫骨折は最も頻度が高いが，軽症あるいは無症状で経過することが多い．しかし，治療経過中に偽関節や骨片の脊柱管内突出により脊髄麻痺をきたす例も近年増加しており，そのような症例には手術治療が必要になる．初期の的確な診断と治療が望まれる．

2 主訴・症状

急性の腰背部痛が主な症状である．

3 診察時に収集すべき基本情報

大事なことは，当然ではあるが初診時に圧迫骨折を見逃さないことである．高齢者の急性腰背部痛ではまず圧迫骨折を疑うべきである．明らかな外傷がなくても骨折は発生することがあり，布団の上げ下ろし，くしゃみ，朝起床時に起き上がったなどの日常生活動作で骨折する例もある．このような例では1～2日後に腰背部痛が発現することも多いため，何をしてから痛くなったのか，疼痛発生時の状況を詳しく聴取すべきである．以前の圧迫骨折の既往を聞くことも陳旧性圧迫骨折の鑑別には必要である．

表1 ● 原発性骨粗鬆症の診断基準（2000年度版）

I. 脆弱性骨折[※a]あり		
II. 脆弱性骨折なし		
	骨密度値[※b]	脊椎X線像での骨粗鬆化[※c]
正常	YAMの80％以上	なし
骨量減少	YAMの70％以上80％未満	疑いあり
骨粗鬆症	YAMの70％未満	あり

YAM：young adalt mean，若年成人平均値（20〜44歳）

[※a] 脆弱性骨折：低骨量（骨密度がYAMの80％未満，あるいは脊椎X線像で骨粗鬆化がある場合）が原因で，軽微な外力によって発生した非外傷性骨折．骨折部位は脊椎，大腿骨頸部，橈骨遠位端，その他．

[※b] 骨密度は原則として腰椎骨密度とする．ただし，高齢者において，脊椎変形などのために腰椎骨密度の測定が適当でないと判断される場合には大腿骨頸部骨密度とする．これらの測定が困難な場合は橈骨，第二中手骨，踵骨の骨密度を用いる．

[※c] 脊椎X線像での骨粗鬆化の評価は，従来の骨萎縮度判定基準を参考にして行う．

脊椎X線像での骨粗鬆化	従来の骨萎縮度判定基準
なし	骨萎縮なし
疑いあり	骨萎縮度I度
あり	骨萎縮度II度以上

4 必要な検査

腰椎・胸椎の単純X線撮影は必須である．

> **指導医の教え**
> 圧迫骨折部位より尾側に疼痛を訴えることが多いので下位腰椎付近の疼痛であっても胸腰移行部あるいは下位胸椎に骨折を認めることも多い．胸腰移行部から下位胸椎を含めたX線撮影をすべきである．

5 診断の決め手

腰背部痛をきたす他の疾患（変形性脊椎症，脊椎腫瘍，分離症，すべり症など）の鑑別のため単純X線検査が必要である．骨粗鬆症の高齢者では陳旧性の圧迫骨折を有する症例も多く新鮮な骨折かどうか判断に困ることがある．こんな場合には単純X線では骨皮質のわずかな不連続性を見逃さないようにすべきである（図1）．

圧迫骨折があっても初診時の単純X線検査では明らかな異常がみられないことも多い．そのような場合でも疼痛が強ければ骨折の疑いもあることを十分に説明し安静を指示し1週間後に再度単純X線を撮影するべきである．MRIが撮れれば新鮮な圧迫骨折では椎体の輝度変化がみられ（図2）診断が確定するがMRIが，すぐに撮影できる施設は稀であろう．

> **指導医の教え**
> 初診時あるいは経過中の単純X線側面像で椎体後方皮質が破壊されて減高している症例では経過中に骨片の脊柱管内突出により神経麻痺をきたす可能性があるので注意を要する．

6 鑑別診断と注意すべき合併症

骨破壊をきたす疾患としては転移性あるいは原発性脊椎腫瘍，多発性骨髄腫などによる病的骨折，化膿性脊椎炎，脊椎カリエスなどの炎症性疾患などがあげられる．これらの疾患は血液検査，MRI所見などで鑑別可能な場合が多い．そのほか，甲状腺機能亢進症，副甲状腺機能亢進症，関節リウマチなどの膠原病など続発性骨粗鬆症をきたす内科疾患が隠れている場合があるので見逃さないよう注意が必要である．

神経麻痺の合併には注意が必要で下肢のしびれ，痛み，筋力低下に注意する．

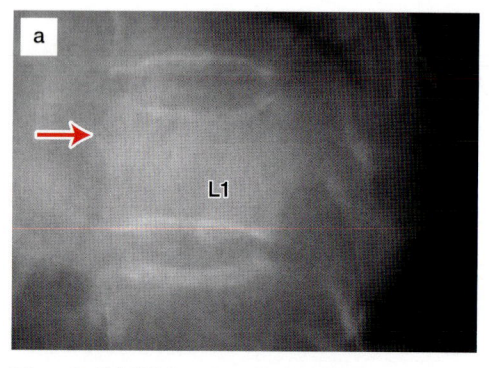

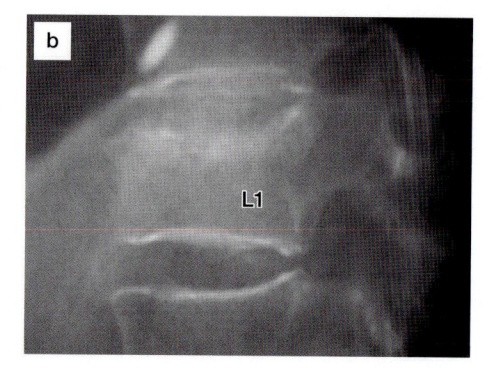

図1 ● 骨粗鬆症による圧迫骨折例
84歳，男性．箪笥を移動し腰痛が出現し，3日目に受診した．
a：初診時のX線写真．L1椎体前方皮質に突出がみられる（→）
b：初診から10日目のX線写真．圧迫骨折が明らかである

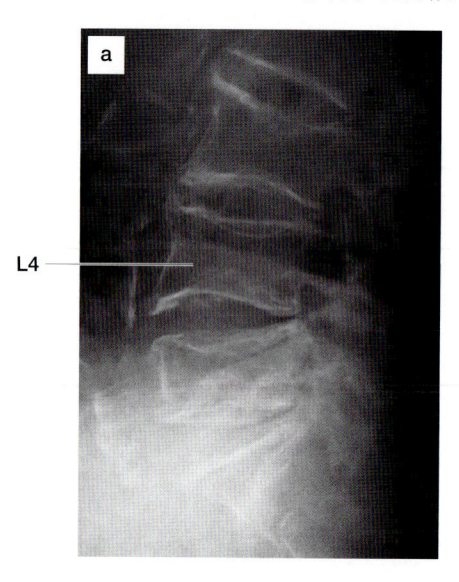

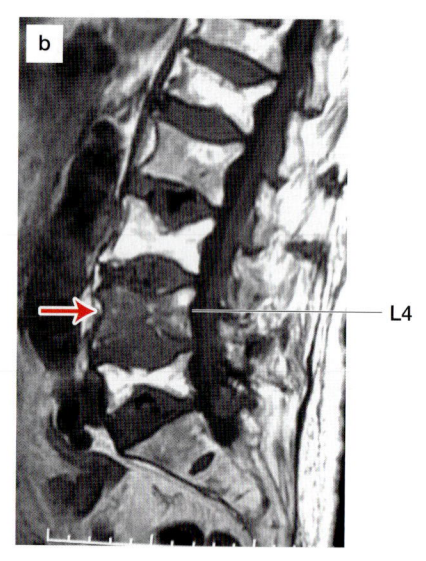

図2 ● 単純X線で診断できない圧迫骨折
a：単純X線では明らかな圧迫骨折はみられない
b：MRI T1強調画像でL4椎体に輝度変化がみられる（→）

7 救急処置・応急処置

急性腰背部痛に対し安静，消炎鎮痛薬の投与を行う．

8 治療

1）保存的治療

a. 安静と外固定

治療の基本は疼痛の除去と骨折椎体の圧潰進行の防止である．一度骨折すると日常生活動作程度でも椎体の圧潰は進行するため早期からの外固定が必要である．実際には受傷早期には疼痛が強いため1週間程度の安静臥床に引き続き硬性コルセットを装用する．ただし活動性の低い例や高度の円背を呈する例など，硬性コルセットで活動性が妨げられたり褥創の発生が懸念される例では軟性コルセットにするなど，症例に応じて考慮すべきである．約2〜3カ月で骨癒合が得られ経過良好な例が多いが，なかには椎体癒合不全から偽関節となり高度の腰背部痛を訴えたり，骨片が脊柱管内に突出し神経麻痺をきたす例もある．受傷後2〜3カ月は1〜2週ごとに単純X線で圧潰の程度と骨癒合をチェックすべきである．

b. 薬物療法

圧迫骨折予防のためには薬物療法が有効であり未

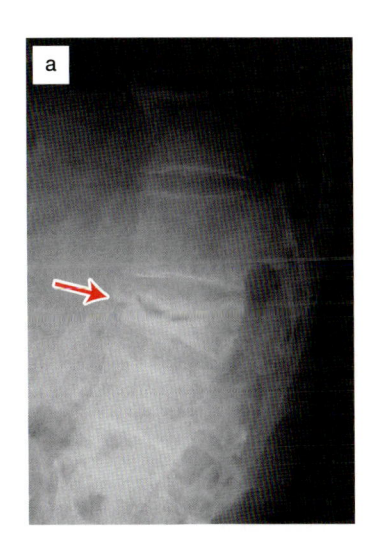

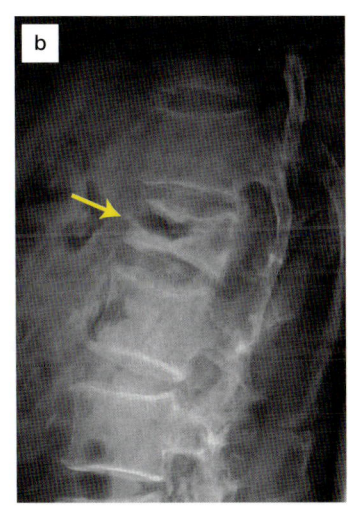

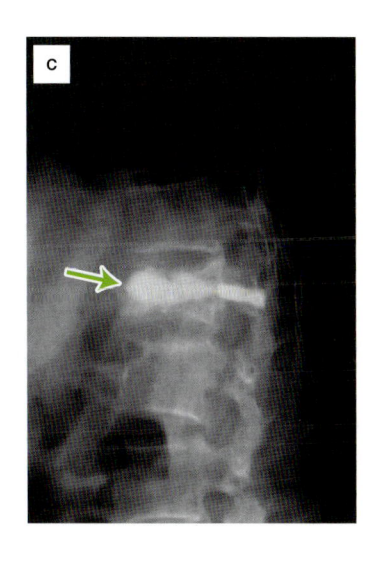

図3 ● L1圧迫骨折偽関節例
　a：前屈側面像．L1椎体にintravertebral cleftがみられる（→）
　b：仰臥位側面像．L1椎体はあたかもワニが口を開けたような形態を示す（→）
　c：リン酸カルシウムペーストを用いた椎体形成術後（→）

治療の場合には早急に治療を開始すべきである．日本で認可されている骨粗鬆症治療薬にはビスホスホネート製剤，塩酸ラロキシフェン（SERM），カルシトニン製剤，ビタミンK₂製剤，女性ホルモン製剤，イプリフラボン（オステン®），カルシウム製剤，蛋白同化ホルモン製剤がある．日本骨粗鬆症学会の定めた骨粗鬆症の予防と治療のガイドライン2006年版によると総合評価でグレードA（行うよう強く勧められる）とされているのはアレンドロネート（フォサマック®，ボナロン®），リセドロネート（ベネット®，アクトネル®）（いずれもビスホスホネート製剤），塩酸ラロキシフェンの3剤でありこれらを主治療薬とするべきである．疼痛に対しては消炎鎮痛薬以外にカルシトニン製薬の筋注も有効である．

2）手術療法

保存的治療にもかかわらず，骨折部が偽関節となり強い腰背部痛が持続する例，骨折部が脊柱管に突出し脊髄，馬尾症状を呈する症例は全身状態が許せば手術の適応となる．手術は椎体形成術，脊椎後方短縮術，前方脊柱再建術などが症例に応じて行われるが，どの方法も一長一短がありいまだ手術適応に関しては明確なコンセンサスはないのが現状である．

a．椎体形成術

リン酸カルシウム骨ペースト（calcium phosphate cement, CPC），ハイドロキシアパタイトブロックなどを経椎弓根的に椎体内に充填する方法である．椎体後壁の損傷がある症例ではこれを整復してさらにインストゥルメンテーションを併用する（図3, 4）．

一部では椎体内に骨セメントを注入する経皮的椎体形成術も行われているが，骨セメントの使用は人工関節に対してしか認められておらず，また骨セメントの血管内漏出による肺梗塞も報告されており問題が残されている．

b．脊椎後方短縮術

後方侵入で骨折部後壁の楔状骨切りによる除圧，後弯の矯正，インストゥルメント固定を同時に行う方法である．

c．前方脊柱再建術

前方進入で損傷椎体を亜全摘し，移植骨や人工椎体を用いて再建しインストゥルメントを併用する方法．椎体後壁損傷があり脊髄あるいは馬尾症状のある例に適応になる．侵襲が大きく，骨粗鬆の強い例ではスクリューの固定性不良，移植骨や人工椎体のsinking（沈み込み）などをきたすことがあるので注意が必要である．

9 後療法

それぞれの治療に応じた後療法を行う．

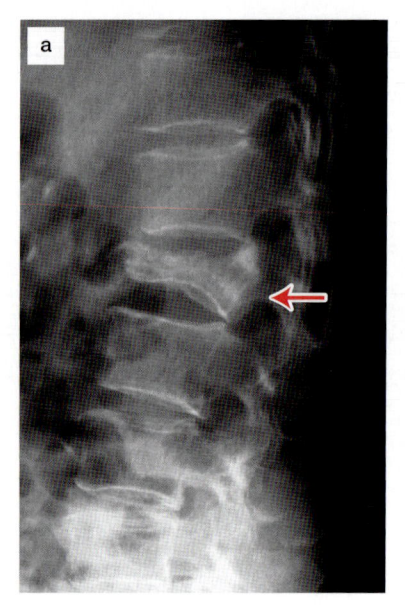

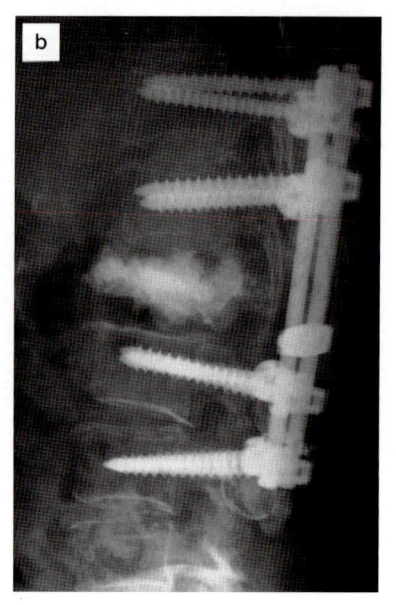

図4 ● L1圧迫骨折，骨片脊柱管内突出例
　a：L1椎体の骨片が脊柱管内に突出している（→）
　b：ハイドロキシアパタイトブロックとインストゥルメントを用いた椎体
　　　形成術後

Advanced Practice

専門医にコンサルトを要する場合

偽関節例，神経麻痺合併例，神経痛が継続する例などで手術治療を考慮すべき症例では専門医にコンサルトすべきである．

他科にコンサルトを要する場合

骨粗鬆症が他科疾患による二次性骨粗鬆症の場合には原疾患の治療を行う必要がある．甲状腺機能亢進症，副甲状腺機能亢進症，関節リウマチなどの膠原病，ステロイドホルモン服用，稀な例ではステロイド産生性下垂体腫瘍などもある．

＜文　献＞

1) 「骨粗鬆症の予防と治療ガイドライン2006年版」（骨粗鬆症の予防と治療ガイドライン作成委員会：代表 折茂 肇 編），ライフサイエンス出版，2006
2) 「骨粗鬆症診療ハンドブック　改訂第4版」（中村利孝，松本俊夫 編），医薬ジャーナル社，2006
3) 「特集：骨粗鬆症－診断・治療の最前線」（西沢良記 ほか 編）．日本医師会雑誌．136 (2)，2007
4) 吉田 徹 ほか：骨粗鬆症性胸腰椎圧迫骨折の保存的治療．脊椎脊髄，20：562-569，2007
5) 武政龍一：高齢者の骨粗鬆症椎体骨折に対するリン酸カルシウムセメントを用いた椎体形成術．脊椎脊髄，20：570-576，2007
6) MacTaggart, J. N. et al. : Acrylic cement pulmonary embolus masquerading as an embolized central venous catheter fragment. J. Vasc. Surg., 43 : 180-183, 2006
7) Galibert, P. et al. : Preliminary note on the treatment of vertebral angioma by percutaneous acrylic vertebroplasty. Neurochirurgie, 33 : 166-168, 1987

第4章　脊椎・脊髄の疾患

2. 化膿性脊椎炎

田村睦弘

Point
1. 一般細菌の血行感染による脊椎感染症である
2. 急性型は発熱や罹患部の激痛を伴う
3. 確定診断は細菌学的検査で行う
4. 結核性脊椎炎との鑑別が重要である
5. 安静と化学療法（抗菌薬）が原則である
6. 手術は病巣掻爬・脊椎前方固定術が行われている

1 病態・疾患概念

　一般細菌による血行感染により生じる脊椎感染症である．血行性感染ではBatson静脈叢を介して骨盤および泌尿器科・婦人科疾患からの感染が多い．医原性では椎間板造影検査や脊椎手術後に発症することがある．発生部位は胸椎や腰椎に多く，頚椎に発生することは稀である．好発年齢は40〜50歳代であるが，糖尿病や肝機能障害など易感染性を伴う高齢者（compromised host）に発生することも多い．本疾患は，椎体の軟骨板下層に初発し，病巣の拡大に伴って骨皮質や軟骨板を破壊する．

指導医の教え
　化膿性脊椎炎の初期で感染が椎間板に限局し椎体まで波及していないものを「化膿性椎間板炎」と呼ぶが，化膿性脊椎炎に含めることが多い．

2 主訴・症状

　臨床症状により急性，亜急性，慢性型に分けられる．急性型は発熱や激痛を伴うが慢性型では慢性的な疼痛を伴う．局所症状としては罹患部位の疼痛が認められる．腸腰筋の膿瘍を伴った場合，股関節の伸展が制限され屈曲位を呈する．圧潰した椎体や膿瘍により脊髄や馬尾神経が圧迫された場合に麻痺を呈することがある．亜急性型や慢性型では発熱や疼痛が軽度である．

指導医の教え
　急性型では胆嚢炎，急性腹症，急性腎炎などと誤診される場合もあり注意を要する．また整形外科を受診しても急性腰痛症（いわゆる"ぎっくり腰"）と診断されることも少なくない．

3 診察時に収集すべき基本情報

　易感染性を有する基礎疾患（糖尿病，ステロイドの内服など）の有無，手術の既往（婦人科，泌尿器科，脊椎手術など），検査の既往（椎間板造影や脊髄造影など）についての問診が重要である．また熱発の程度や神経症状の有無，疼痛の強度を診察する必要がある．

4 必要な検査

　感染は椎間板や近接した部位から始まり隣接椎体に伝播する．椎間の狭小化が初期の所見であり単純X線撮影がまず重要となる．局所の骨破壊は急速であるが，単純X線像では軽度変形にとどまることが多い（図1）．病態の進行とともに骨新生，骨硬化像が出現する．
　MRI検査では単純X線やCTではとらえられない初

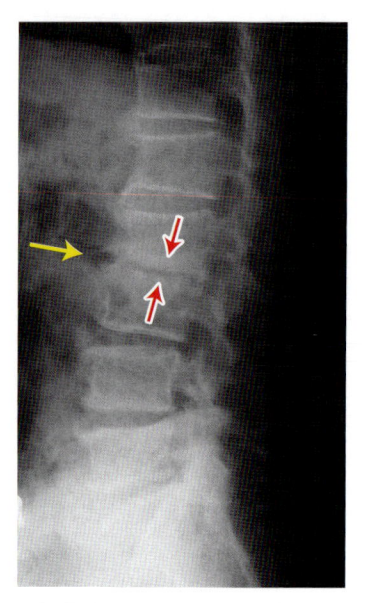

図1 ● 化膿性脊椎炎の腰椎単純X線側面像
第2-3腰椎間の椎間腔の狭小化（→），軟骨終板の不整像（→）を認める．

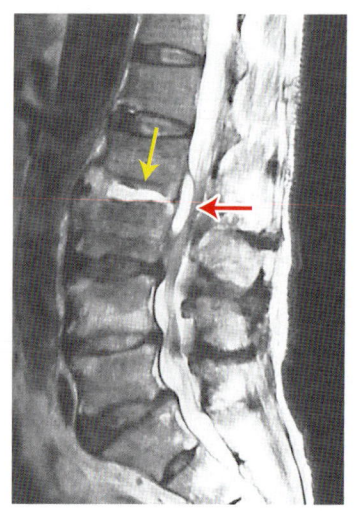

図2 ● MRI T2強調側面像（図1と同症例）
第2-3椎間腔（→）と脊柱管内硬膜前方（→）に高輝度の膿の貯留を認める．本症例は麻痺や椎体変形を認めず抗菌薬投与で治癒した．また，治癒後のMRIでは脊柱管内の膿瘍は消失した．

期の病態や膿瘍や椎間板，椎体の病巣が描出されるため必須である．椎間板を中心とした病巣は病期にもよるが，T1強調画像で低信号，T2強調画像で高信号を呈する場合が多い（図2）．

5 診断の決め手

　診断は細菌学的検査（病巣や膿瘍の細菌培養検査）により確定診断に至る．化膿性脊椎炎の起因菌は *staphylococcus, streptococcus, pneumococcus* が主であるが菌の検出率は50％以下と低い．実際臨床では臨床症状，画像所見，検査所見に基づき初期診断がされ治療を開始することが多い．

> **指導医の教え**
> 　化膿性脊椎炎を疑ったらまず血液検査とMRI撮影をすること．炎症反応と椎間板を中心とした病巣がとらえられたら確定診断に近づき，続けて確定診断のための細菌検査を計画できる．

表1 ● 化膿性脊椎炎と結核性脊椎炎の主要な鑑別点

	化膿性脊椎炎（急性型）	結核性脊椎炎
発熱	高度	軽度
疼痛	高度	軽度
血液検査	炎症反応高度	炎症反応軽度
脊柱変形	軽度	ときに高度の変形
基礎疾患	糖尿病ほか	肺結核
CT	骨破壊が急速	腐骨形成／骨硬化
膿瘍	稀	高頻度
脊髄麻痺	稀	約半数にあり

6 鑑別診断と注意すべき合併症

　化膿性脊椎炎と結核性脊椎炎の鑑別は大変重要であるため，そのポイントを表1に示す．慢性経過をたどる化膿性脊椎炎の場合は結核性脊椎炎との鑑別にはしばしば難渋する．結核性脊椎炎との鑑別のみならず，転移性脊椎腫瘍，脊椎圧迫骨折との鑑別は重要である．臨床症状，画像所見，血液検査所見などによる鑑別診断が重要である．

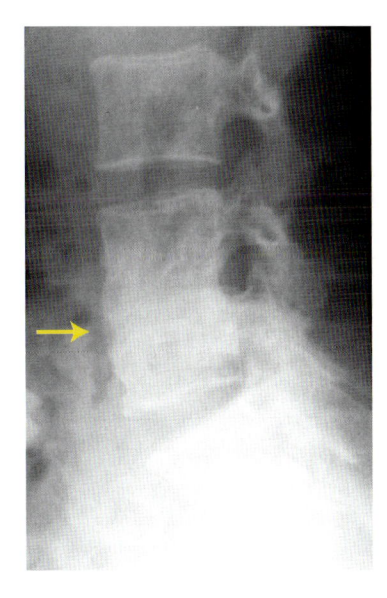

図3 ● 腰椎化膿性脊椎炎
腰椎化膿性脊椎炎に対して，腰椎前方固定・骨移植術を施行し治癒した（→）

指導医の教え
転移性脊椎腫瘍，圧迫骨折は椎体病変が主であり椎間が温存されているためこの所見が鑑別上有用である．

7 救急処置・応急処置

急速に脊髄麻痺を呈する場合があり，運動機能の評価は重要である．また，化膿性脊椎炎から敗血症を合併し全身状態が悪化する場合があり，適切な抗菌薬投与が急がれる．敗血症を合併した場合は確定診断に至っていなくても化学療法を開始することが望ましい．

8 治療

1）保存療法

治療は安静と化学療法による保存療法が原則である．保存療法ではまず，コルセット装着や体幹ギプス固定を行う．さらに化学療法として広範囲ペニシリン製剤やセフェム系製剤を第一選択とし，培養結果や薬剤感受性テストの結果により適切な薬剤に変更する．

近年はMRSA（methicillin-resistant staphylococcus aureus）による脊椎炎が問題となっている．抗菌薬はCRPが陰性化するまで（おおよそ3週間ほど）は点滴投与し，その後は2カ月ほど経口投与を行う．

2）手術療法

手術療法の適応は，①脊髄麻痺，②椎体の破壊が高度で変形が進行，③膿瘍が存在，④保存療法が無効，などである．膿瘍がある場合は早期に切開排膿する．病巣は脊椎前方要素である椎体や椎間板にあるため，手術は原則として病巣掻爬・脊椎前方固定術が行われる（図3）．

指導医の教え
馬尾神経や脊髄の圧迫によって麻痺を呈したときには，たとえ緊急除圧手術が必要な場合でも，後方からの除圧術は術後に椎体の圧潰に伴う脊柱変形を進行させるため禁忌である．

9 後療法

化学療法や手術手技の進歩した現在，脊椎の感染性疾患の予後は一般的に良好である．

近年，患者の高齢化，糖尿病などの合併疾患，抗菌薬の安易な使用などにより治療が遷延化したり，脊髄症状を呈し予後不良な場合もある．炎症反応が軽減しても骨髄炎の治療に準じて抗菌薬を長期投与することが望ましい．

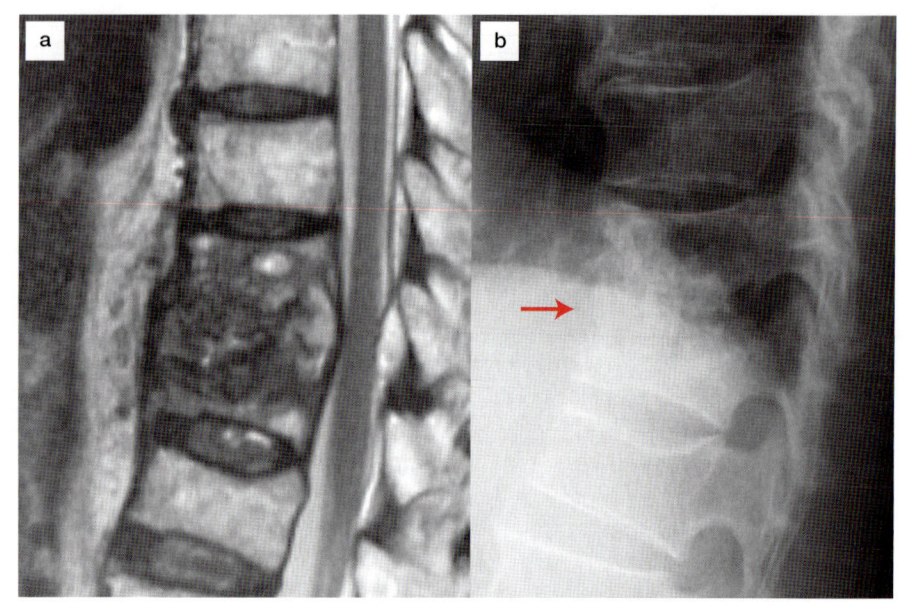

図4 ● 胸椎MRSA脊椎炎
86歳男性．胸椎MRSA脊椎炎MRI像（a）．治療中に再燃を繰り返したために胸椎前方固定・骨移植術を施行した（b →）．本症例は86歳と高齢であったが保存療法に抵抗したため手術を施行し治癒に至った

Advanced Practice

専門医にコンサルトを要する場合

急速に脊髄麻痺を呈した場合は脊椎脊髄専門医にコンサルトをすることが重要である．緊急手術の適応となる．

他科にコンサルトを要する場合

基礎疾患に糖尿病がある場合も多く，本疾患の治療とともに内科による血糖コントロールも重要となる．内科的治療により全身状態を改善させ易感染性の状態を脱することが望ましい．

思いがけない落とし穴

薬剤感受性テストの結果で効果のある抗菌薬を選択すること．広域スペクトルの抗菌薬が最も効果のある薬剤であるとは限らず，第1，第2世代のセフェム系薬が最善である場合も多い．

知っておきたい最近の研究

手術の原則は前方掻爬固定術であるが，手術侵襲を少なくする目的で経皮的に椎間板を掻爬した後，椎間板腔にカテーテルを留置して持続灌流を行い感染を沈静化させる試みもある．

<文　献>
1) 中村雅也：細菌性脊椎炎．「図説 腰椎の臨床」（戸山芳昭編），pp.237-239，メジカルビュー社，2001
2) 中村雅也 ほか：麻痺を伴なった化膿性脊椎炎の治療経験．整形外科，43：647-653，1992
3) 田村睦弘：最近の結核性脊椎炎．整形・災外，50：127-137，2007

第4章　脊椎・脊髄の疾患

3. 結核性脊椎炎

斉藤正史

Point
1. 長期経過する慢性的な腰・背部痛が特徴である
2. 高齢者に多く発生し，肺結核の既往歴は診断根拠となる
3. 身体所見，画像所見から総合的に診断する
4. 治療は抗結核薬による化学治療が原則である
5. 保存療法抵抗性の場合には手術療法の適応となる

1 病態・疾患概念

　骨・関節結核は肺結核の減少とともにきわめて稀な疾患となったが，肺結核は未だ撲滅されておらず骨・関節結核の新規発生が散見される．骨・関節結核の発生頻度は結核患者の1.5％とされ，そのうち結核性脊椎炎（tuberculous spondylitis）の発生頻度が最も高い．

　結核菌は呼吸器に病巣を作り血行性に播種されて発症するが，明らかな肺病変を合併しない例も認められる．病巣は通常椎体の終板近傍より発生し，椎弓などに発生する後部結核はきわめて稀である．初期病変は椎間板の栄養障害による椎間腔の狭小化であり，病期が進行すれば骨組織が乾酪壊死に陥って椎体が圧潰し，椎体内外に膿瘍が形成される．

> **指導医の教え**
> 発生高位は胸椎，腰椎に頻度が高く，頸椎は稀である．

2 主訴，症状

1）主な症状
　全身症状として微熱や倦怠感を訴えることがあり，食欲不振，体重減少が認められる．局所症状としては先行する罹患高位の慢性的疼痛があり，病期が進行すると棘突起の叩打痛，傍脊柱筋の緊張による脊柱の硬直が認められる．

> **指導医の教え**
> 疼痛や局所症状は化膿性脊椎炎ほど高度ではなく緩徐に経過することが特徴である．

2）身体所見
　椎体部が圧壊すると局所後弯を呈するが，後弯の程度は胸椎，頸椎に著しく，腰椎では明らかな後弯を形成しない．

　椎体周囲には炎症所見の乏しい冷膿瘍を形成する．かつてよくみられた例では流注膿瘍を形成し，皮下に波動性を伴う有痛性の腫瘤を触れる．腰椎高位では腸腰筋の筋腹内に膿瘍をつくり，疼痛のために股関節の伸展が制限されて，特徴的な屈曲位（psoas position）をとる．

> **指導医の教え**
> 胸椎高位では前縦靱帯下に膿瘍を形成するが，支持組織が強靱であるために大きな膿瘍をつくることは少ない．最近の症例では古典的な流注膿瘍の頻度は少なく瘻孔の形成は比較的稀となった．

3）神経学的所見
　脊髄麻痺は発見者の名をとってPott麻痺と呼ばれ，膿や病的肉芽，椎体破壊に伴う局所後弯による脊髄圧迫や不安定性によって起こる．

> **指導医の教え**
> 麻痺は頸椎，胸椎に好発し，腰椎では根性疼痛や知覚麻痺を認めても馬尾麻痺に至る例は稀である．

3 診察時に収集すべき基本情報

発症年齢の高齢化が指摘されており年齢のチェックは重要である．また肺結核の既往の有無について問診する．無症候性の石灰化病巣を含め肺結核の既往や腎結核，関節結核など他の肺外結核の存在は診断根拠となる．

全身症状や局所所見が明らかではないが，比較的長期に続く腰・背部痛がみられる場合は本症を念頭において鑑別診断を行う必要がある．

4 必要な検査

1）理学検査

肺結核の合併が疑われれば喀痰培養，ツベルクリン反応を行う．瘻孔から排膿があれば膿の顕微鏡検査，培養（4週および8週培養）を行う．排膿される菌は死菌が多く培養されないことが多いが，PCR（polymerase chain reaction）法で検出可能である．化膿性炎症との鑑別のために末梢血，血沈，CRP検査を行う．

> **指導医の教え**
> 白血球増多は化膿性炎症に比較して軽度であり，血沈は中等度亢進が多く，100 mm/時以上では混合感染か化膿性脊椎炎の可能性が高い．結核性脊椎炎におけるツベルクリン反応の診断根拠は疑問視されている．

2）画像診断

単純X線，CTスキャン，MRIにより総合的に診断する．

a. 単純X線

単純X線の初期像では椎体の骨萎縮像を示し，進行すると椎間腔の狭小化，椎体の隅角部に骨欠損像を認めることがある．終板の破壊に伴い不整像が認められ，椎体破壊が進むと局所後弯となる．膿瘍は椎体周囲軟部組織の腫脹像として認められる（図1）．

> **指導医の教え**
> 化膿性脊椎炎では椎体の終板に沿って鋸歯状に不整となるが，結核性脊椎炎では破壊の程度が著しく不規則に欠損し，骨新生に乏しい．

b. CTスキャン

CTスキャンでは椎体内外の膿瘍像，腐骨，壊死した海綿骨の粒状の石灰化像が診断根拠となる．椎体病変では腐骨，骨新生の乏しい破壊像および破壊部周辺の骨硬化像が認められる（図2）．

> **指導医の教え**
> 最も重要な診断根拠となる所見は，島状の骨硬化像として存在する腐骨である．

c. MRI

MRIは初期より椎体の炎症が画像所見としてとらえられ，T1強調像で病巣は低輝度，T2強調像高輝度像を呈する．進行するとT2強調像では椎体破壊に伴い腐骨や反応性骨硬化像が低輝度－無信号，病巣部が高輝度像として複雑に描出され，膿瘍像が明らかとなる．Gd-DTPAによる造影MRIが有用である（図1）．MRIによる化膿性脊椎炎との鑑別点を表に示す（表1）．

> **指導医の教え**
> 膿瘍像，椎体病巣および膿瘍境界部の辺縁造影効果（rim enhancement）が認められれば結核性脊椎炎の診断根拠となる．

3）生検による診断

針生検やオープンバイオプシーの診断率は70%前後とされるが，結核菌が検出され，組織学的に乾酪壊死が証明されれば確定診断となる．

5 診断の決め手

確定診断は顕微鏡検査による結核菌の同定，結核菌培養，病理所見としては乾酪壊死があげられる．画像診断は，MRIが膿瘍の描出など軟部病変の診断に有用であり，単純X線，CTスキャンでは腐骨の存在が診断根拠となる．

> **指導医の教え**
> MRIは診断に有用であるが，結核性脊椎炎は骨病変であるため，単純X線，CTスキャンと総合的に診断しなければならない．

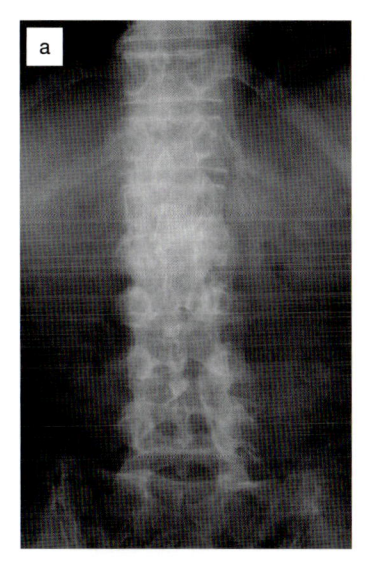

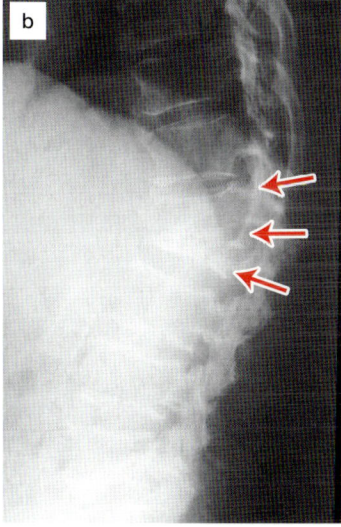

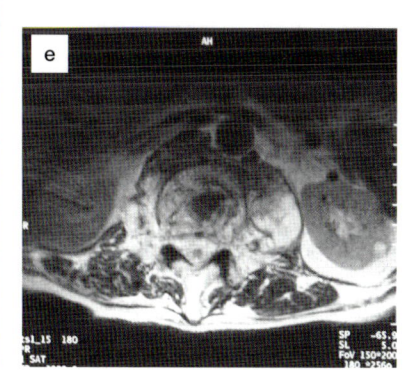

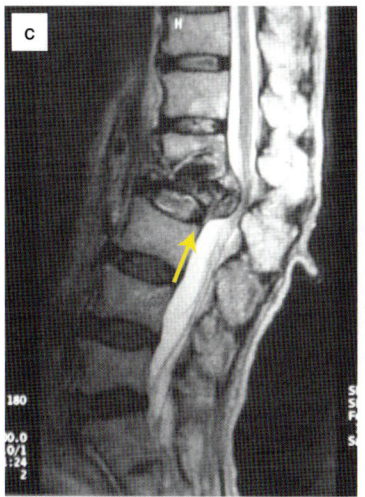

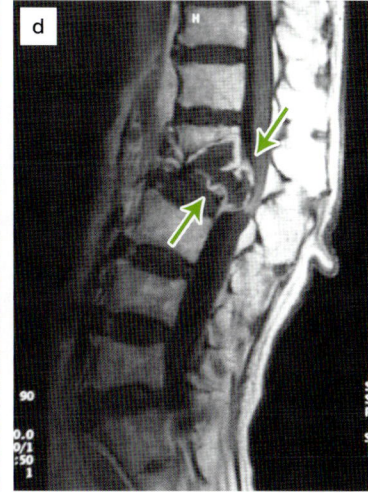

図1 ● 第1, 2腰椎結核性脊椎炎

a, b：単純X線像．椎体が骨破壊のため圧潰して局所後弯を形成している（→）
c：MRI T2強調像．病巣は高輝度，低輝度が混在する複雑な像を示し，膿瘍による硬膜管の圧迫像を認める（→）
d：MRI Gd造影．ガドリニウムにより病巣周囲が造影されている．rim enhancementが認められる（→）
e：MRI T2横断像．椎体内外に高輝度に一部低輝度が混在する膿瘍像が認められる

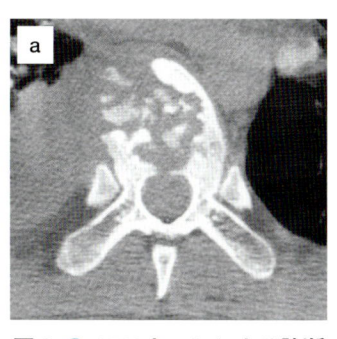

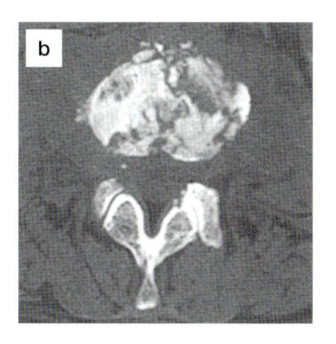

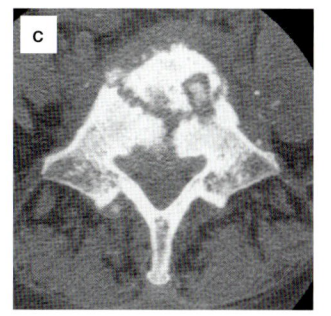

図2 ● CTスキャンによる診断

脊椎横断面における病巣の拡がり，島状に認められる腐骨の描出，椎体内および周囲の粒状の石灰化がみられる

表1 ● MRIにおける結核性脊椎炎と化膿性脊椎炎との鑑別

	結核性脊椎炎	化膿性脊椎炎
椎体破壊	破壊が高度	比較的軽度
椎体の輝度変化	不規則な輝度変化	骨硬化による低・無信号領域
膿瘍	椎体内，脊柱管内，傍脊柱に膿瘍	稀であり，あっても小さい
Gd造影	rim enhancement（辺縁造影）	diffuse enhacement（びまん性造影）

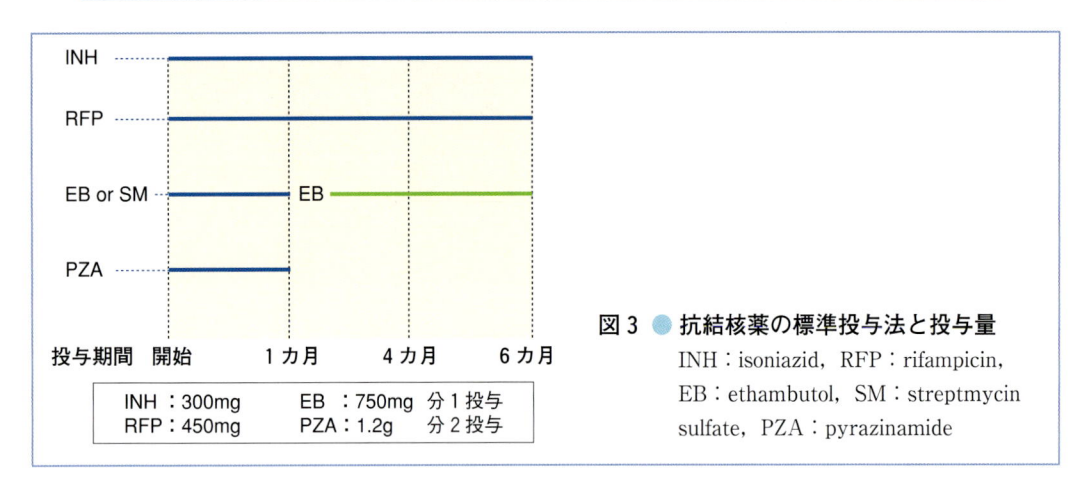

図3 ● 抗結核薬の標準投与法と投与量
INH：isoniazid, RFP：rifampicin, EB：ethambutol, SM：streptmycin sulfate, PZA：pyrazinamide

投与期間　開始　1カ月　4カ月　6カ月

INH：300mg　　EB：750mg　分1投与
RFP：450mg　　PZA：1.2g　分2投与

6 鑑別診断と注意すべき合併症

鑑別すべき疾患として化膿性脊椎炎，転移性腫瘍，骨粗鬆症による病的骨折があげられる．特に化膿性脊椎炎と転移性脊椎腫瘍との鑑別が問題となる．

指導医の教え
医師に治療経験がない，患者自身の自覚が乏しい，などの理由から結核性脊椎炎の初期診断は必ずしも容易ではない．慢性的に続く脊椎炎症では本症を念頭におき鑑別診断を行う必要がある．

7 救急処置・応急処置

脊髄麻痺，後弯進行予防のためコルセットなどによる外固定あるいは安静臥床とする．膿瘍を形成する場合，診断目的と感染波及防止のため膿瘍の穿刺あるいは切開排膿を行う．

8 治療

治療は抗結核薬による化学療法が基本となる．早期病変の治療成績は良好であるが，進行期で骨破壊が著しい例や脊髄麻痺例では手術療法が適応となる．

1）化学療法

標準的な投与法としてイソニアジド〔isoniazid：INH（イスコチン®）〕，リファンピシン〔rifampicin：RFP（リファジン®，リマクタン®）〕，エタンブトール〔ethambutol：EB（エサンブトール®，エブトール®）〕，ピラジナシド〔pyrazinamide：PZA（ピラマイド®）〕の4剤を投与する（図3）．INHはビタミンB_6不足による末梢神経炎を発症することがあり，ビタミンB_6製剤を併用投与する．化学療法の期間は通常6カ月間とし，手術症例では12カ月間投与する．

抗結核薬の主な副作用はアレルギー反応による皮疹と発熱，肝機能障害，胃腸障害，末梢神経炎，視神経障害，腎機能障害，聴力障害，高尿酸血症などがあげられる．

指導医の教え
初回に単剤投与や弱い化学療法を行うと結核菌の薬剤耐性獲得の危険性があり，初回投与より多剤強化療法を行って耐性菌の発生を防止する．耐性菌のうち特に（INH）と（RFP）に耐性を有するものは多剤耐性菌と定義され治療に抵抗性である．

2）手術療法

手術療法の適応は，①脊髄麻痺，②腐骨の存在，③後弯の進行，④化学療法が無効，⑤鑑別診断不明があげられる．手術療法の目的は病巣の腐骨と病的肉芽および椎間板を郭清し，骨移植による脊柱の再建を行うことである．

> **指導医の教え**
>
> 肺結核を合併している場合，全身麻酔下における陽圧呼吸は喀血の危険があり注意を要する．肺病変が治癒してから手術することが望ましい．

9 後療法

手術後は骨癒合が得られるまで硬性装具による外固定を3～6カ月間行い，その後軟性装具に変更する．

Advanced Practice

専門医にコンサルトを要する場合

長期経過例や陳旧例では腸瘻や気管支瘻を形成することがあり，消化器外科，呼吸器外科との併診が必要である．

他科にコンサルトを要する場合

陳旧例でも肺病変を合併している場合や耐性菌が疑われる例では呼吸器内科との併診が必要である．

思いがけない落とし穴

典型的な臨床像，画像所見を示さない例，結核の既往がない若年者の発生例がある．特に膿瘍形成が乏しい例では鑑別から外しがちだが，常に本症を念頭において鑑別診断しなければならない．

知っておきたい最近の研究

近年HIV感染と結核感染の関係が注目されており，HIV感染が結核性脊椎炎のリスクファクターであることから今後問題となることが予想される．

<文　献>

1）東京都衛生局医療福祉部：東京都における結核の概況，1996
2）大谷 清：結核性脊椎炎過去30年間の手術症例から．日整会誌，71：153-160,1997
3）斉藤正史：感染性脊椎炎の現況と治療，昨今の結核性脊椎炎．整・災外，42：207-215，1999
4）藤田正樹 ほか：最近の脊椎カリエスについて．臨整外，38：293-300，2003
6）Hodgson, A. R. et al. : The Pathogenesis of Pott's Paraplegia. J. Bone Joint Surg. Am., 49-A : 1147-1156, 1967
9）Sawney, R. J. S. & Berry, M. : Computed tomography of vertebral tuberculosis : Patterns of bone destruction. Clincal Radiology, 47 : 196-199, 1993
10）Modic, M. T. et al. : Vertebral osteomyelitis:asesment using MR. Radiology, 158 : 157-156, 1985
11）Sharif, H. S. et al. : Glanulomatous spinal infections : MR imaging. Radiology, 177 : 101-107, 1990
12）樫本 修，国分正一：MRIによる結核性脊椎炎と化膿性脊椎炎，転移性腫瘍との鑑別，MB Orthop，7：131-140,1994
13）Rajasekaran, S. & Shanmugasundaram, T. K. : Progression of Kyphosis in Tuberculosis of the Spine Treated by Anterior Arthrodesis. J. Bone Joint Surg. Am., 71-A : 1314-1323, 1989
14）Watts, H. G. et al. : Current Concepts Review Tuberculosis of Bones and Joints. J. Bone Joint Surg. Am., 76-A : 288-296, 1996

第4章　脊椎・脊髄の疾患

4. リウマチ性脊椎炎

石井　賢

Point

1. リウマチ性脊椎炎は頚椎病変の頻度が高い
2. 脊髄症や延髄障害を合併したリウマチ性頚椎病変の自然経過は不良であり，生命予後の向上を目的とした外科的治療が必要である
3. リウマチ性頚椎病変の多くは脊柱不安定性を伴うため，手術では神経除圧に加え再建（固定）術が併用されることが多い
4. 頚椎固定術に伴う椎骨動脈損傷を回避するため，術前3D-CT血管撮影法による椎骨動脈の走行形態の把握は必須である

1 病態・疾患概念

関節リウマチ（rheumatoid arthritis，RA）によって環軸関節，椎間関節，靱帯付着部あるいは椎間板などに炎症が波及した結果，脊柱の変形や不安定性を呈するものを総称する．好発部位は頚椎であるが，胸椎や腰椎にも発生する．頚椎病変では，環軸関節の障害が最も頻度が高く，生命的予後に影響するため重要である．

RA頚椎病変は，大きく3つに分類される．病初期では頚椎単純X線側面像にて環椎前弓と歯突起間距離（atlantodental interval，ADI）が開大し，**環軸関節亜脱臼**（atlantoaxial subluxation，AAS）を示す（図1a）．AASは次第に**垂直性亜脱臼**（vertical subluxation，VS）（図1b）に進行し，末期では**軸椎下亜脱臼**（subaxial subluxation，SAS）を合併する（図1c）．このような進行性の経過を辿るのがRA頚椎病変の特徴であり，これらは四肢関節の変形や罹患関節数と相関すると報告されている[1)2)]．一方でRA腰椎病変は骨棘を伴わない椎間狭小，すべり，側弯，ならびに骨粗鬆症による圧迫骨折などを特徴とする（図2）．本稿ではより頻度が高く，臨床上重要な頚椎病変について概説する．

2 主訴・症状

初期には頚部痛，大後頭神経痛による後頭・項部痛，頚椎運動制限，軋音などの症状を呈する．病態の進行に伴って嚥下障害，構語障害，呼吸障害などの**延髄障害**や歩行障害，または四肢の脱力・知覚障害に代表される**脊髄症**，さらには椎骨脳底動脈循環不全によるめまいや失神発作などを呈する．また，VSによる頭蓋底陥入症では延髄圧迫による突然死の報告も散見される[3)]．RA頚椎病変の頚部痛と脊髄症の進行度の指標には一般にRanawat分類が用いられる（表）[4)]．

> **指導医の教え**
> 脊髄症を呈していても，腰椎病変や関節症状により神経症状がマスクされている可能性がある．進行性の歩行時のふらつきや下肢脱力，膀胱・直腸障害などを訴える場合は頚椎病変による脊髄症を疑う．

3 診察時に収集すべき基本情報

RAの病型と罹病期間，薬物治療歴，合併症，脊髄症などの神経症状の有無などの情報収集を行う．**脊髄症を合併したRA頚椎病変の自然経過は不良であり**[5)6)]，**生命予後の向上を目的とした外科的治療が必要**となるため，神経症状の把握は特に重要である．また，病型と罹病期間は頚椎病変の出現や進行に影響をおよぼす因子であるため，十分な情報収集が必要である．RAの病型分類には**越智の分類**[7)]が

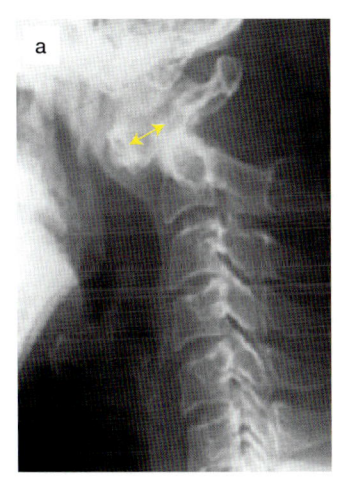

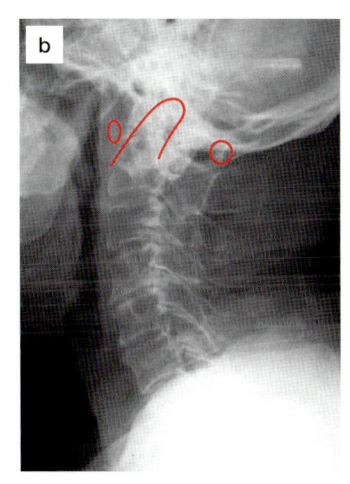

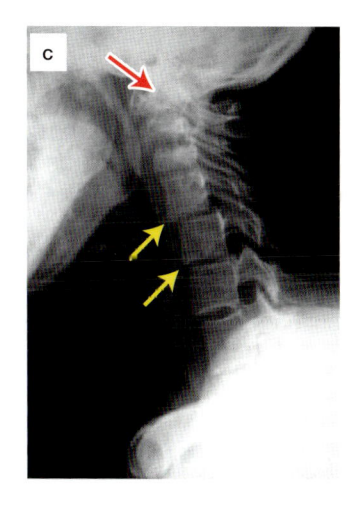

図1 ● RA頚椎病変（単純X線側面像）

a：環軸関節亜脱臼（atlantoaxial subluxation, AAS）．環椎は軸椎に対して前傾しながら前方亜脱臼位をとり，著明なADI（atlantodental interval）の開大（10mm）を認める（⇔）
b：垂直性亜脱臼（vertical subluxation, VS）．環椎が軸椎へ沈み込み，軸椎歯突起は頭蓋底へ陥入する．ADIは見かけ上減少している
c：軸椎下亜脱臼（subaxial subluxation, SAS）．高度VS（→）にC4-5, 5-6椎間のSAS（→）を合併する

（文献9 図1, p.758より転載）

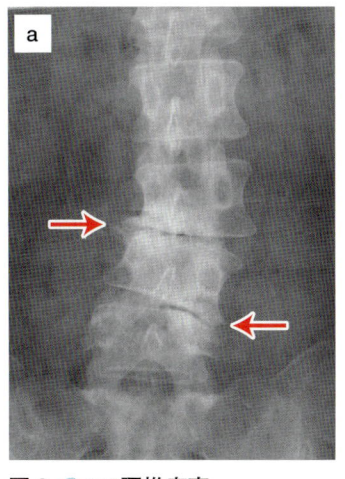

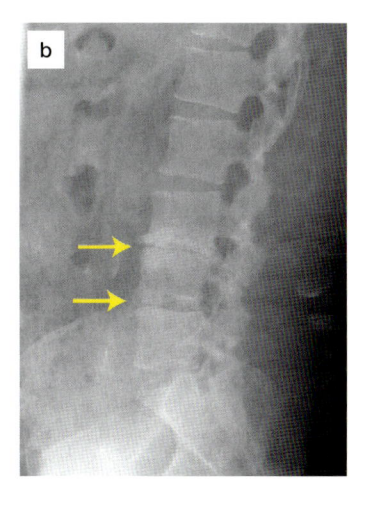

図2 ● RA腰椎病変

L3-4, 4-5椎間の狭小化（→）とwedging（楔状変形，→）による側方すべりによって側弯を呈し，腰椎前弯が減少している（a：正面，b：側面）．骨棘形成が軽度である

頻用され，破壊関節数（number of joints with erosion, NJE）20以下の軽症型の**少関節破壊型病型**（less erosive subset：LES），NJE20～40の**多関節破壊型病型**（more erosive subset：MES），NJE40以上の高度の関節破壊を示す**ムチランス型病型**（mutilating disease, MUD）の3病型からなる[7]．

特にムチランス型病型においては頚椎病変の予後は一般に不良であるため重要である．

> **指導医の教え**
> きわめて高度の関節破壊を示すムチランス型病型では高頻度にVSやSASに進行し予後

表 ● Ranawat分類[8]

頚部痛に対するGrede分類	
Grede0	なし
Grede1	軽度　：頚部痛は時折，アスピリンのみ必要
Grede2	中等度：頚椎カラーが必要
Grede3	重度　：アスピリンや頚椎カラーが無効

脊髄症に対するClass分類	
Class Ⅰ	なし
Class Ⅱ	自覚的な筋力低下，しびれ
Class Ⅲ	他覚的な筋力低下，索路症状
ⅢA	他覚的な筋力低下，索路症状，歩行可能
ⅢB	他覚的な筋力低下，索路症状，歩行不能

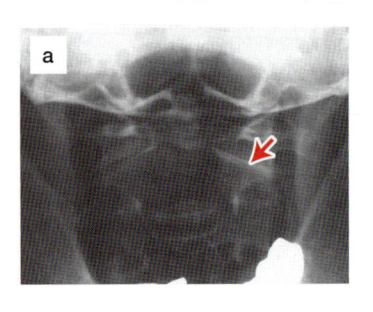

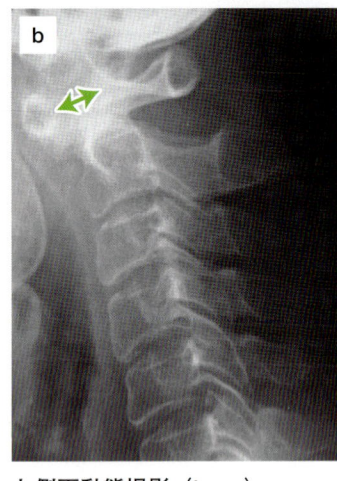

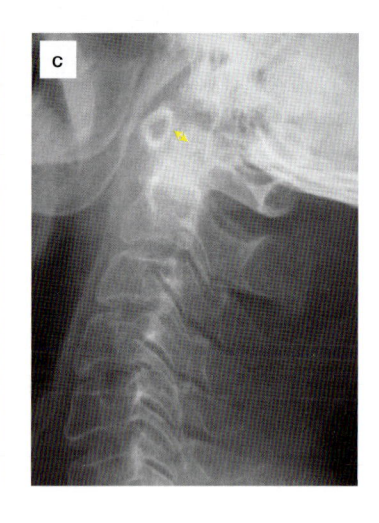

図3 ● AAS症例の開口位撮影（a）と側面動態撮影（b，c）
開口位撮影にて左環軸関節の関節裂隙の狭小化が観察できる（a ➡）．前屈位（b）ではADIの開大を認めるが（↔），後屈位（c）では整復位が得られている（↔）

不良であるため，初診時の頚椎病変が軽度であっても定期的な経過観察を必要とする．

4　必要な検査

1）診断・病態把握

頚椎単純X線撮影は最も簡便で多くの情報が得られる．なかでも開口位撮影は環軸関節の関節裂隙狭小化や不整所見（図3a），**前後屈による側面動態撮影は脊柱不安定性の診断に有用**である（図3b,c）．一方，脊髄の圧迫や軟部組織の把握にはMRIが適している（図4）．

2）術前検査

外科的治療における術前検査では，脊髄造影，脊髄造影後CT，**3D-CT血管造影法**は必須である．特に脊椎インプラントを用いた手術では**スクリュー刺入に伴う椎骨動脈（vertebral artery，VA）**損傷の危険性があるため，3次元CT血管造影法は上位頚椎部のVAの走行を把握するために不可欠な検査である．VAの走行異常として，C2椎体レベルで内上方に陥入して走行する**high-riding VA**（図5c）が有名であり，その場合にはMagerl法によるスクリュー刺入を用いた後方環軸関節固定術は禁忌である（図5）．

> **指導医の教え**
> VSの進行例ではAASが存在しても見かけ上ADIが減少するため，頚椎病変を見逃さないように注意する（図1b）．

5　診断の決め手

臨床経過・症状と単純X線所見にて診断は容易である．術中の切除標本の病理組織より，滑膜の絨毛状増殖，リンパ濾胞の形成，炎症性肉芽組織（パンヌス）などの所見により，確定診断に至る．

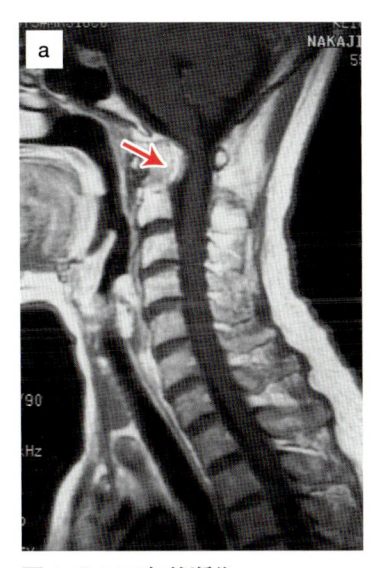

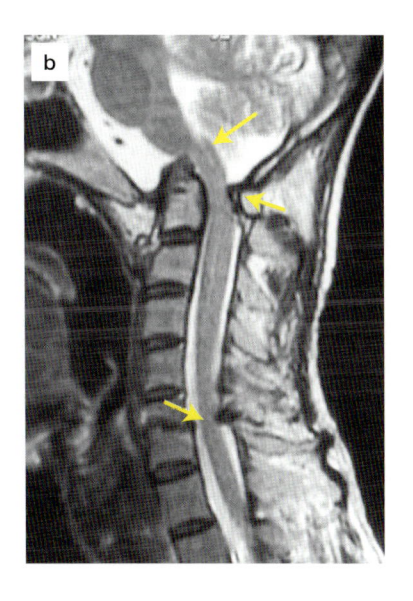

図4 ● MRI矢状断像
    a：AASによりretrodental pannus（→：造影部分）が形成され，脊髄を圧迫している
    b：著明なVSとSASにより延髄と脊髄が圧迫されている（→）

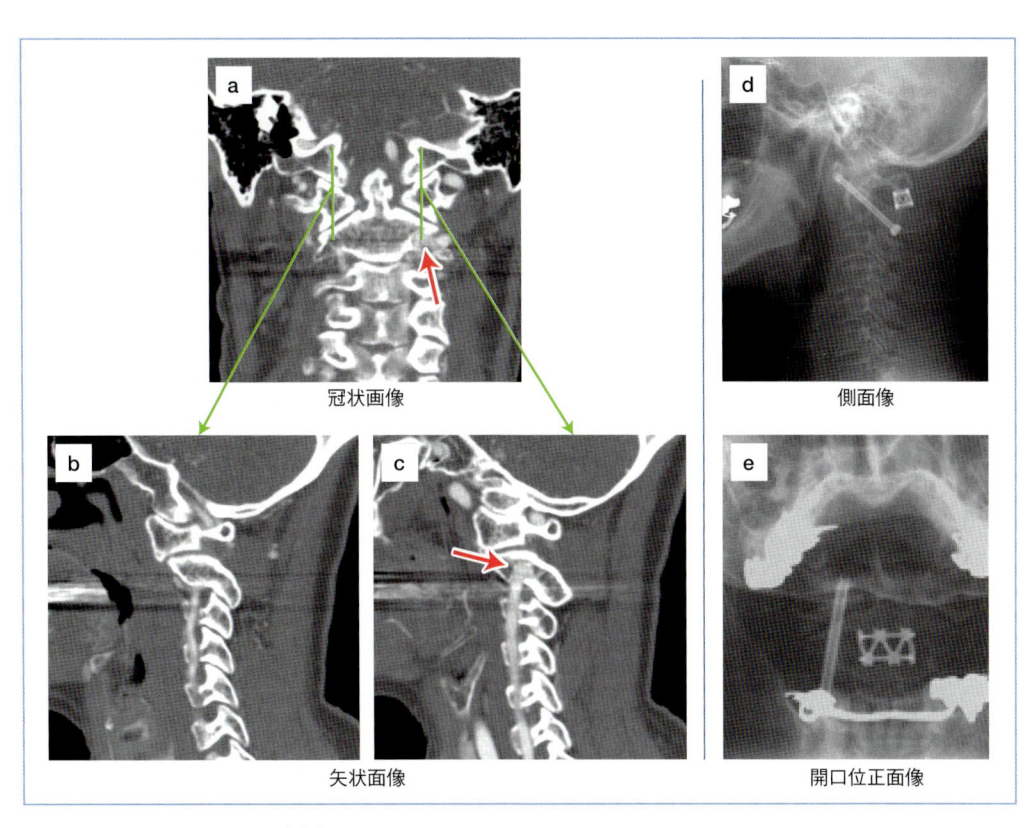

図5 ● High-riding VAの症例
    a～c：術前3D-CT造影．術前3D-CT血管造影法にてC2椎体レベルで内上方に陥入して走行するhigh-riding VAを左側に認めた（a, c →）．一方，右側は正常なVAの走行を示していた（b）
    d, e：術後所見．手術では，右片側のMagerl法によるスクリュー固定とBrooks法併用を用いた後方環軸関節固定術を施行した

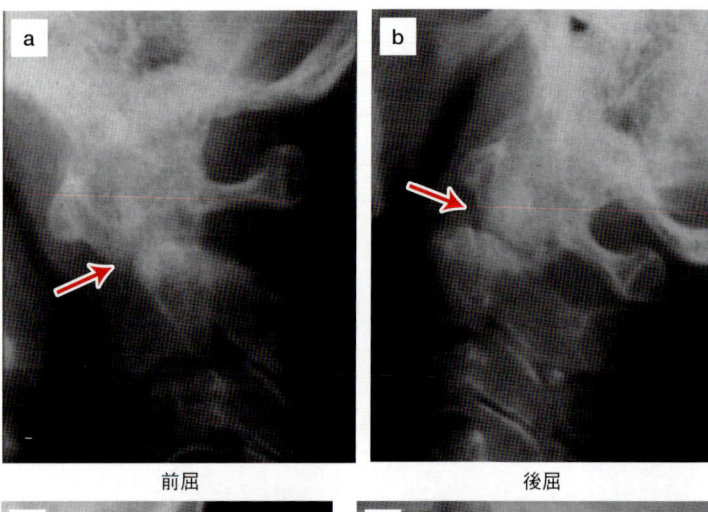

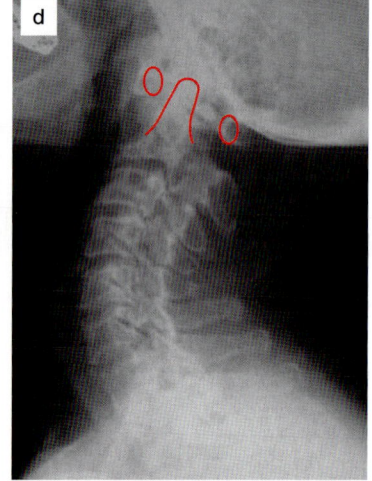

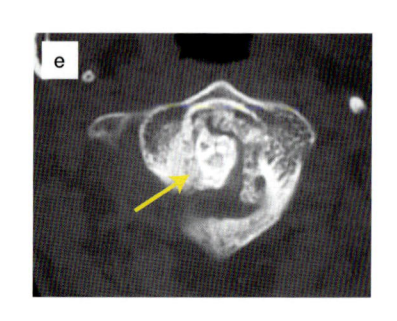

図6 ● AASに合併した歯突起骨折例と環椎前弓と歯突起間骨癒合例
　　a, b：歯突起骨折例単純X線側面像（➡ は骨折線を示す）．
　　c〜e：環椎前弓と歯突起間骨癒合例．側面動態撮影の前後屈位でADIは一定の開大をみとめるが，不安定性
　　　　はない．CT像で骨癒合を認める（e ➡ ）．
　　（文献9 図6, p.760より転載）

6 鑑別診断と注意すべき合併症

　RA以外でAASを生じる疾患が鑑別診断として重要であり，**外傷性AAS**，**歯突起骨**（os odontoideum），**環軸関節回旋位固定**などがある．また，**化膿性椎間板・脊椎炎**などの感染症や透析による**破壊性脊椎関節症**も鑑別疾患として重要である．注意すべきRA頸椎病変の合併症は，AASに合併する**歯突起骨折**[8]や**環椎前弓と歯突起間の骨癒合**などがあり（図6），CTによる画像検査が診断に有用である．またAASやSASでは外傷による**中心性頸髄損傷**，VSでは頭蓋底陥入による突然死の危険性がある．

> **指導医の教え**
> 　感染症との鑑別には造影MRIが有用であり，感染病巣が造影効果を示すため鑑別は容易である．ただし，RA頸椎病変においても炎症性肉芽であるパンヌスが造影効果を示すため，ときに感染症との鑑別に難渋することがある．そのため診断には椎間板穿刺を施行する場合もある．

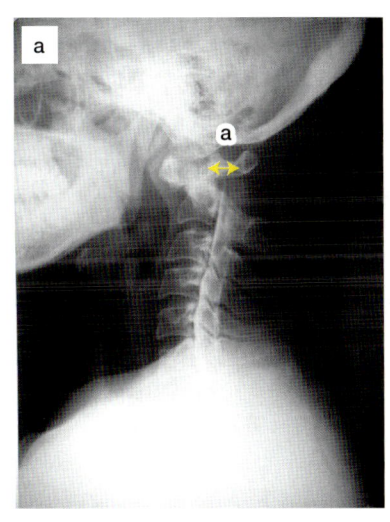

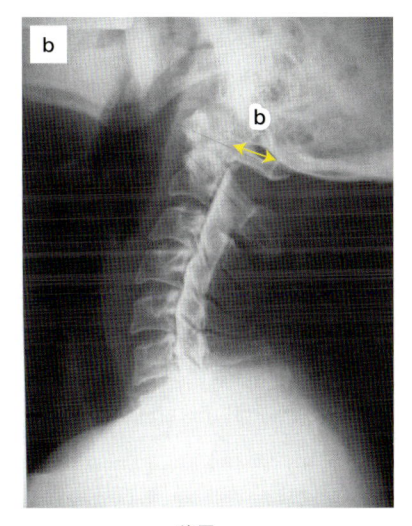

図7 ● instability indexとSAC
space available for spinal cord（SAC）= a（mm）
instability index =（b－a）/ b×100（%）
本症例では，instability Indexが40%以上である

7 救急処置・応急処置

　脊髄症を呈さない頸部痛のみのAASに対しては，頸椎装具が脊椎の制動効果をもたらし除痛に有効である．一方，VSによる延髄障害やSASによる脊髄症に対しては，可及的早期の手術が望まれるが，応急処置としてはハローベストによる固定や頭蓋直達牽引を行う．

> **指導医の教え**
> 　頸椎装具には亜脱臼の整復や進行防止の効果はない．したがって，延髄障害や脊髄症を呈している場合は，上記の応急処置により局所の安静を保ち可及的早期に手術を行うべきである．

8 治療

　RA頸椎病変に対する有効な保存療法が確立されていないため，外科的治療を中心に述べる．
　RA頸椎病変に対する手術手技の基本は，一般の脊椎疾患と同様に，十分な神経除圧と脊柱再建である．しかし，**RA頸椎病変では著明な椎間関節不安定性や破壊による高度の変形により，脊柱再建術による強固な固定が必要とされる場合が多い．術式選択についてはRAの病型と病期を中心に，臨床所見，画像所見および全身状態を包括的に評価し決定することが重要である．また，RAは活動性かつ進行性の疾患であることを念頭に置き，将来的な新生脊椎病変も視野に入れた術式が選択されるべきである[9]．
　一般的な手術適応は，臨床症状で①進行性の脊髄・延髄症状を示すもの，②保存療法抵抗性の頸部・後頭部痛を呈し，座位や立位の保持が困難であるものなどである．一方，参考とすべき単純X線所見は，①instability index（図7）40%以上，②高度のVSやSAS，④歯突起骨折，⑤space available for spinal cord（SAC，図7）13 mm未満などである[9]．

1）環軸関節亜脱臼（AAS）

　RA頸椎病変の中で，最も頻度の高い病変である．AASの単独病変では，頸椎単純X線後屈位にて整復位が得られる場合（図3b,c）は，環軸関節後方固定術の適応である．最も一般的な術式は後方経環軸関節スクリュー固定である**Magerl法**である（図5d,e）．生体力学的にその固定性は他の環軸関節固定術に優ることはすでに立証されている[10) 11)]．通常Brooks法やMcGraw法と併用される．さらに近年

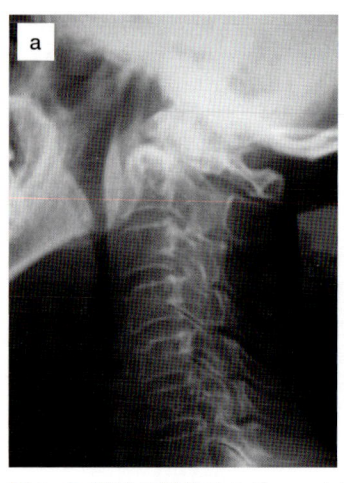

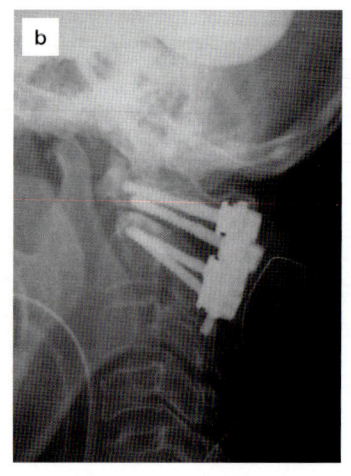

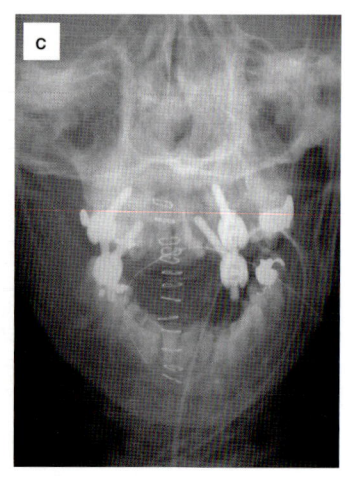

図8 ● 環椎外側塊スクリューと軸椎椎弓根スクリューを用いた後方固定術例
術前（a）と術後（b：側面像，c：開口位正面像）単純X線像を示す．
（文献9 図5，p.760より転載）

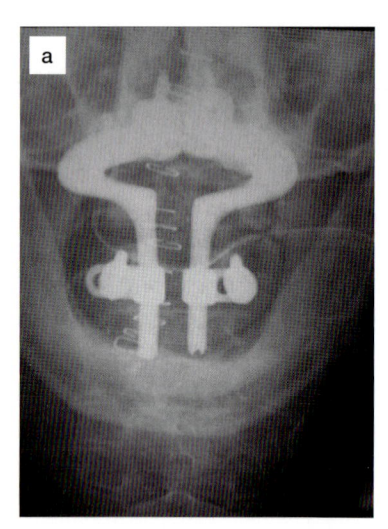

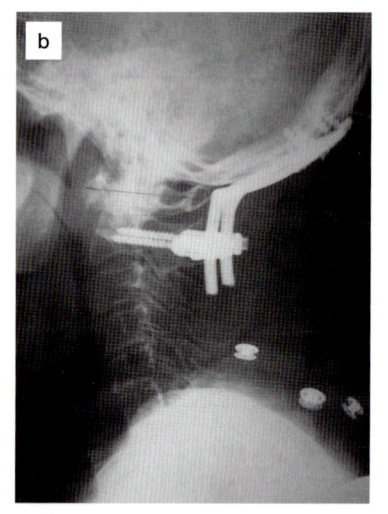

図9 ● AAS＋VS例における後頭骨から軸椎までの後方固定術
a：単純X線開口位正面像，b：単純X線側面像

では環椎外側塊スクリューと軸椎椎弓根スクリューを用いた固定術も頻用されている[12〜14]（図8）．一方で，後屈位で整復困難例では，後頭骨から軸椎までの固定術の適応である（図9）．

2）垂直性亜脱臼（VS）

VSの単独病変では，後頭骨を含む後方固定術が施行される（図9）．また，ムチランス型RAにおけるAASやVSの上位頸椎病変においては術後SASなどの隣接椎間病変の出現率が高いことから予防的な**広範囲固定術〔後頭骨頸椎（胸椎）間固定術〕**が推奨されている[15) 16)]（図10）．

3）軸椎下亜脱臼（SAS）

著明な椎間不安定性を伴わない脊柱管狭窄に起因する神経症状の場合は，椎弓形成などの後方除圧術のみを施行する．一方で，椎間不安定性を呈する場合は，後方除圧術に加えpedicle screw（椎弓根スク

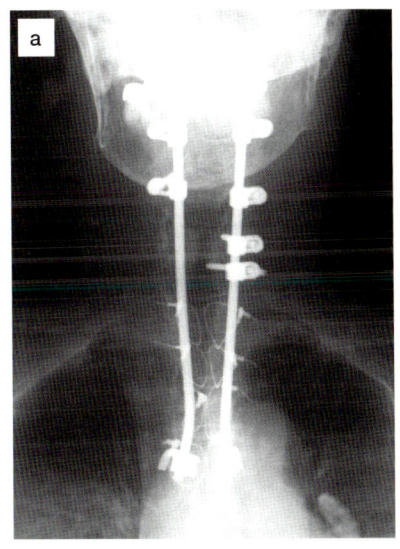

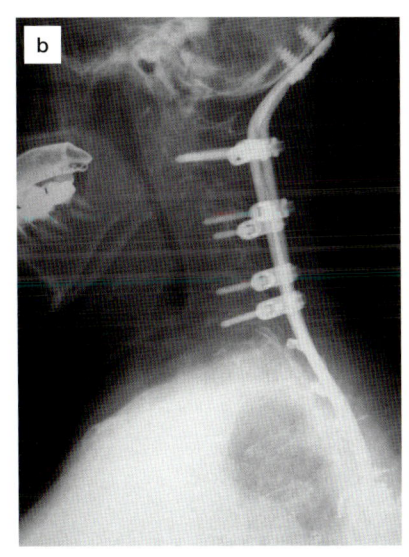

図10 ムチランス型RAにおけるAAS，VS，SAS合併例
a：単純X線正面像，b：単純X線側面像．
後頭骨胸椎間固定術を施行して，経過は良好である．
（文献9 図7，p.761より転載）

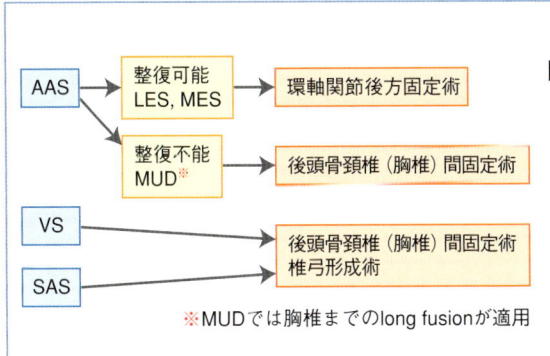

図11 術式選択のアルゴリズム

AAS → 整復可能 LES, MES → 環軸関節後方固定術
AAS → 整復不能 MUD※ → 後頭骨頸椎（胸椎）間固定術
VS → 後頭骨頸椎（胸椎）間固定術 椎弓形成術
SAS → 後頭骨頸椎（胸椎）間固定術 椎弓形成術

※MUDでは胸椎までのlong fusionが適用

AAS：環軸関節亜脱臼（atlantoaxial subluxation）
VS：垂直性亜脱臼（vertical subluxation）
SAS：軸椎下亜脱臼（subaxial subluxation）
LES：少関節破壊型病型（less erosive subset）
MES：多関節破壊型病型（more erosive subset）
MUD：ムチランス型病型（Multilating disease）
（文献9 図8，p.761より転載）

リュー）やlateral mass screw（外側塊スクリュー）法などを用いた固定術が施行される（図10）．

以上に述べた術式選択のアルゴリズムを図11に示す．

指導医の教え

AASにVSやSASを合併したムチランス型などの重症RAにおいては，上位あるいは中下位頸椎のみの部分固定術では高頻度に隣接椎間病変が進行するため，後頭骨や胸椎を含めた広範囲の固定術が適応となる．

9 後療法

周術期合併症や廃用症候群などによる術後長期臥床を予防するため，術後早期の離床に努めることが肝心である．近年では強固な固定力が得られるインストゥルメンテーション手術の普及により早期の離床が可能となっている．さらに，局所性廃用症候群においては褥瘡予防のために体位変換，筋萎縮や関節拘縮予防に術後早期のベッドサイドリハビリテーションを施行し，全身性廃用症候群では種々の感染症，抑うつや認知症などの精神神経症状の予防や治療が特に重要である．

専門医にコンサルトを要する場合

　RA頚椎病変の場合，大部分の手術適応症例が椎間不安定性を呈するため，後方除圧術に加えインストゥルメンテーション手術などの高度な手術手技が必要とされるケースが多い．したがって，RA頚椎病変による手術適応患者においては可及的早期に専門医にコンサルトするのが望ましい．

他科にコンサルトを要する場合

　全身性疾患であるRA患者においては，貧血，呼吸・循環障害，腎機能障害などの種々の合併症を有するケースが多いため，術前評価を詳細に行い，必要であれば内科医にコンサルトする．

思いがけない落とし穴

　RA患者の多くは骨粗鬆症を合併しているため，スクリューやワイヤーなどを使用する固定術では，術後に金属による骨のチーズカットや金属の緩みが生じることがある．したがって，十分な骨移植やセメント固定などの手術操作に加え，術後は装具による外固定を実施する．

<文　献>

1) Oda, T. et al. : Natural course of cervical spine lesions in rheumatoid arthritis. Spine, 20 : 1128-1135, 1995
2) Winfield, J. et al. : Prospective study of the radiological changes in hands, feet, and cervical spine in adult rheumatoid disease. Ann. Rheum. Dis., 42 : 613-618, 1983
3) Mikulowski, P. et al. : Sudden death in rheumatoid arthritis with atlanto-axial dislocation. Acta. Med. Scand., 198 : 445-451, 1975
4) Ranawat, C. S. et al. : Cervical spine fusion in rheumatoid arthritis. J. Bone Joint Surg. Am., 61:1003-1010, 1979
5) Boden, S. D. et al. : Rheumatoid arthritis of the cervical spine. A long-term analysis with predictors of paralysis and recovery. J. Bone Joint Surg. Am., 75 : 1282-1297, 1993
6) Sunahara, N. et al. : Clinical course of conservatively managed rheumatoid arthritis patients with myelopathy. Spine, 22 : 2603-2608, 1997
7) 越智隆弘: 慢性関節リウマチの病型と骨髄の変化．日整会誌，61：599-614, 1987
8) Toyama, Y. et al. : Spontaneous fracture of the odontoid process in rheumatoid arthritis. Spine 17 : S436-441, 1992
9) 石井　賢，松本守雄，戸山芳昭：RA頚椎病変の治療：RA頚椎病変に対する術式選択—長期経過を踏まえて．整・災外，50：757-762, 2007
10) Grob, D. et al. : Biomechanical evaluation of four different posterior atlantoaxial fixation techniques. Spine, 17 : 480-490, 1992
11) Henriques, T. et al. : Biomechanical comparison of five different atlantoaxial posterior fixation techniques. Spine, 25 : 2877-2883, 2000
12) Goel, A. & Laheri, V. : Plate and screw fixation for atlanto-axial subluxation. Acta. Neurochir. (Wien), 129 : 47-53, 1994
13) Harms, J. & Melcher, R. P. : Posterior C1-C2 fusion with polyaxial screw and rod fixation. Spine, 26 : 2467-2471, 2001
14) Tan, M. et al. : Morphometric evaluation of screw fixation in atlas via posterior arch and lateral mass. Spine, 28 : 888-895, 2003
15) 戸山芳昭，平林　洌，藤村祥一：ＲA頚椎の病態と手術．脊椎脊髄，2：731-743, 1989
16) 川上　守，玉置哲也，安藤宗治：ムチランス型慢性関節リウマチの頚椎病変に対する後頭骨・頚胸椎後方固定術の成績．整形外科，51：1637-1642, 2000

第4章　脊椎・脊髄の疾患

5. 強直性脊椎炎，乾癬性脊椎炎
(seronegative spondyloarthropathy)

石川雅之

Point

＜強直性脊椎炎＞
1. 仙腸関節炎，bamboo spineが特徴的である
2. リウマトイド因子は陰性である
3. HLA-B27は80〜90％で陽性である
4. 10歳代後半〜30歳の男性に多い
5. 保存療法が原則であるが，著しい脊柱変形や関節機能障害に対しては手術を行うこともある

＜乾癬性脊椎炎＞
1. 皮膚乾癬に続いて，仙腸関節炎や脊椎炎を認める
2. リウマトイド因子は陰性である
3. HLA-B27は60〜70％で陽性である
4. NSAIDsによる保存療法が原則である

強直性脊椎炎 (ankylosing spondylitis, AS)

1 病態・疾患概念

強直性脊椎炎（ankylosing spondylitis，以下AS）は主に脊椎，仙腸関節を侵す血清反応陰性脊椎関節症（seronegative spondyloarthropathy，以下SNSA）の1つであり，進行性慢性炎症性疾患である．SNSAは仙腸関節炎（図1）や脊椎炎（図2）を伴うこと，リウマトイド因子が陰性であること，HLA-B27※1と関連することなどを特徴とする疾患群[1)2)]であり，ASのほかに，乾癬性関節炎やReiter症候群，Crohn病，潰瘍性大腸炎，Whipple病，Behçet病がある．

ASの原因はまだ解明されていないが，発症にはHLA-B27遺伝子の関与が指摘されている[3)]．ASの発症率には人種差があり，一般に白人に多く，黄色人種，黒人の順に減少する．発症率は欧米白人で0.1〜0.2％，日本人で0.02〜0.04％程度とされている[1)]．これは人種のHLA-B27の陽性率とよく相関している．しかし，AS患者中にはHLA-B27陰性例があることやHLA-B27陽性例でも発症しない症例もあり，発症には遺伝的要因のほかに，環境的要因の関与も指摘されている[4)〜6)]．男女比は約5〜10：1で，男性に多い．

ASの脊椎病変は滑膜関節である椎間関節と椎間板が椎体と靭帯性に結合する部位の付着部炎（enthesopathy※2）が基本的な病態である．椎間関節の関節包付着部に炎症性肉芽が生じ，椎間関節は

※1 HLA-B27：第6染色体短腕上の主要組織適合抗原複合体中に存在する遺伝子で，人種によって発現頻度が異なる．欧米白人のHLA-B27の発現頻度は約8％，日本人では1％以下とされ，この発現頻度の差がASの発症頻度の差に表れている[1)]．

※2 enthesopathy〔腱（靭帯）付着部症〕：筋腱や靭帯の骨や関節包への付着部に生じた病変をさす．

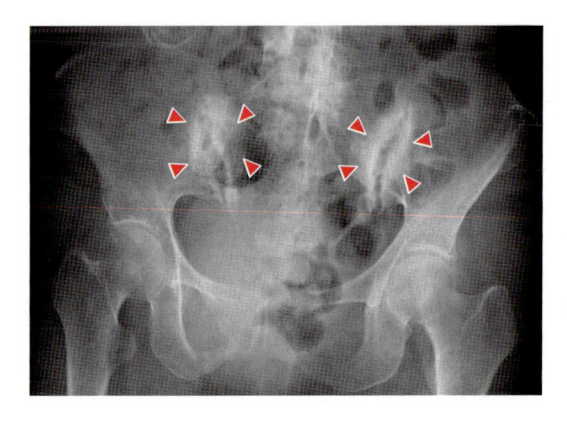

図1 ● 骨盤単純X線像
両側仙腸関節裂隙の開大像と関節周囲の硬化像が特徴的である（▶）.

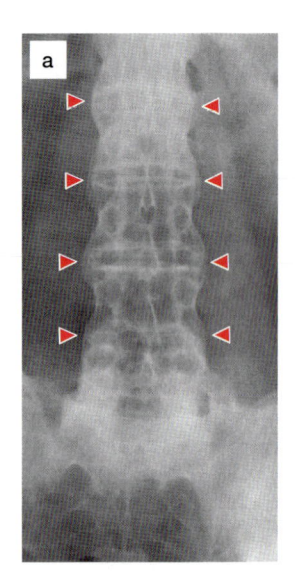

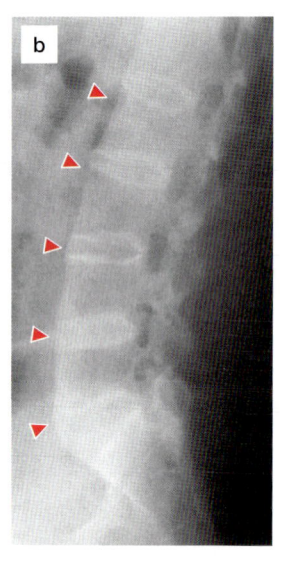

図2 ● 腰椎単純X線像
椎体間にはsyndesmophyteが形成され，典型的なbamboo spineを呈している（▶）.
（文献7 図1, p.235より転載）

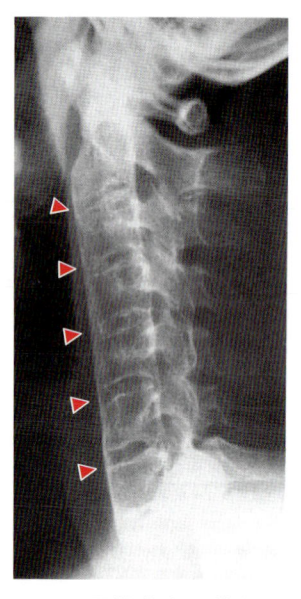

図3 ● 頚椎単純X線像
AS進行例であり，頚椎は全体的に強直している（▶）.
（文献7 図2, p.236より転載）

骨性癒合する．また，椎間板の椎体縁付着部である椎体隅角部が炎症性肉芽により侵食され，椎体の方形化（squaring）が生じ，その後に起こる靭帯骨棘（syndesmophyte）により椎体間が癒合する[7)8)]．

2 主訴・症状

ASは10歳代後半から30歳にかけて発症することが多い．炎症は仙腸関節から始まり，腰椎，胸椎，頚椎と上行性に進行する．したがって，初発症状は仙腸関節炎による仙腸関節部の疼痛であることが多く，最初は間欠的であるが，次第に持続的になる．

また，腰椎や胸椎に脊椎炎が及ぶと運動により軽快し，安静で軽快しない腰痛や起床時の背部のこわばり，後弯変形，胸郭拡張制限などを認める．さらに，病変が頚椎にまで及ぶと末期的であり（図3），脊椎全体が強直となり，脊椎の可動性を失う．腰椎は生理的前弯を失い，胸腰椎は後弯位になるため，視線は足元を見る特有の姿勢（chin-on-chest position）となる．

そのほか，ASでは股関節や肩関節など体幹に近い大関節が侵されることが多いが，関節リウマチ類似の末梢関節炎を認めることもある．脊椎関節外症状として虹彩炎や大動脈炎を認めることがある．

3 診察時に収集すべき基本情報

腰痛の問診を詳しく行う．若年男性で腰痛が3カ月以上続き，運動で軽快し，安静で軽快されない場合，本疾患も念頭に入れる．問診により，虹彩炎の既往や家族歴を確認することは診断上，重要な情報となる．

> **指導医の教え**
> ASが若年性腰痛の原因であることは腰部椎間板ヘルニアや腰椎分離症と比較して少ないが，本疾患も常に念頭に入れる．

4 必要な検査

単純X線撮影は腰椎4方向と骨盤正面像が基本である．必要に応じて胸椎や頸椎の撮影も行う．血液検査ではリウマトイド因子，血沈，CRP，HLA-B27（保険適応外）を確認する．

> **指導医の教え**
> 腰臀部痛に対して単純X線腰椎4方向を撮影するが，仙腸関節病変や股関節疾患の鑑別には単純X線骨盤正面像が有用である．

5 診断の決め手

ASの診断には改定ニューヨーク診断基準（1984年，表）が用いられることが多い．早期の特徴的なX線変化は，仙腸関節の軟骨下骨の吸収によって生じる関節裂隙の開大像とその周囲の硬化像（図1）であり，後に骨性癒合となる．仙腸関節炎は両側性であることが多い．脊椎は椎体隅角部に生じる炎症性肉芽により骨侵食が生じ，椎体は方形化し，上下の椎体縁を直線状に結ぶ靱帯骨棘が形成される．変形性脊椎症でも骨棘形成により架橋に至るが，変形性脊椎症にみられる骨棘は外側に向かって伸びるのに対して，ASでは靱帯骨棘が直線状に伸びるのが特徴である．椎体間骨性癒合が脊椎全体に広がるとbamboo spine（竹様脊椎）となる．胸椎には後弯変形がよく起こる．

血液検査ではASに特異的なものはない．血沈やCRPは高値であることが多い．慢性炎症の結果，正球性低色素性貧血，軽度白血球増加，軽度血小板増

表 ● 改定ニューヨーク診断基準（1984年）

1. 3カ月以上続く腰痛，運動によって軽快し，安静によって軽快しない
2. 腰椎の前後屈，側屈の運動制限
3. 胸郭拡張制限
4. 両側仙腸関節炎（Grade 2〜4）
5. 片側仙腸関節炎（Grade 3〜4）

診断：4あるいは5があり，1・2・3のうち1つ以上あれば診断確定

加を認める[1]．リウマトイド因子は陰性である．HLA-B27は80〜90%の症例で陽性になる．

6 鑑別診断

関節リウマチ，若年性関節リウマチ，感染性仙腸関節炎，強直性脊椎骨増殖症などを鑑別する．関節リウマチでは頸椎病変が主体で，仙腸関節炎は稀である．若年性関節リウマチでは発症時期は15歳以下である．感染性仙腸関節炎では片側罹患であることが多い．強直性脊椎骨増殖症では通常，仙腸関節は正常である．

7 治療

ASに特異的な治療法はなく，対症療法が中心となる．除痛目的に薬物療法として非ステロイド系消炎鎮痛剤（NSAIDs）を用いる．ステロイド剤の効果はあまりないとされている．サラゾピリンの抗炎症効果に対する評価は一定していない．

脊柱変形を予防するため，常に脊柱をまっすぐに保つよう日常生活指導を行う．また，脊柱や四肢関節の可動性を維持するストレッチを中心とした体操も積極的に行う[9]．

高度の脊柱後弯変形に対しては脊椎骨切り術[10〜14]を，股関節機能障害に対しては人工股関節置換術を行うことがある．

脊柱後弯変形に対する脊椎骨切り術は腰椎高位で行うことが多い．腰椎での代表的脊椎骨切り術にはanterior open wedge osteotomy（図4）とpedicle subtraction osteotomy（PSO，図5）がある．いずれも神経，血管合併症のリスクがあり，熟練した脊椎外科医が行うべき手術である．

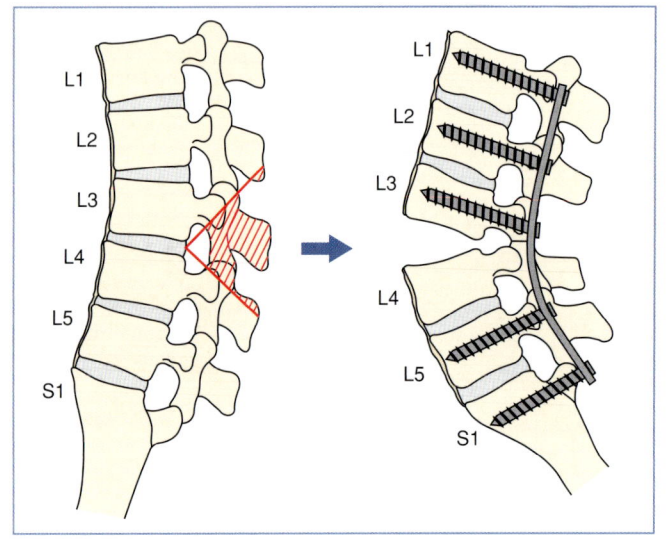

図4 ● anterior open wedge osteotomy

脊椎後方部分の骨切り（斜線部分）後，後方から圧迫力を加えることにより，前縦靱帯が切れ，後弯が矯正される．同時にインプラントによる固定を行う．大動脈に石灰化があり，柔軟性に欠ける場合には前方開大に伴う動脈損傷の危険性がある（致死的）

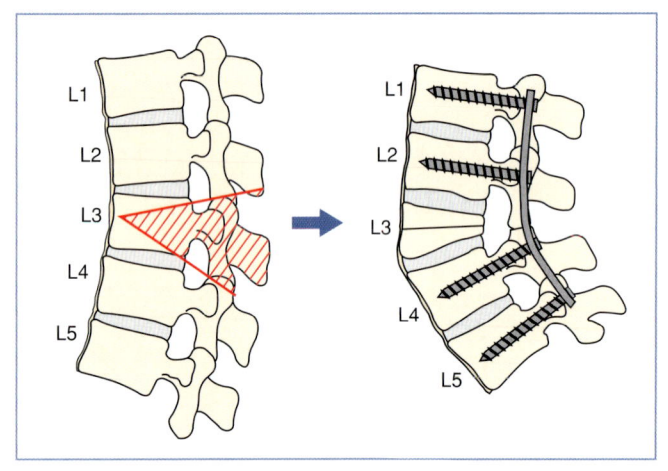

図5 ● pedicle subtraction osteotomy（PSO）

脊椎後方部分と椎弓根の骨切りに加え，椎体を楔状に骨切りする（斜線部分が骨切り部）．その後，後方から圧迫力を加えて後弯矯正を行う．同時にインプラントによる固定を行う

8 後療法

腰椎での脊椎骨切り術後は，ドレーン抜去するまでの数日間ベッド上安静とする．その後，硬性コルセットを作成し，起立歩行訓練を開始する．硬性コルセットの着用期間は骨癒合が得られるまでの約6カ月間とする[14]．

Advanced Practice

専門医にコンサルトする場合

ASに対する治療は保存療法が基本であるが，高度の脊柱変形により著しいADL制限を認める場合にはより専門性の高い治療計画が必要となる．

他科に依頼を要する場合

ASに合併する虹彩炎に対しては眼科で，大動脈炎に対しては循環器科で定期的な経過観察を行う．

思いがけない落とし穴

若年層の腰痛に対しては，本疾患を常に念頭に入れ，診療にあたることがきわめて重要である．

乾癬性脊椎炎（psoriatic spondylitis）

- 乾癬性関節炎（SNSAの一種）のうち，仙腸関節炎，脊椎炎を特徴とする型である[15)16)]．
- 先行する皮膚乾癬に続いて，仙腸関節炎や脊椎炎を認める．
- リウマトイド因子は陰性である．
- HLA-B27は60～70％で陽性である[3)]．
- 結膜炎や虹彩炎，大動脈弁閉鎖不全を合併することがある[15)]．
- 治療は皮膚病変を第一に行う．皮膚病変にはビタミンD内服，光化学療法，シクロスポリンA内服などを行う．皮膚病変の治療により，関節炎が軽快することが多い[15)16)]．脊椎炎にはNSAIDsを用いる．

＜参考文献＞

1) 山田昭夫：強直性脊椎炎．「内科学」（小俣政男 ほか 編），pp. 1103-1106, 朝倉書店, 2000
2) 佛淵孝夫：Seronegative spondyloarthritis. 整・災外, 42：751-756, 1999
3) Reveille, J. D.：HLA-B27 and the seronegative spondyloarthropathies. Am. J. Med. Sci., 316：239-249, 1998
4) 土屋尚之：血清反応陰性脊椎関節症の発生機序．「New mook 整形外科 14」（越智隆弘 ほか 編），pp. 82-85, 金原出版, 2004
5) 村田紀和：強直性脊椎炎．「New mook 整形外科 14」（越智隆弘 ほか 編），pp. 87-94, 金原出版, 2004
6) 山口晃弘：血清反応陰性脊椎関節症の病態・診断・治療. Clinical calcium, 13：31-37, 2003
7) 西澤 隆：強直性脊椎炎．「図説 腰椎の臨床」（戸山芳昭 編），pp. 234-236, メジカルビュー社, 2001
8) Poole, A. R.：The histopathology of ankylosing spondylitis: Are there unifying hypotheses? Am. J. Med. Sci., 316：228-233, 1998
9) Koehler, L. et al.：Managing seronegative spondarthritides. Rheumatology, 39：360-368, 2000
10) Smith-Peterson, M. N. et al. Osteotomy of the spine for correction of flexion deformity in rheumatoid arthritis. J. Bone Joint. Surg., 27：1-11, 1945
11) Simmons, E.D.：Osteotomy for ankylosing spondylitis. "Surgical techniques for the spine"（Haher, T. R. et al. eds.），pp. 227-232, Thieme, New York, 2003
12) Brown, C. W. et al.：Pedicle subtraction osteotomy. "Surgical techniques for the spine"（Haher, T. R. et al. eds.），pp. 233-236, Thieme, New York, 2003
13) Thiranont, N. et al.：Transpedicular decancellation closed wedge vertebral osteotomy for treatment of fixed flexion deformity of spine in ankylosing spondylitis. Spine, 18：2517-2522, 1993
14) 鐙 邦芳 ほか：強直性脊椎炎に対する矯正脊椎骨切り術closed wedge vertebral osteotomy. 「新OSNOW 最新の脊椎外科」（岩本幸英 編），pp. 184-194, メジカルビュー社, 2003
15) 小林茂人 ほか：病態解釈および診断と治療の進歩. 乾癬性関節炎，強直性脊椎炎. 日内会誌,89：57-62, 2000
16) 村田紀和：乾癬性関節炎．「New mook 整形外科 14」（越智隆弘 ほか 編），pp. 103-106, 金原出版, 2004

第4章　脊椎・脊髄の疾患

6. 二分脊椎，脊髄係留症候群

今林英明

Point

1. 腰仙部の皮膚に毛束，陥凹，腫瘤があれば潜在性二分脊椎を疑う
2. MRIにて脊髄円錐の下垂，脂肪腫を合併する
3. 足部変形，排尿障害があれば手術治療の適応となる
4. 専門医にコンサルトが必要である

1 病態・疾患概念

二分脊椎は胎生期における神経管の閉鎖不全によって生じる皮膚・脊髄神経・脊椎の病変を呈する疾患である．その歴史は古く，1672年Nicholas Tulpiusがspina bifidaという名称を最初に記載したとされる．Spina bifida（二分脊椎）は椎弓の癒合不全を意味するものであるが，1940年Lichtensteinによりspinal dysraphism（脊椎閉鎖障害）と提唱された[1]．spinal dysraphismは胎生期における神経管の閉鎖不全により生じる脊柱管内外での病変の総称としてspina bifidaと同義語として使用されている[2]．本疾患を理解するためにはまずは脊椎・脊髄の発生を簡潔に述べたい．詳しくは人体発生学の教科書を参考にしていただきたい．

1）脊椎・脊髄の発生

胎生第3週のはじめ，外胚葉組織が神経管（neural tube）を形成し頭尾側方向に神経管の閉鎖が始まる（図1）．頭側の神経管（前神経孔）は胎齢23～25日に閉鎖，尾側の後神経孔は27～29日に閉鎖が終了する．さらに，神経管閉鎖後尾側において後神経孔より遠位に一過性ではあるが新たな神経管構造が形成され中心管と連続し1本の脊髄原基を構成する（図2）．当初脊髄原基は脊柱管腔尾側端まで占拠しているが，胎生第5週に入ると尾側の管構造は退行し脊髄原基のサイズが減少する．この退行性分化の結果，脊髄円錐部下端・終糸が形成され，成長に伴い脊椎に対し相対的に脊髄下端は上昇し，生後2カ月で成人のレベルの高さに達する．硬膜内脊髄

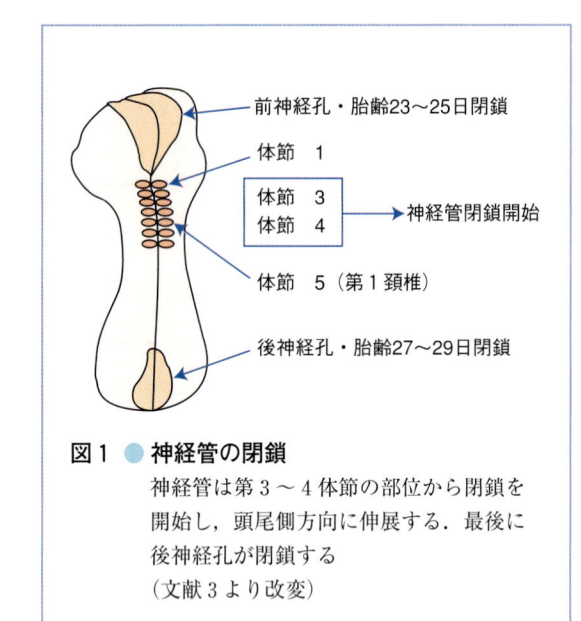

図1　神経管の閉鎖
神経管は第3～4体節の部位から閉鎖を開始し，頭尾側方向に伸展する．最後に後神経孔が閉鎖する
（文献3より改変）

終糸（内終糸）は脊髄円錐部が終わるL1とL2のレベルにより始まり硬膜の最尾側端の終わるS2椎体付近まで存在し硬膜外終糸へと移行する．

2）二分脊椎の分類

二分脊椎の分類において発生の過程・時期による分類法があり，一次神経胚形成不全，二次神経胚形成不全とに分類される．一次神経胚形成不全とは胎生初期における神経管閉鎖過程での障害（開放性神経管奇形）であり，二次神経胚形成不全とは神経管閉鎖後，尾側端における神経管の発達過程（閉鎖性神経管奇形）での障害である．

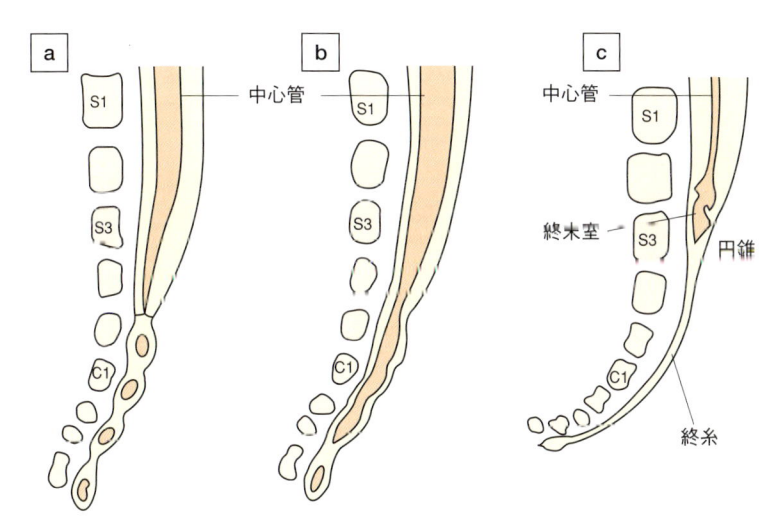

図2 ● 尾側端神経管形成と退行変化
a：脊髄下端より尾側に細胞塊が集まり内腔を形成する
b：中心管と癒合し一過性に神経管が形成される
c：尾側端の神経管は退行し終糸となる
（文献3より改変）

また腰仙部の皮膚表面が正常表皮で覆われているかどうかで嚢胞性二分脊椎（spina bifida cystica）・顕在性二分脊椎（spina bifida aperta）と潜在性二分脊椎（spina bifida occulta）に分類される（図3）．嚢胞性二分脊椎・顕在性二分脊椎は髄膜または神経組織が嚢胞状に突出したものや皮膚欠損により脱出したものである．嚢胞内に神経組織を含まず髄膜および髄液からなるものをmeningocele（髄膜瘤，図3b），嚢胞内に神経組織を伴うものをmyelomeningocele（脊髄髄膜瘤，図3c），脊髄が開いた状態で皮膚の欠損から体表に露出しているものを脊髄裂（myeloschisis，図3d），脊髄の中心管が嚢胞になったものをmyelocystocele（脊髄嚢胞）という．潜在性二分脊椎は皮膚に欠損がなく椎弓の成長不全と正中面での癒合不全を認めるものである．潜在性二分脊椎の場合，皮膚表面は正常皮膚で覆われているが，異常領域に毛束（図3a，図4）や皮膚の窪み（皮膚洞）を認める場合もある．

> **指導医の教え**
> 正常者でも成人で10％以下，小児では30％前後脊椎弓の癒合不全を認め病的な状態といえないので注意を要する．

3）二分脊椎の成因

二分脊椎の成因としては，遺伝的要因と環境的要因の相互作用による多因子遺伝で起こっているものと考えられている．実験的に，X線，ビタミンA過剰摂取，バルプロ酸，サリチル酸などで二分脊椎が誘発されることがわかっている．また，葉酸の積極的摂取が二分脊椎，無脳症の発生リスクを下げることが報告されており妊娠前から妊娠3カ月まで葉酸を1日0.4g摂取することを勧める勧告が厚生労働省から出されている．

臨床上われわれが遭遇する二分脊椎は，脊髄係留症候群（tethered cord syndrome）がほとんどといってよい．

4）脊髄係留症候群（tethered cord syndrome）

胎生期に頭側に移動すべき脊髄・円錐が，その退縮を障害され，腰椎下部の残存・牽引された状態を脊髄円錐下垂（low placed conus medullaris）と呼び，臨床症状（足部変形，膀胱機能障害など）を呈する場合，脊髄係留症候群（tethered cord syndrome）と呼ぶ．下垂した脊髄が尾側に牽引された状態をtetheringといい，榊原はこれを，3型に分類した（図5）．Grade Iは脊髄円錐の下垂がなくても緊張し腫大した終糸が脊髄を牽引して臨床症状を

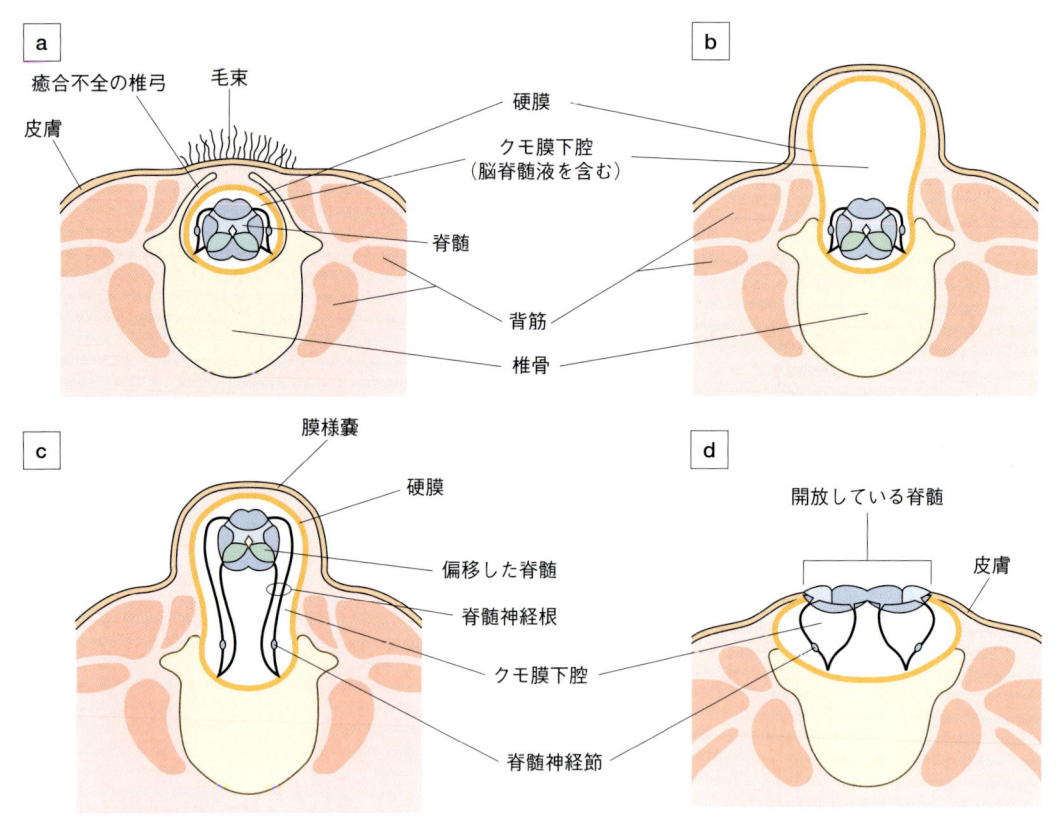

図3 種々の二分脊椎とそれに伴う椎弓，脊髄および硬膜にみられる形態異常
　a：潜在性二分脊椎．椎弓が癒合不全であり毛束を皮膚に呈する
　b：髄膜瘤を伴う二分脊椎
　c：脊髄髄膜瘤を伴う二分脊椎
　d：脊髄裂を伴う二分脊椎
　（文献4 より改変）

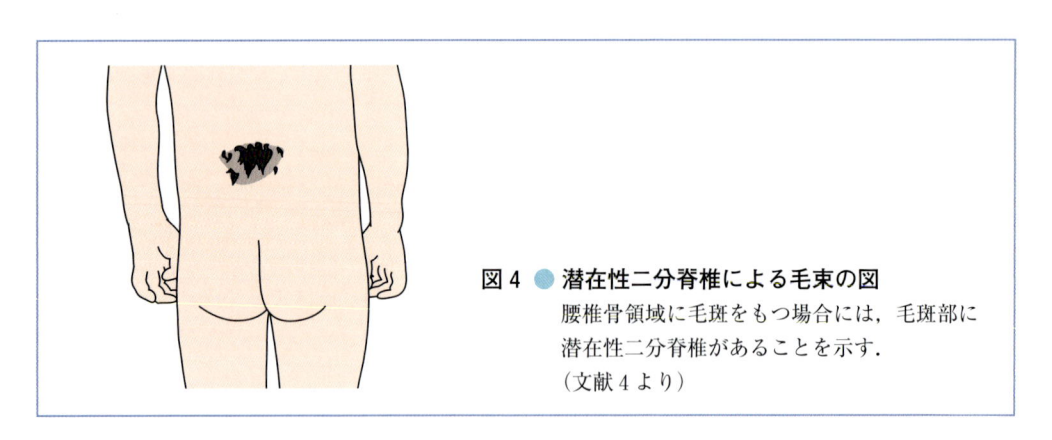

図4 潜在性二分脊椎による毛束の図
　腰椎骨領域に毛斑をもつ場合には，毛斑部に潜在性二分脊椎があることを示す．
　（文献4より）

呈する状態であり脊髄終糸緊張症候群（tight filum terminale，TFT）とし，GradeⅡは円錐が正常より下垂している脊髄円錐下垂（low placed conus medullaris），GradeⅢは下垂した脊髄円錐が皮下脂肪腫と連続している脊髄髄膜瘤（closed myelomeningocele）としている．これら脊髄の下垂において脂肪腫を合併する場合が多く脊髄脂肪腫ともいう．下垂した脊髄と脂肪腫の位置についてChapmanの分類があり（図6），dorsal type, caudal type, transitional typeに分類される．Dorsal

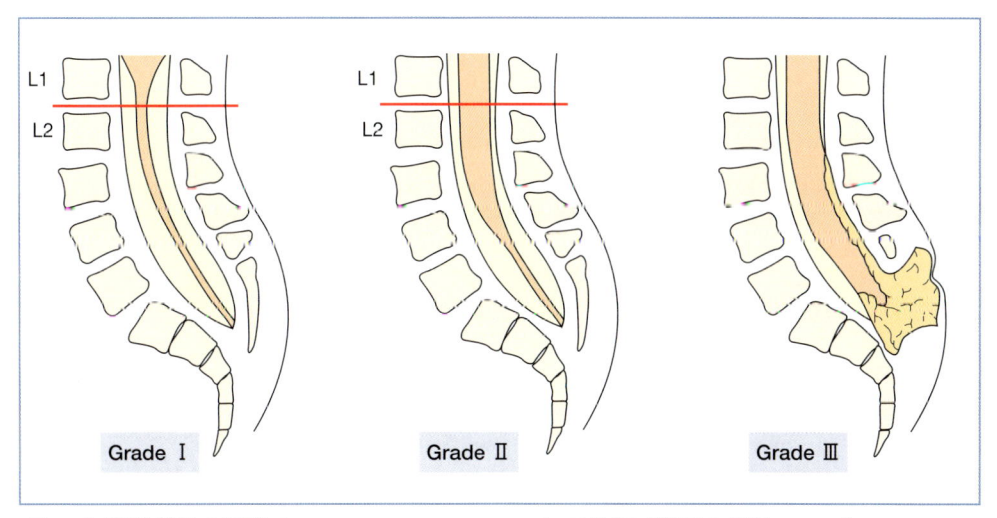

図5 ● 脊椎係留症候群（tethered cord syndrome）の分類（榊原の分類，1986）
Grade Ⅰ：脊椎終糸緊張症候群．円錐の位置は正常であるが終糸は腫大，緊張している
Grade Ⅱ：脊髄円錐下垂．円錐が正常の位置より下垂している
Grade Ⅲ：脊髄髄膜瘤．下垂した脊髄円錐が皮下の脂肪腫と連続している
（文献5より改変）

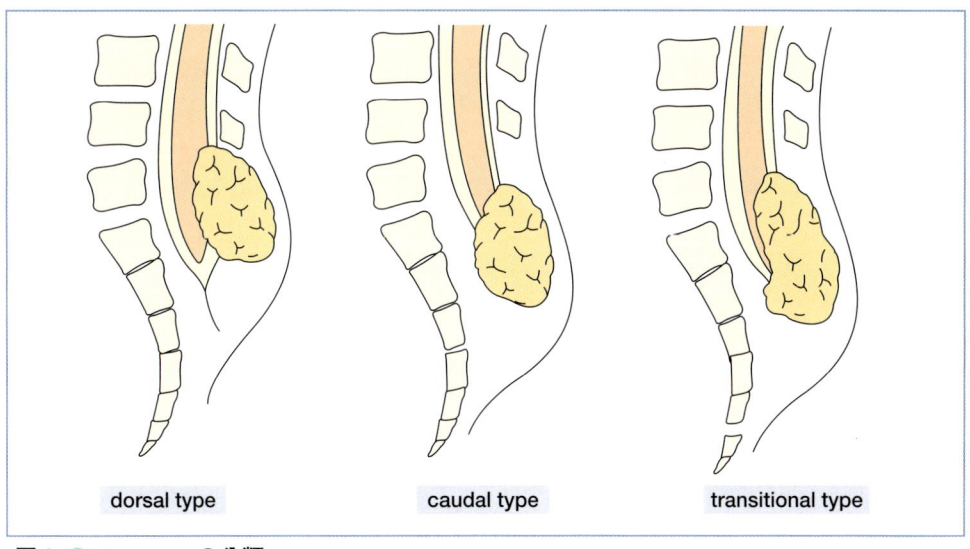

図6 ● Chapmanの分類
下垂した脊髄と脂肪腫との位置関係について3つのタイプに分類した．
（文献6より改変）

typeは脂肪腫が椎弓硬膜欠損部を貫通し脊髄の背面に癒合する．Caudal typeでは脂肪腫は尾側より脊髄円錐に癒合し，transitional typeは，脊髄の背側・尾側両方に脂肪腫が癒合する[6]．

2 主訴・症状

乳幼児における脊髄症状の判断は困難である場合があり，足部の変形，排尿障害，脊柱変形，皮膚症状に注意を払う必要がある．

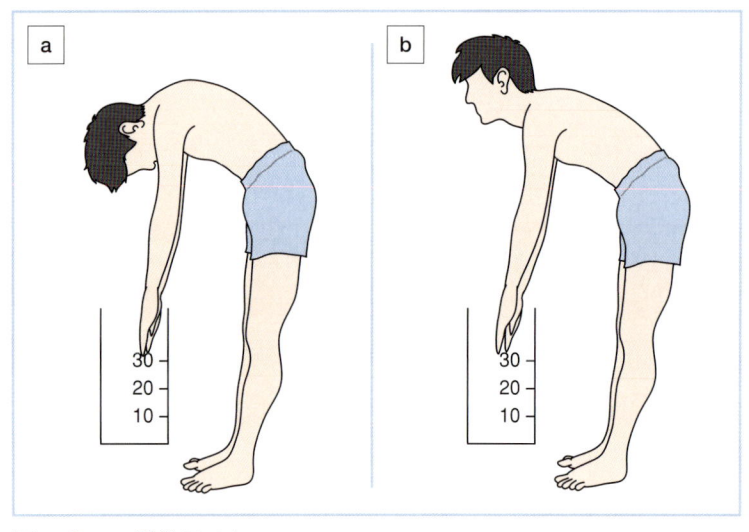

図7 ● **TFT誘発テスト**
a：最大前屈で下肢痛が誘発される．b：頸椎のみの後屈にて軽減する
（文献7より）

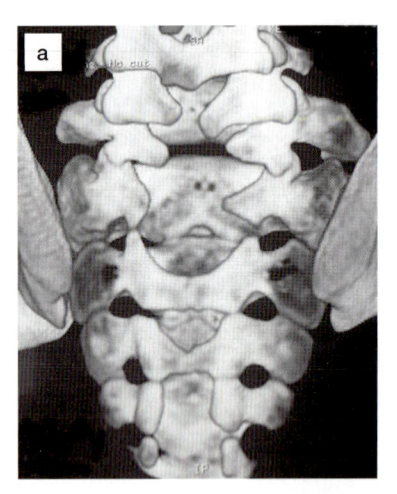

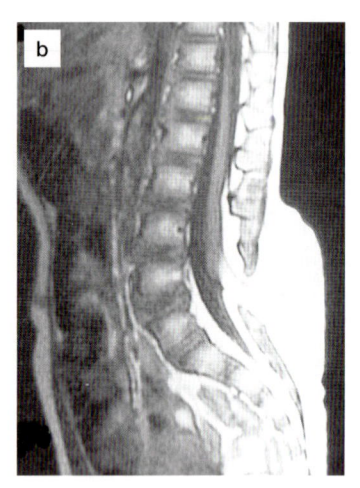

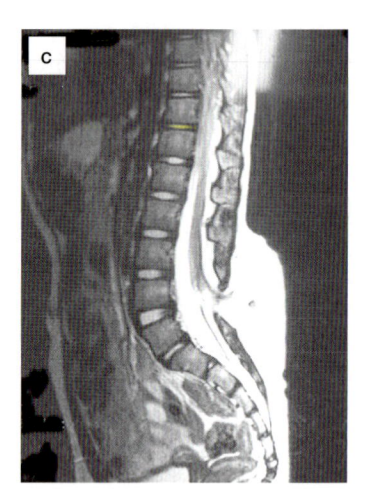

図8 ● **脊髄脂肪腫のCT・MRI画像**
3D-CTにて椎弓欠損を認める（a）．MRI画像にて脊髄円錐部の下垂および皮下脂肪腫への連続を認める
（b：T1強調画像，c：T2強調画像）

a. 皮膚症状
腰仙部の皮下腫瘤，陥凹（皮膚洞），多毛などがみられる．

b. 神経症状
腰仙部における脊髄レベルの麻痺が生じるが，幼児・小児期は筋力・知覚障害の検出は困難であることが多い．筋萎縮，足部の変形（凹足変形），排尿障害を呈する．

c. 排尿障害
1歳過ぎての自尿の遅れ，夜尿症，失禁などがある．尿沈査検査で尿路感染兆候がみられる場合も本疾患を念頭におく必要がある．

d. TFT誘発テスト
駒形らは，立位腰椎前屈位でさらに頸椎を前屈すると腰下肢痛が誘発され，頸椎の後屈で症状の軽減を認める場合を脊髄終糸緊張症候群（TFT）が疑われるとしている（図7）[7]．

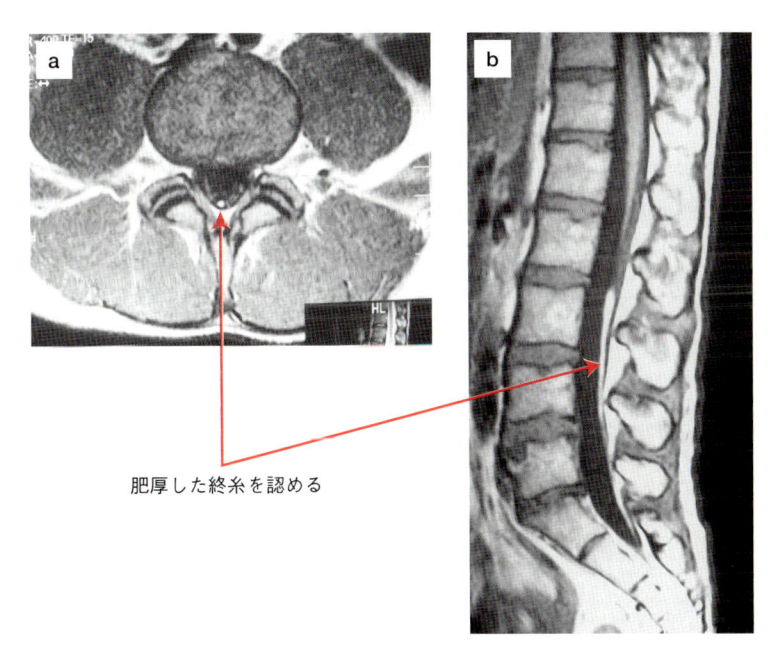

図9 脊髄終糸緊張症候群（tight filum terminale，TFT）のMRI画像
脊髄円錐部の下垂は認めないが，T1強調画像にて脂肪の信号を呈する肥厚した終糸を認める．a：T1強調画像 axial画像，b：T1強調画像 sagital画像

肥厚した終糸を認める

3 必要な検査

　画像として単純X線検査では，正面画像にて正中面での椎弓形成不全を認める．ただし生下時の場合はX線画像の判断が困難であり，CT画像で診断する（図8）．確定診断はMRIにて行う必要がある．円錐部の位置，終糸の肥厚，脊髄に連続する皮下脂肪腫像の有無に注意する．正常の終糸はL5-S1レベルで2mmを超えることはない．脊髄終糸緊張症候群において肥厚した終糸はMRI画像にて脂肪の信号を示しT1強調画像が非常に有用となる（図9）．

4 治療

　治療の開始時期については無症候でも画像上脊髄円錐の下垂があれば早期に緊張状態の解離を行う考え方と，排尿障害といった神経症状が出現したら手術を行う考え方があり，本症の自然経過が明らかでないことにより結論に至っていない．Chapmanらはdorsal typeやcaudal typeには予防手術を勧めるがtransitional typeは脂肪腫と神経組織が絡み合っているため術後の神経の脱落症状・膀胱機能障害などの悪化の危険性があり予防手術は推奨しないとしている．患者が無症状である場合は脊髄脂肪腫の病態により手術適応の判断を行うことが大切である．

● 手術法

　手術の基本は脊髄牽引の原因となっている脂肪腫と脊髄の連続性を絶つことである（untethering，図10）．脊髄との移行部で脂肪腫を切断し終糸を合併していればこれも切断する．手術の際，脊髄モニタリングが必要であり，硬膜の欠損がある場合は人工硬膜にて修復を行う．また，田中・国分らは，第1腰椎を約20mm短縮固定することにより脊髄の緊張を緩める脊柱短縮術の報告を行っている（図11）[9]．

5 後療法（予後）

　新井らは120例中術後症状の改善例は10%，術直後の症状悪化例は1.7%，長期経過での悪化例は4.2%としている[10]．遅発性の症状悪化については脊髄の再係留や脊髄空洞症の発生が原因としてあげられ，下肢の痛み，膀胱直腸障害を呈するとしている．その場合，脊髄の再係留に対しre-tetheringを行い，脊髄空洞症には空洞・くも膜下腔シャント術を行うとしている．

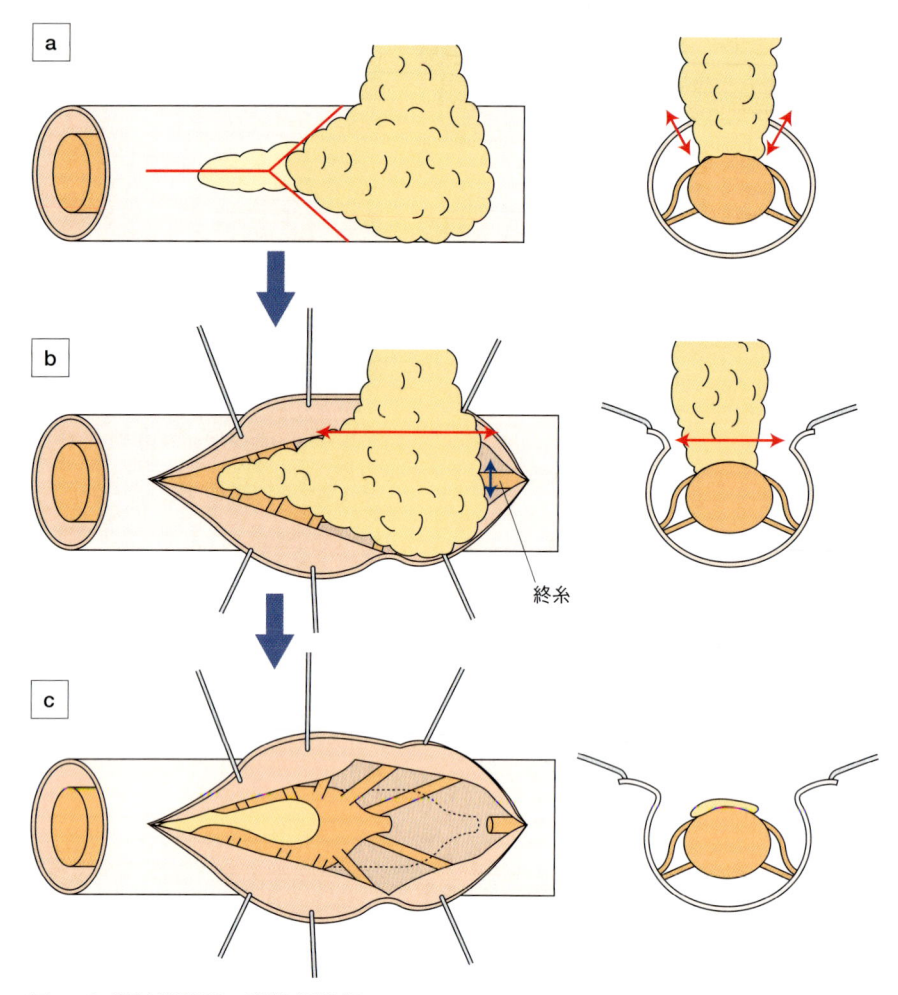

図10 ● 脊髄脂肪腫の脊髄解離術
a：脂肪腫と硬膜との結合を切離する．硬膜内にも脂肪腫が存在する
b：硬膜を翻転すると神経根の横走や逆走，脂肪腫の腹側に緊張した終糸が観察される．脂肪腫はできるだけ脊髄の近傍で切離し，終糸も切離する
c：脊髄円錐は頭側に移動し，神経根の走行も改善する．硬膜の側々吻合が困難であれば人工硬膜で硬膜形成を行う
（文献8より改変）

Advanced Practice

専門医にコンサルトを要する場合

脊髄係留症候群は専門性の高い治療計画が必要になる．顕微鏡下における硬膜内の神経剥離操作を要し手術中の脊髄モニタリングも必要である．設備の整った，症例数の多い施設にコンサルトすべきである．

他科にコンサルトを要する場合

膀胱直腸障害を呈する場合は泌尿器科へコンサルトを要する．

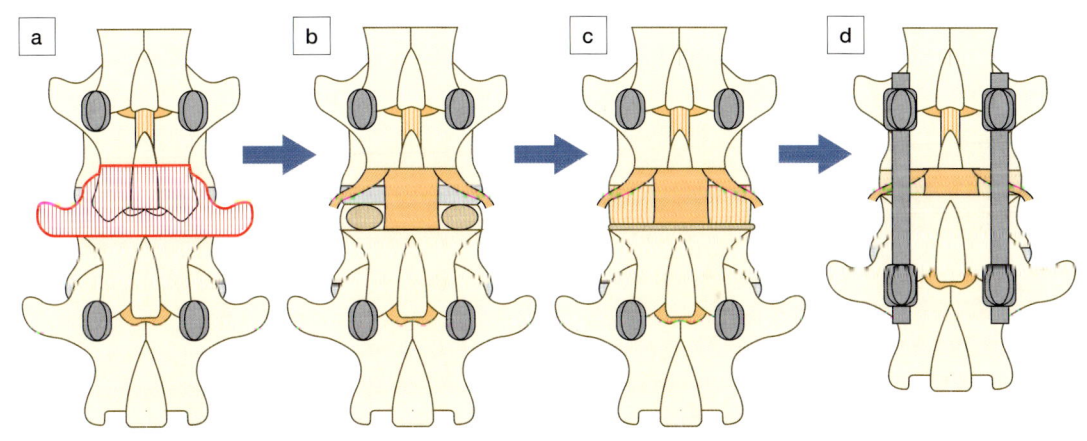

図11 ● 脊柱短縮術の方法
　a：棘突起・椎弓の切除範囲．あらかじめpedicle screwを挿入しておく
　b：硬膜・神経根の展開，椎弓根の頭側約3/4の切除
　c：椎体上半分と椎間板の切除
　d：短縮固定
（文献9より改変）

＜参考文献＞

1) Lichtenstein, B. W.：Spinal dysraphism. Arch. Neurol. Phychiat., 44：792-810, 1940
2) 山田博是：二分脊椎の歴史・発生・病理と出生前診断．「二分脊椎の臨床」，pp.1-18，医学書院，1985
3) 藤井　暁：脊柱管とその内容の発生と奇形．画像診断，27：140-155, 2007
4) 「ムーア人体発生学 原著第7版」(Moore and Persaud 著，瀬口春道 訳)，医歯薬出版，2007
5) 榊原健彦：Tethered cord syndromeの診断と治療．整形外科，37：1927-1943, 1986
6) Chapman, P. H.：Spinal lipoma controversy. Neurosurgery, 44：186-192, 1999
7) 駒形正志：成人発症Tight filum terminaleの臨床的検討．臨床整形，31：523-532, 1996
8) 里見和彦：先天性疾患（tethered cord）．「図説 腰椎の臨床」(戸山芳昭 編，pp.277-284, メジカルビュー社，2003
9) 田中靖久：脊髄係留症候群に対する脊柱短縮術．臨床整形，40：633-637, 2005
10) Arai, H. et. al：Surgical experience of 120 patients with lumbosacral lipomas. Acta. Neurochir. (Wien), 143：857-864, 2001

第4章 脊椎・脊髄の疾患

7. 脊椎腫瘍

高石官成

> **Point**
> 1. 原発性脊椎腫瘍は組織型による好発年齢がある
> 2. MRIは非侵襲的かつ高感度で，比較的早期の転移巣の診断も可能である
> 3. 骨シンチグラフィーは，全身の骨転移スクリーニングが容易で感受性が高いが特異性は低い
> 4. 脊椎炎や骨粗鬆症性椎体骨折は，しばしば転移性脊椎腫瘍との鑑別が困難なことがある
> 5. 急速に神経麻痺が進行する症例では，緊急での姑息的な手術が適応になることがある

1 病態・疾患概念

骨は癌転移の好発部位の1つであり，転移性脊椎腫瘍は発生頻度が高い．原発臓器別では，肺癌・乳癌・前立腺癌が多く，次いで腎癌・甲状腺癌・消化器系癌などが続く．一方，原発性腫瘍は比較的稀で，1995年度「全国骨腫瘍登録患者一覧表」によれば全原発性骨腫瘍中，良性脊椎腫瘍は1.9％，悪性脊椎腫瘍は3.6％であった[1]．悪性，良性ともにさまざまなタイプの腫瘍が発生しうるが，脊索腫・骨髄腫・骨巨細胞腫などが多い．大部分の悪性脊椎腫瘍は放射線療法，化学療法の効果が不良であり，広範囲切除が望ましいが，脊椎の解剖学的特殊性のために，その治療は困難である．

骨転移の機序は血行性あるいは周囲組織からの直接浸潤であるが，通常は血行性転移である．毛細血管網が豊富で血流が緩徐である骨髄は，血行性転移の成立に適しているといわれており，脊椎では椎体後面および椎弓根や終板直下に経動脈性の転移巣がみられることが多い．一方，Batson傍脊椎静脈叢を介する転移は，肺を経由せずに下大静脈，上大静脈から腹圧などにより椎骨静脈叢を経る逆流経路である．骨盤や腹部臓器の癌が，原発巣に近い高位の脊椎において椎体静脈の走行に沿って転移して定着するとされている．

2 主訴・症状

腫瘍の浸潤により椎骨が病的骨折を起こし局所痛が生じる．脊柱の不安定性によって疼痛は増強し，腫瘍の硬膜外浸潤により脊髄や神経根が圧迫を受けると，運動麻痺，感覚障害，膀胱直腸障害，神経根性疼痛を呈する．

脊髄に対する機械的圧迫は，脊髄血行を障害するばかりでなく，椎骨静脈叢を閉塞することにより静脈のうっ血を起こし脊髄に浮腫が生じるとされる．脊椎の運動制限，運動時痛，叩打痛も特徴的症状で，悪性腫瘍では安静によっても軽減しない激痛を訴えることも少なくない．夜間痛も腫瘍による疼痛の特徴で，持続する場合は，悪性腫瘍や類骨骨腫などを疑うべきである．

一方，脊索腫や巨細胞腫などの仙骨腫瘍では，長期間無症状で経過し，発見されたときには巨大化していることも少なくない．

3 診察時に収集すべき基本情報

転移性脊椎腫瘍については，原発巣の検索が不可欠である．年齢，性別，既往歴，身体所見を注意深くチェックする．体重減少，発熱，リンパ節腫脹の有無などは，他疾患との鑑別にも重要である．

原発性脊椎腫瘍は組織型による好発年齢がある．骨芽細胞腫，骨肉腫，Ewing肉腫，類骨骨腫，動脈瘤性骨嚢腫は20代未満に，脊索腫，骨髄腫，軟骨肉

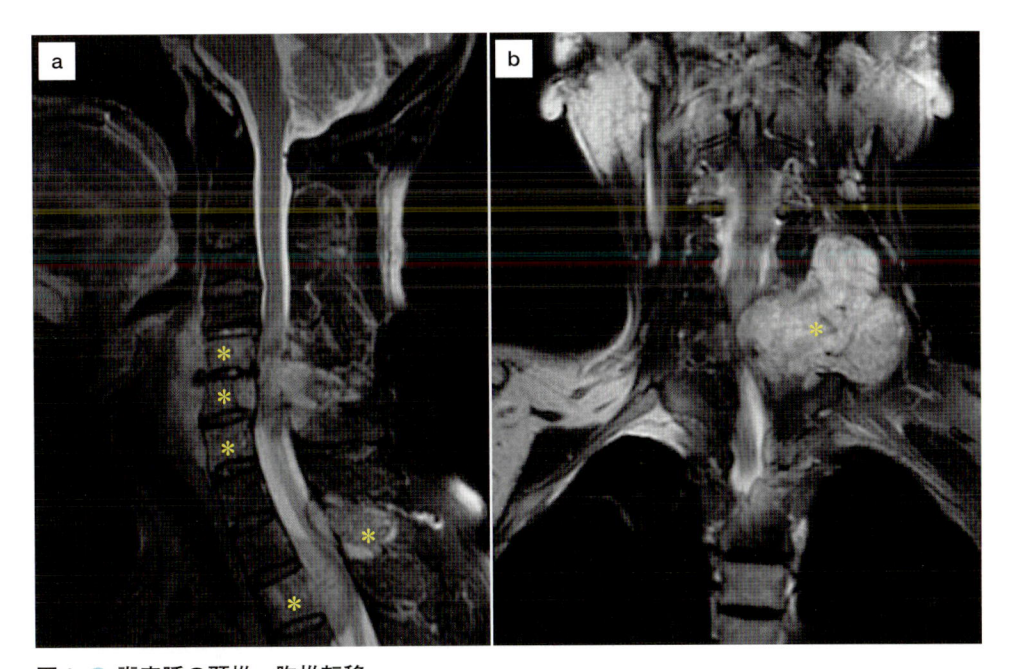

図1 ● 脊索腫の頸椎，胸椎転移
MRIのT2強調画像にて，C5，6，7椎体から硬膜外腔，Th2椎弓，Th3椎体から硬膜外腔にかけて多発する脊髄圧迫性病変（*）を認める．a：矢状断，b：冠状断

腫は40代以降に好発する傾向がある．

4 必要な検査

1）臨床検査

原発性腫瘍に特異的な血液検査所見は少ない．悪性腫瘍では，軽度の白血球増加，CRP上昇，アルカリフォスファターゼ（ALP），LDHの上昇を認める．形質細胞腫では尿中のBence-Johnes蛋白，血清免疫電気泳動によるM蛋白の検出などが診断に有用である．可溶性IL-2受容体はリンパ腫の病勢の指標とされている．

2）画像診断

単純X線は最も基本的な画像検査であり，椎体圧潰の有無などを把握できる．特徴的な所見から，組織型を推定できる場合もある．MRIは非侵襲的かつ高感度で，比較的早期の転移巣の診断も可能である（図1）．さらにガドリニウム造影を追加することによって腫瘍の伸展範囲を評価することができる．マルチスライスCT（MD-CT）は空間分解能に優れているため，腫瘍による骨破壊の状態を把握するのにきわめて有用である．骨シンチグラムは，全身の骨転移スクリーニングが容易で感受性が高いが特異性は低く，骨梁間型と溶骨型の転移では新生骨梁形成を欠くため核種の取り込みが乏しく陽性像が得られにくい（図2）．

原発不明癌であっても，胸部X線，腫瘍マーカーを含む血液検査，血清免疫電気泳動，胸腹部のMD-CTで約半数の症例の診断が可能とされる．骨生検は特に診断に有用である．PETあるいはPET-CTは必須とはいえない（図3）．

> **指導医の教え**
> 原発巣検索は治療方針の決定に重要であるが，あくまでも予後に応じた治療のための検査なので，検査に時間を費やし苦痛を増強することは避けるべきである．

5 診断の決め手

画像所見から腫瘍の組織型がほぼ明らかな場合を除いて，確定診断のためには生検が必須である．方法は，CTガイド下に行う経皮的針生検と麻酔下に行う開放生検に分かれる．

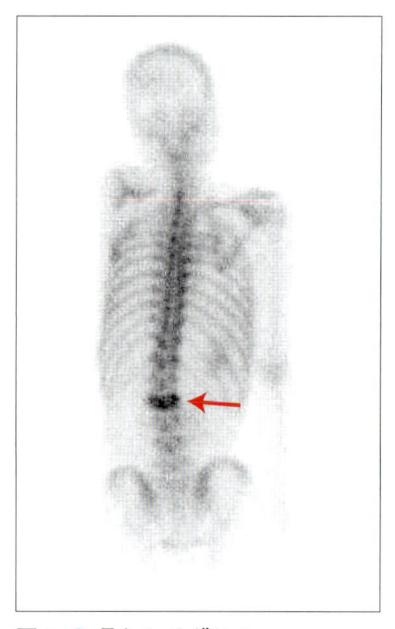

図2 ● 骨シンチグラム
腎癌の脊椎転移．L2椎体に高集積領域（→）を認める

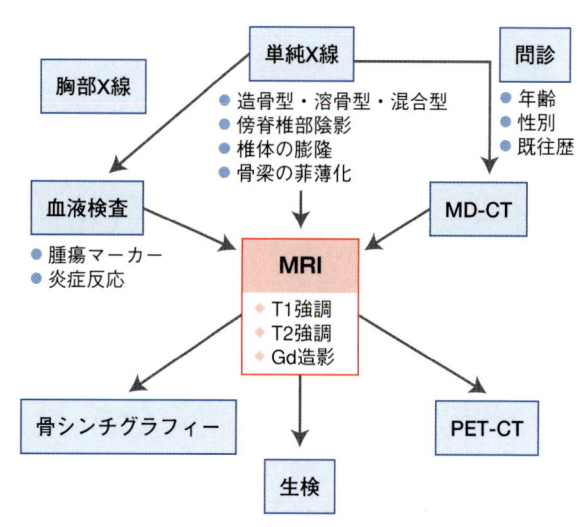

図3 ● 原発不明脊椎腫瘍における原発巣スクリーニングの流れ

6 鑑別診断

　感染性疾患や骨粗鬆症性椎体骨折は，しばしば転移性脊椎腫瘍に対する鑑別疾患の対象となる．MRIでも信号異常が後方成分に及ぶ場合は転移の可能性が高いとされるが，骨折の急性期や亜急性期では骨髄に出血や浮腫を伴うため鑑別が困難となる．造影MRIにおいても，骨折の亜急性期の修復性変化として造影される一方で，転移性腫瘍でも壊死巣を伴う場合は造影されない部分が生じうる．拡散強調画像による鑑別も試みられているが，一部の症例では困難な場合が存在する．

7 救急処置・応急処置

　脊髄神経への腫瘍浸潤圧迫により，急激な麻痺の進行をきたす場合は，緊急手術の適応になることがある．治療後の麻痺の回復は，術前の神経麻痺の程度と相関するといわれており，完全麻痺になる前の早期除圧術が望ましい．

8 治療

　血管腫，骨軟骨腫，好酸球性肉芽腫などの良性腫瘍では無症状であれば経過観察でよい．骨髄腫やリンパ腫などの悪性腫瘍では，放射線療法や化学療法に感受性が高いことから，保存療法がまず選択される．それ以外の脊椎腫瘍の多くは，手術療法が適応となる．悪性腫瘍については，富田ら[2]によりCompartment & Barrierの概念に基づく手術分類が提唱されている（図4）．特に転移性悪性腫瘍に対しては，予後スコアとして原発巣の種類，多臓器転移の有無，脊椎転移を含めた骨転移の状態を点数化し，その合計点を予後スコアとして，治療のゴールを見極めたうえで，病巣の広がりにしたがって手術術式を選択する（図5）．

9 後療法

　手術方法によって異なる．脊椎全摘出術を施行した場合（図6），早期離床，早期ADLの獲得を目標として，術後約1週までに硬性コルセットを装用し，起立歩行を開始する．体幹装具は傍脊柱筋の回復，移植骨が安定化するまでの期間は装用を継続する．

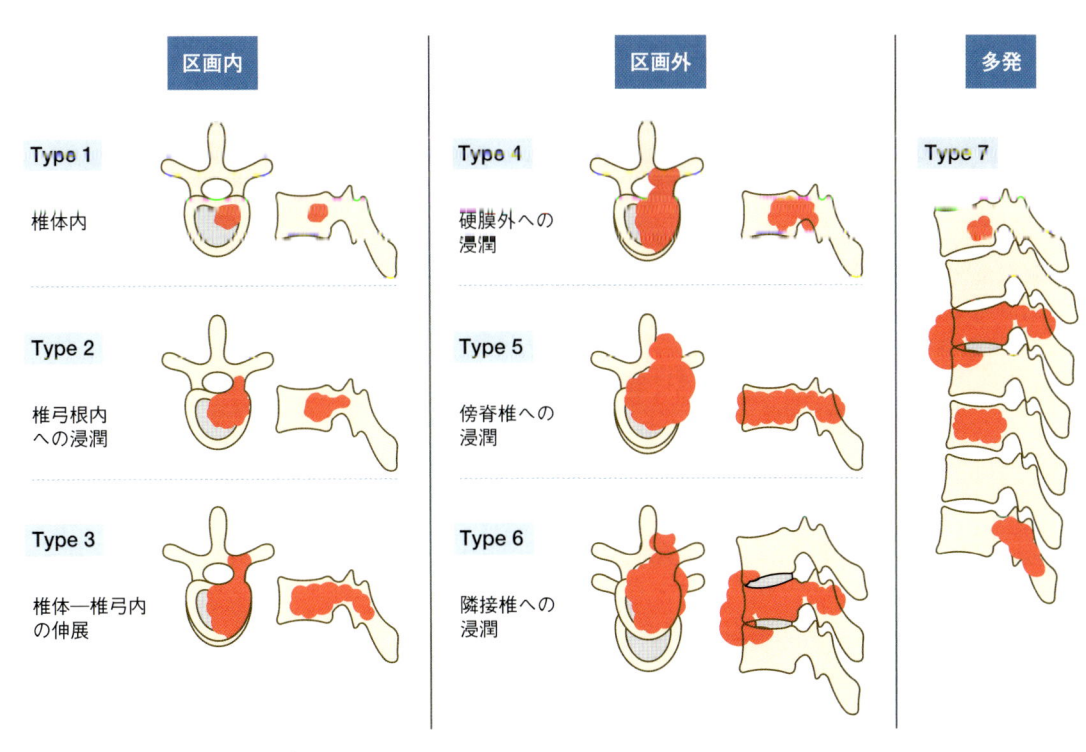

区画内		区画外		多発	
Type 1 椎体内		Type 4 硬膜外への浸潤		Type 7	
Type 2 椎弓根内への浸潤		Type 5 傍脊椎への浸潤			
Type 3 椎体—椎弓内の伸展		Type 6 隣接椎への浸潤			

図4● 脊椎腫瘍の手術分類
（文献2より改変）

予後スコアシステム			
因子 点数	原発腫瘍	重要臓器転移	骨転移
1	増殖能遅い	転移なし＝0	単発
2	増殖能中等度	コントロール良好	多発
4	増殖能速い	コントロール不良	

トータル予後スコア	生命予後	治療目的	手術方法
2	2年＜	長期の局所制御	一塊摘出
3			
4	1～2年	中期の局所制御	縮小手術
5			
6			
7	6～12カ月	短期の姑息治療	姑息的除圧
8			
9	＜3カ月	末期治療	手術治療なし
10			

図5● 転移性脊椎腫瘍に対する手術戦略
（文献2より改変）

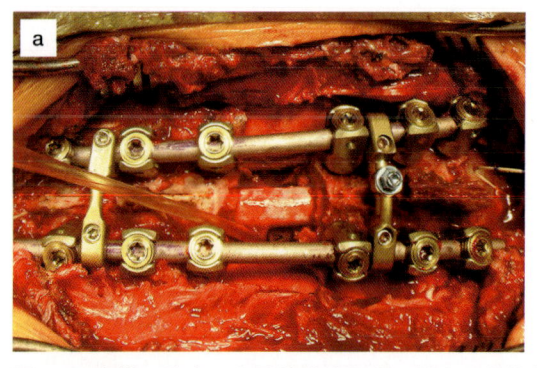

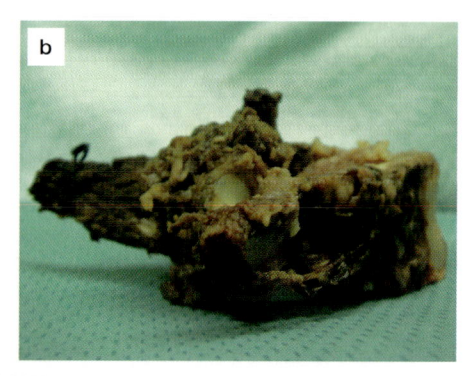

図6 ● 胸椎に発生した甲状腺濾胞癌に対する脊椎全摘術
a：腫瘍椎骨を椎弓根で切離後に一塊として摘出し，脊椎インストゥルメントにて再建した
b：摘出した腫瘍椎骨

Advanced Practice

専門医にコンサルトを要する場合

　放射線療法や装具，ペインクリニックによる除痛治療など保存療法が無効な激しい痛みや急速に進行する神経障害を呈する場合には専門医にコンサルトする．

他科にコンサルトを要する場合

　乳癌，前立腺癌などのホルモン感受性腫瘍では，ホルモン療法により著明な疼痛緩和，麻痺の改善が得られることが多い．肺癌においても化学療法が有効な場合がある．

思いがけない落とし穴

　骨転移の成立には破骨細胞が重要な役割を担っている．ビスホスホネートは破骨細胞の機能を抑制することで骨転移の進行を防止するだけでなく，腫瘍細胞に対する直接的効果もあり，乳癌をはじめとする各種癌の骨転移に有効であることが示されている．しかしながら，重大な合併症として顎骨壊死が報告されており[3]，長期投与，高齢，抜歯歴，口腔内感染などのリスクファクターに対する注意が必要である．

知っておきたい最近の研究

　重粒子線は，放射線の一種であるが，従来の放射線にはない線量の集中性，強い生物学的効果があるとされ，炭素イオン線による重粒子線治療は転移性骨腫瘍および一部の原発性悪性脊椎腫瘍に対する選択肢の1つとなりうるとされている[4]．

＜文　献＞

1) 日本整形外科学会骨軟部腫瘍委員会：全国骨腫瘍患者登録一覧表（平成7年度），pp.28-29, 国立がんセンター, 1995
2) Tomita, K. et al.：Total en bloc spondylectomy for spinal tumors：improvement of the technique and its associated basic background. J. Orthop. Sci, 11（1）：3-12 2006
3) Reid, I. R. et al.：Is bisphosphonate-associated osteonecrosis of the jaw caused by soft tissue toxicity？ Bone, 41（3）：3183-20, 2007
4) 鎌田正 ほか：新しい医療技術　重粒子線（炭素イオン線）を用いた転移性骨腫瘍の治療. 整・災外，46（7）：871-876, 2003

第4章　脊椎・脊髄の疾患

8. 脊柱側弯症

渡辺航太

Point

1. 体幹の変形が主症状．特に肩バランス崩れ，腰のくびれの不一致，前屈時のハンプが特徴である
2. 機能性側弯と構築性側弯があり，鑑別が重要である
3. 全身の合併症を見落とさないように留意する
4. 骨成熟前で，Cobb角25度以上の症例は早急に専門医への受診をすすめる

1 病態・疾患概念

脊柱側弯症とは，正面から見たときに脊柱が左右に弯曲している疾患である．

> **指導医の教え**
> さらに，この側弯変形に伴い椎体のねじれ（回旋）が生じることが重要である（図1）．

2 主訴・症状

脊柱側弯症の主症状は，脊柱変形に伴う体幹変形である．主に，肩の高さの非対称，腰のくびれの非対称，体幹バランス不良，骨盤傾斜，肩甲骨部および腰背部の隆起などが特徴的である．なかでも重要な所見がハンプである．側弯症の場合，体幹を前屈させたときに腰背部の隆起を認める．これをハンプと呼ぶ．このハンプの大きさは脊柱変形が大きくなるに従い，著明になってくる（図2）．

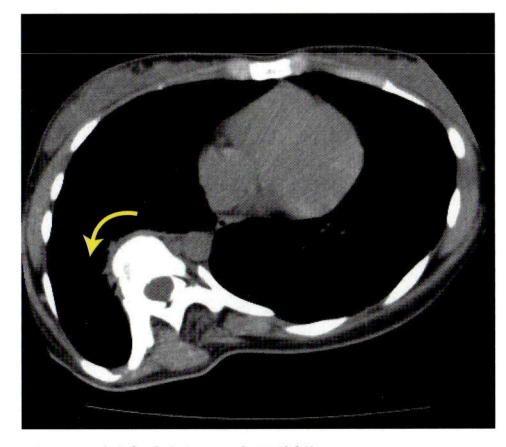

図1　側弯症例CT水平断像
側弯症では側弯変形だけでなく椎体の回旋（⇨）を認める．さらにこの回旋に伴う胸郭の変形も認められる

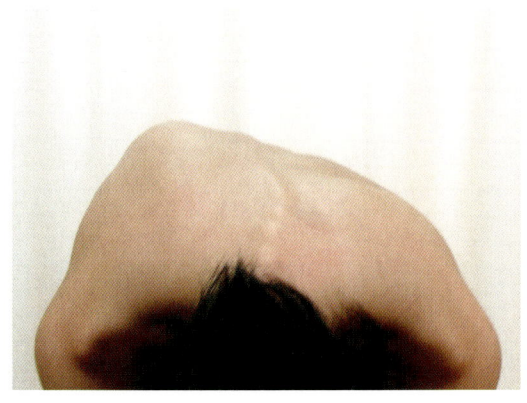

図2　ハンプ
側弯症では体幹を前屈させた際に，腰背部の隆起を認める．これをハンプと呼ぶ．このハンプの大きさは脊柱変形が大きくなるに従い，著明になってくる

8 ● 脊柱側弯症　207

指導医の教え

ある程度カーブが大きくなると，ハンプの状態で側弯の有無が判断できるが，カーブのタイプ（ダブルカーブ：胸椎と腰椎が大きく弯曲している）によってはハンプが目立たない場合があるので，見落とさないよう注意が必要である．

3 診察時に収集すべき基本情報

患者の現病歴と既往歴を聴取することが重要である．多くの側弯症は脊柱変形の原因が明らかではない側弯症（特発性側弯症）であるが，全身疾患や神経疾患の一症状として側弯症が生じる場合があるので，それらを見落としてはならない．特に腹壁反射は脊髄空洞症などの脊髄異常を予見できるので重要である．そのほか，体の柔らかさ，四肢長のバランス，手指長のバランスや変形，心疾患の有無，全身合併症の有無など，診察時には全身を細かくチェックする必要がある．

指導医の教え

患者は子どもが多いので，両親からの詳細な治療経過や幼少時の既往歴などの聴取が重要である．

4 必要な検査

脊柱全長X線は必須である．側弯症の中には矢状断の強い変形を合併する症例があるので，正面だけでなく，側面の全長X線も撮影する必要がある．進行性の側弯や重度の側弯，男児の側弯では脊髄異常や椎体外の腫瘍を認める場合があるので，MRI撮影が必要である．また，脊柱側弯症においてカーブの大きさはCobb角で表現する．Cobb角の測定法は目的とするカーブの頭側，尾側にある最大傾斜をする椎体の上縁，下縁の線のなす角度である（図3）．

5 診断の決め手

脊柱全長X線において脊柱の側弯を確認することにより側弯症と診断する．

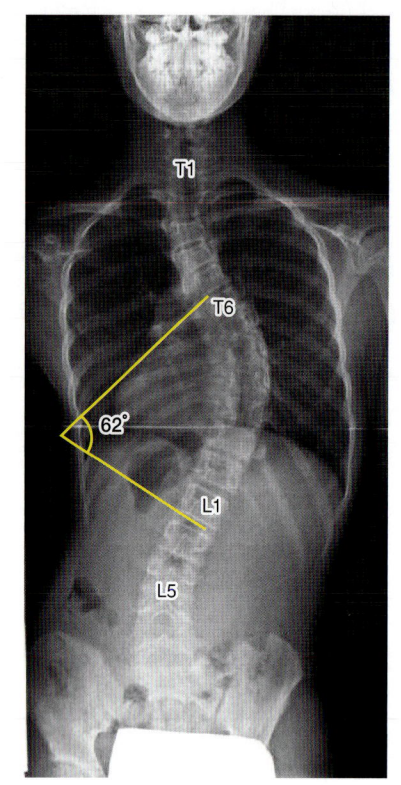

図3 ● Cobb角
目的とするカーブの頭側，尾側にある最大傾斜をする椎体の上縁，下縁の線のなす角度．第6胸椎（T6）と第1腰椎（L1）の間のCobb角は62°である

6 鑑別診断と注意すべき合併症

側弯症は大きく分けて機能性側弯と構築性側弯に分けられる．この項で話題にしている脊柱側弯症は構築性側弯であるので，機能性側弯症との鑑別が大切なポイントである．機能性側弯症とは，外的要因により脊柱が弯曲している状態である．よって，その要因の治療により側弯は軽快・消失する．習慣性の不良姿勢によるもの，腰椎椎間板ヘルニア，脚長差に起因する骨盤の傾斜，斜頚，ヒステリーなどがある．構築性側弯症の原因には，脊髄を代表とした神経組織の異常を原因とした側弯症（神経原性側弯），筋肉の病気を原因とした側弯症（筋原性側弯症），椎体の形態異常を原因とした側弯（先天性側弯），そのほかMarfan症候群などの結合組織の異常に伴った側弯症など，さまざまな側弯症の原因があるので，それらの鑑別も重要である（表）．

表 ● 側弯症の原因による分類

Ⅰ．機能性側弯
原疾患の存在により生じた側弯，側弯は可逆性（原疾患の治療により軽快・消失する），原疾患が未治療のままの場合，構築性に移行する可能性あり
例：習慣性の不良姿勢，腰椎椎間板ヘルニア，脚長差に起因する骨盤の傾斜，筋性斜頸，ヒステリ

Ⅱ．構築性側弯症
脊椎自体に異常がある側弯症
A．先天性側弯症 B．脳性小児麻痺による側弯症 C．神経疾患の合併症による側弯症 D．外傷性側弯症 E．その他の原因による側弯症 F．特発性側弯症（乳児期側弯症・学童期側弯症・思春期側弯症）

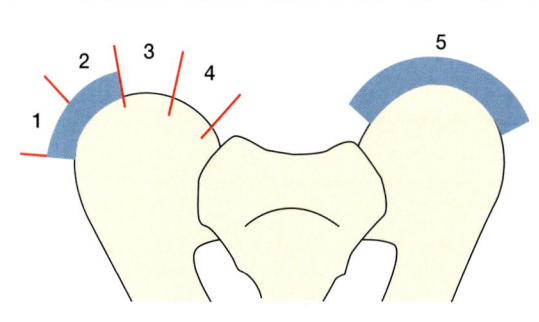

図4 ● Risser（リッサー）徴候
腸骨稜の骨端部の骨化の程度を表し，骨成熟度の指標とする．図の左はRisser2度．右は骨端部と腸骨稜は癒合しておりRisser5度である

指導医の教え

側弯症の原因にはさまざまなものがある．そのなかで一番頻度の高いものは特発性側弯症である．特発性という言葉は「原因が不明」という意味．特発性側弯症の原因を世界中の専門家が研究しているが，現在も明確な原因は不明である．

7 治療

脊柱側弯症の治療法は大きく分けて①定期的経過観察，②装具療法，③手術（矯正固定術）の3つに分けられる．

1）定期的経過観察

軽度の側弯症の場合，3～12カ月ごとに外来でカーブの変化を経過観察する．対象となるのはCobb角25°以下の側弯症，25°以上であっても，年齢が15～18歳ぐらいでRisser（図4）が4～5度の症例も対象となる．

2）装具療法

装具療法は，Risser3度以下の骨成熟前（大体14～15歳以下）の症例において，Cobb角25°前後で開始する．装具療法は基本的に終日着用（お風呂と体育以外）する．装具療法開始後は3～4カ月ごとにX線を撮り，Cobb角の変化を観察する．装具は胸椎，腰椎カーブを矯正するTLSO装具と，頸椎，上位胸椎，胸椎，腰椎を矯正するCTLSO装具に分けられる．多用されるのがTLSO装具である．TLSO装具にはアンダーアームブレースやボストンブレースそのほか多くのタイプの装具があるが，形に違いはあっても，矯正の理論は同じである．

3）手術療法

手術は矯正固定術が行われる．その方法は後方法と前方法に分けられる．前方法は主カーブが腰椎カ

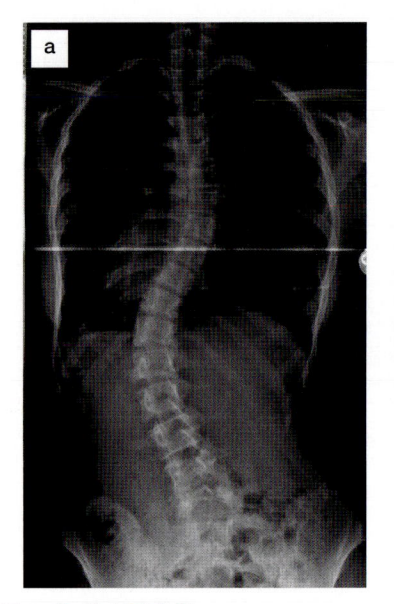

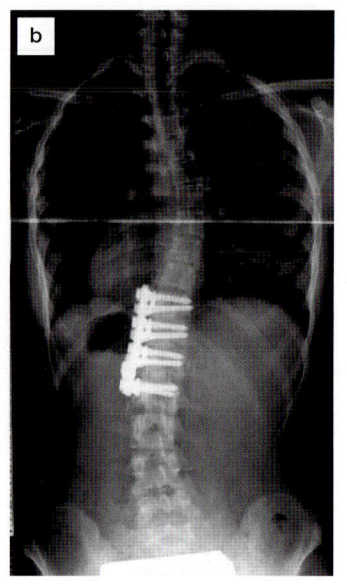

図5 ● 前方固定術
胸腰椎カーブに対し第11胸椎から第2腰椎までの前方固定術を施行した

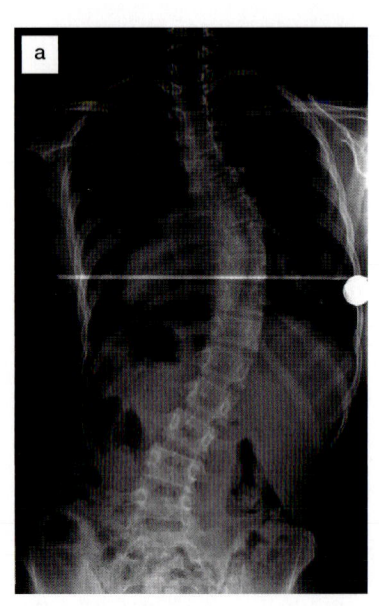

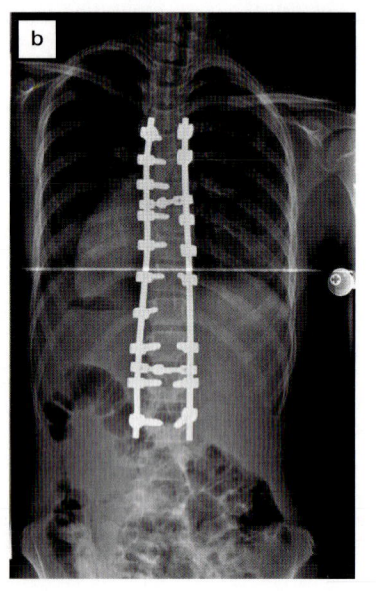

図6 ● 後方固定術
胸椎カーブに対し第5胸椎から第3腰椎までの後方固定術を行った

ーブの側弯症が適応となる．後方法はそれ以外の側弯症が適応となる．

a. 前方法（前方固定術）

側臥位にして，肋骨を1～2本外して後腹膜外に椎体に達する．矯正予定範囲の椎間板を切除し，そこに外した肋骨を移植して，椎体にスクリューを設置しロッドで矯正を行う（図5）．

b. 後方法（後方固定術）

背部正中より進入し，傍脊柱筋を剥離し棘突起，椎弓，横突起を露出する．椎弓根スクリュー，フック，ワイヤーとロッドを用いて矯正する．矯正とともに，局所骨や腸骨より移植骨を採取し骨移植を行う（図6）．

8 後療法

　後方法は術中，術後出血が多いので循環系を中心とした全身管理が必要である．前方法の場合，出血量は多くないが，開胸する場合が多いため呼吸器管理が重要である．手術後より頻回な体位交換を行い，褥瘡，無気肺，イレウスを予防する．手術侵襲が大きいため，術後疼痛は強く，モルヒネなどを用いた疼痛管理が必要である．術後 2～3 日で起立を許可し，術後 2～3 週程度で装具を着用して退院する．装具は 3～6 カ月着用し，術後 6 カ月より簡単な体操，術後 1 年から運動を許可する．

Advanced Practice

専門医にコンサルトを要する場合

　Cobb 角が 25°以下の側弯症の場合，3～4 カ月ごとの経過観察で構わないが，骨成熟前で 25°を超える症例は，専門医にコンサルトすべきである．装具療法開始のタイミング，手術療法のタイミングを逸する場合がある．

他科にコンサルトを要する場合

　脊柱側弯症には全身合併症を伴う場合がある．脊柱以外に身体所見上の異常がある場合は，症候性疾患に詳しい小児科医師にコンサルトした方がよい．

思いがけない落とし穴

　前述したが，機能性側弯症には留意する．腰椎椎間板ヘルニアによる腰下肢痛，類骨骨腫による腰痛でも側弯状態になる場合がある．現疾患を治療すれば側弯は改善する．下肢長差に起因した骨盤の場合，補高すれば側弯は軽減する．ヒステリーに伴うものもあり，その際は精神神経科へのコンサルトが必要である．

第4章　脊椎・脊髄の疾患

9. 脊柱後弯症

河野克己

Point
1. 正常な脊柱矢状面アライメントを把握する
2. 脊柱後弯を示す代表的な疾患を理解する
3. 神経学的所見に留意する
4. 根本治療にはインストゥルメンテーション手術を要する

1 病態・疾患概念

1) 脊柱の矢状面弯曲

脊柱は矢状面において，頚椎前弯，胸椎後弯，腰椎前弯，仙椎前弯の4つの弯曲によりバランスを保っている．この脊柱バランスは，ヒトが二足歩行を行ううえで獲得してきたものである．このバランスは成長・加齢とともに変化する．幼児期では各弯曲は小さく，学童期では脊柱支持筋は未発達なため姿勢性後弯を呈することがある．成人前に矢状面弯曲は完成するが，加齢に伴い胸椎後弯は増大し，腰椎前弯は減少する．この変化が脊柱で代償されない場合は，骨盤傾斜や股関節，膝関節に影響を及ぼす．立位における胸椎後弯は20〜40°（T2-12）が正常とされている（図1）．

2) 後弯症の定義

「後弯症」とは，「脊柱矢状面における後方凸の脊柱弯曲が異常に増加しているもの」と定義される．すなわち，正常な矢状面弯曲に比べ，後弯が大きいものや，胸椎以外に後弯を有するものは後弯症とされる．胸椎部では何度以上を後弯症とするかは，明確な定義は存在しないが，立位で60°以上の後弯や50°程度であっても重心が股関節中心より前方へ移動している場合は異常といえる．腰椎部は正常では前弯を呈し，後弯がみられれば異常である．後弯が

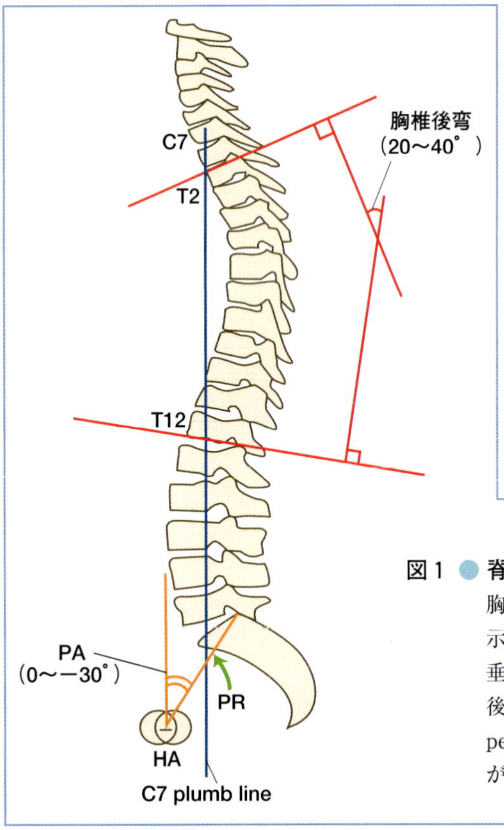

図1 ● 脊柱の矢状面弯曲

胸椎後弯は一般的にT2椎体上縁とT12椎体下縁のなす角度で示される（———）．C7 plumb line（C7椎体中央からおろした垂線，———）は，hip axis（HA：両大腿骨頭中心の中点）の後方を通る．仙骨上縁の後方隅角とHAを結んだ線（PR：pelvic radius）と鉛直線のなす角（PA：pelvic angle，———）が骨盤の回旋角度である（0〜−30°が正常とされている）

下位腰椎に至るものを全後弯（円背）と呼ぶ．角状後弯（亀背，突背）は主に脊椎カリエスや外傷でみられる（図2）．

> **指導医の教え**
> 近年，脊椎アライメントと股関節の関係が明らかにされ，矢状面弯曲の異常が股関節障害に関わることがわかってきた．胸腰椎後弯に伴う骨盤の後傾化は，臼蓋の大腿骨頭被覆を減少させ，股関節症の発生に関与する．

3）後弯症の原因と分類

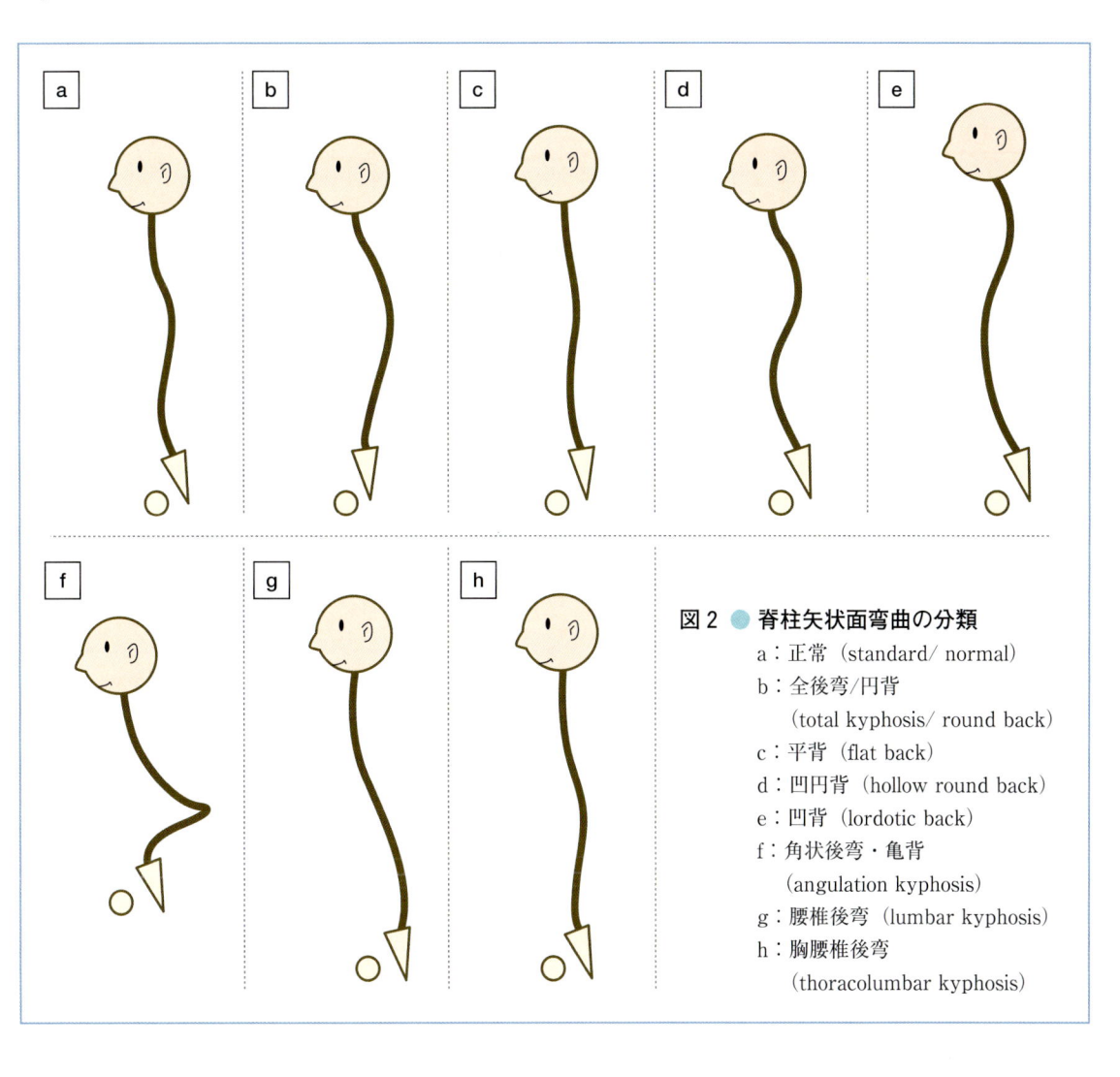

後弯症の原因は多岐にわたり，SRS（scoliosis research society，北米側弯症学会）では表1のごとく原因を分類している．以下，表1に従って概説する．

I. 姿勢性

脊柱支持筋が未発達な学童期に多くみられる．多くは腹部を突き出したような姿勢をとる．非構築性であり，成長とともに消失することが多い．

II. Scheuermann病

思春期後弯症と呼ばれる．1920年にScheuermannが椎体輪状骨端の阻血性壊死に伴う後弯症として発表したが，現在病理学的には否定されている．学童期に発症し成長に伴い後弯が進行する．原因は不明で内分泌障害，栄養障害，遺伝等の説が唱えられている．単純Ｘ線像では，①椎体終板の凹凸不整像やSchmorl結節の存在，②3椎体以上にわたる5°以上の椎体楔状化，③椎間腔狭小化，④40°以上の構築性後弯，が特徴とされている（図3）．本邦では稀である．

図2 ● 脊柱矢状面弯曲の分類
a：正常（standard/ normal）
b：全後弯/円背（total kyphosis/ round back）
c：平背（flat back）
d：凹円背（hollow round back）
e：凹背（lordotic back）
f：角状後弯・亀背（angulation kyphosis）
g：腰椎後弯（lumbar kyphosis）
h：胸腰椎後弯（thoracolumbar kyphosis）

表1 ● 後弯症の原因分類（SRS：scoliosis research society）

Ⅰ. postual（姿勢性）	Ⅸ. metabolic（代謝性）
Ⅱ. Scheuermann's disease（Scheuermann病）	A. osteoporosis（骨粗鬆症性）
Ⅲ. congenital（先天性）	① senile
A. defect of formation（形成欠損）	② juvenile
B. defect of segmentation（分節欠損）	B. osteomalacia（骨軟化症）
C. mixed（混合型）	C. osteogenesis imperfecta（骨形成不全症）
Ⅳ. neuromusclar（神経筋性）	D. other
Ⅴ. myelomeningocele（脊髄髄膜瘤）	Ⅹ. skeleal dysplasias（骨形成異常）
A. developmental（late paralytic）（発育性）	A. achondroplasia（軟骨無形成症）
B. congenital（present at birth）（先天性）	B. mucopolysaccharidosis（ムコ多糖症）
Ⅵ. traumatic（外傷性）	C. neurofibromatosis（神経線維腫症）
A. due to bone and /or ligament damage without cord injury（脊髄損傷を伴わない骨・靭帯損傷）	D. other
B. due to bone and/or ligament damage with cord injury（脊髄損傷を伴う骨・靭帯損傷）	Ⅺ. collagen disease（膠原病）
	A. Marie-Strumpell（強直性脊椎炎）
	B. other
Ⅶ. post-surgical（術後）	Ⅻ. tumor（腫瘍）
A. post-laminectomy（椎弓切除後）	A. benign
B. following excision of vertebral body（椎体切除後）	B. metastatic
Ⅷ. post-irradiation（放射線治療後）	ⅩⅢ. inflammatory（炎症性）

Ⅲ. 先天性
生下時より有する奇形椎に伴う変形．奇形椎の形状により，形成欠損，分節欠損，およびその混合型に分けられる（図4, 5）．発育とともに後弯は進行し，脊髄麻痺を呈することがある．

Ⅳ. 神経筋性
麻痺性後弯症とも呼ばれる．脊髄麻痺や筋ジストロフィーなどで生じる．進行性であり，後側弯を呈することが多い．

Ⅴ. 脊髄髄膜瘤
生下時より腰椎に角状後弯を呈し，坐位バランスの障害や後弯部の褥瘡形成が問題となる．成長に伴い麻痺性後弯を呈する．

Ⅵ. 外傷性
脊椎外傷に伴い生じたもの．後弯により神経症状を有する場合は手術を考慮する．

Ⅶ. 手術後
脊椎手術後に発生した後弯症．Growth spurt以前の時期に椎弓切除を受けた場合に起こりやすい．

Ⅷ. 放射線照射後
小児の放射線治療後に生じた椎体成長障害が原因となる後弯．

Ⅸ. 代謝性
骨粗鬆症に伴う椎体圧潰により生じる後弯変形が含まれる．日常診療上最も多く遭遇する．後弯変形の増悪や骨折椎体の後方突出により遅発性に**脊髄麻痺を呈することがある**．

Ⅹ. 骨形成異常
骨系統疾患に伴う後弯変形．特に**神経線維腫症**（von Recklinghausen病）では高度の後側弯変形が急速に進行することがある．この場合，脊椎前後併合手術となる場合が多いが，前方支持骨の脆弱性や偽関節のため再手術を要することも少なくない．

Ⅺ. 膠原病
強直性脊椎炎による後弯が代表的である．後弯変形に加え脊柱不撓性のため前方注視障害を呈する場合は脊椎骨切り術による後弯の矯正を考慮する．

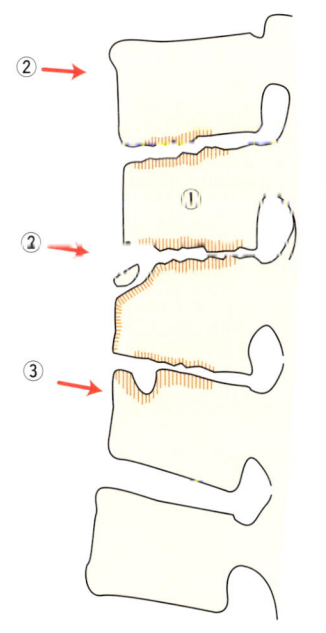

図3 ● Scheuermann病の単純X線所見のシェーマ
①椎体の楔状化，②椎間板狭小化と椎体終板の凹凸不正像，③Shmorl結節

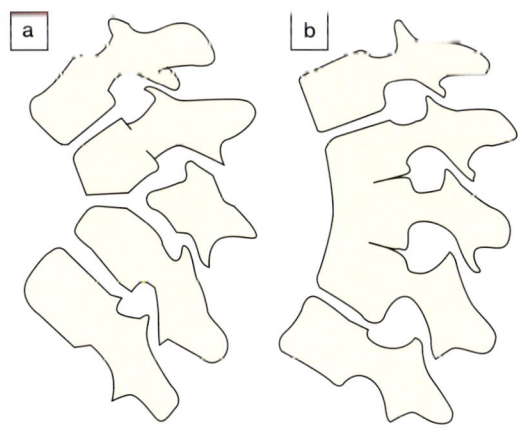

図4 ● 先天性後弯の模式図
a：形成欠損（defect of formation）
b：分節欠損（defect of segmentation）

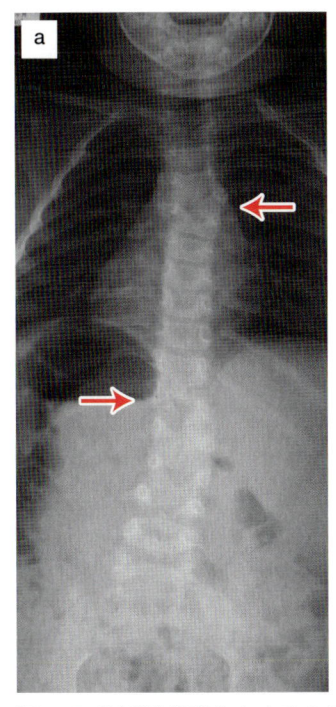

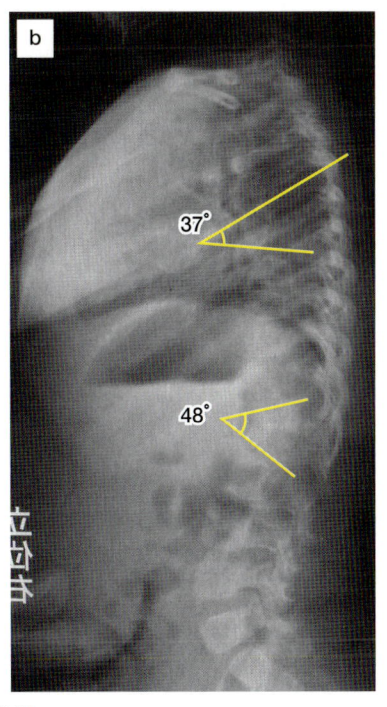

図5 ● 先天性後弯を有する2歳女児
a：正面像，b：側面像
→部に奇形椎（形成欠損）と局所後弯を認める

9 ● 脊柱後弯症

表2 ● 発症年齢からみた代表的な後弯症

乳幼児期	学童・思春期	壮年期	高齢期
先天性 脊髄髄膜瘤	姿勢性 Scheuermann病 神経線維腫症	外傷性 強直性脊椎炎	老人性 骨粗鬆症性 脊椎カリエス 転移性脊椎腫瘍

XII.腫瘍

椎体腫瘍の病的骨折に伴う後弯変形．高齢者では転移性腫瘍のことが多い．治療に際しては，腫瘍そのものの治療や腫瘍，病的骨折に伴う脊髄障害が優先される．高齢者の転移性骨腫瘍は，骨粗鬆症に伴う骨折と誤診されやすい．

XIII.炎症による後弯症

脊椎カリエスでは，椎体破壊に伴い角状後弯を呈する．特に若年罹患例では，脊椎前方部の成長障害に伴う著しい角状亀背（gibbus）を呈する．脊椎炎が鎮静化されていても，罹患部の偽関節や後弯の進行に伴い脊髄麻痺をきたすことがある．

上記以外にも特発性後弯症（Scheuermann病の不全型と考えられる）や加齢変化に伴う**老人性側弯症**が存在する．

発症年齢から代表的な後弯症を分類すると理解しやすい（表2）．

2 主訴・症状

1）主症状

後弯変形に伴う背部の突出が主な症状である．変形が高度になると，被服上でも変形を認識しうる．胸椎部の後弯は背部の突っ張り感や筋痛をもたらす．腰椎前弯が増強する場合，椎間関節の負担が増大し腰痛の原因となる．腰椎後弯を呈する場合は腰背筋群の筋内圧の増加，筋血流量の減少のため疼痛をもたらす．小児では疼痛を訴えることは少ない．

2）二次的な症状

高度な後弯変形では前方注視が困難となる（前を向いて立てない）．体幹は著しく前傾し重心が前方へ移動するため，歩行が不安定となり，杖やシルバーカーを用いて歩行するようになる．高齢者では骨粗鬆症による椎体圧壊が生じると，腰背痛のみならず矢状面アライメントの増悪により立位の保持や歩行がより困難となる．歩行しようとする意欲は減退し，骨折が治癒した後も行動を制限することとなる．このため下肢筋力は低下し，ますます行動意欲は減退する．この悪循環により廃用症候群を呈することが多い．

高度な後弯変形では脊髄や馬尾の症状を呈することがある．角状後弯ではその危険が高い．外傷性後弯や骨粗鬆症性椎体圧壊では，受傷時期に遅れて脊髄症状が出現することがある．

運動器以外の問題では，腹部膨満感や便秘，痔核，逆流性食道炎など消化器症状をきたしやすい．

> **指導医の教え**
> 後弯変形に伴う頸椎前弯の増大により頸椎症性脊髄症の症状増悪をみることがある．腰部脊柱管狭窄症を有する症例では，胸腰移行部の圧迫骨折により後弯を生じると，腰椎の前弯が増大することにより下肢症状の増悪をみることがある．

3 診察時に収集すべき基本情報

日常生活の動作（どのような動作が困難か）や歩行の様子につき聴取する．脊椎疾患，下肢関節疾患の既往，腰痛の有無を確認する．高齢者では悪性疾患の既往についても確認する．診察は立位前後面および側面の姿勢を評価する．着衣を脱がせ，体表面を観察すべきである．後弯変形は前屈位をとらせると顕著となる．神経学的所見をとり，脊髄・馬尾障害の有無を確認する．股関節・膝関節疾患の既往の有無や関節拘縮についても調べる．

> **指導医の教え**
> 乳幼児では症状を正しく訴えることができない．高齢者では，歩行障害の原因が脊柱バランスの不良によるものか神経障害によるものかを見極める必要がある．

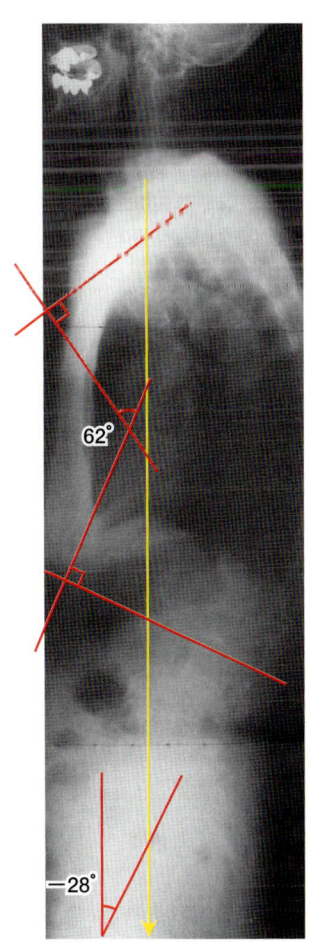

図6 63歳女性，単純X線側面像
round backを呈する．骨盤傾斜は保たれ，C7 plumb lineはHAの後方を通る

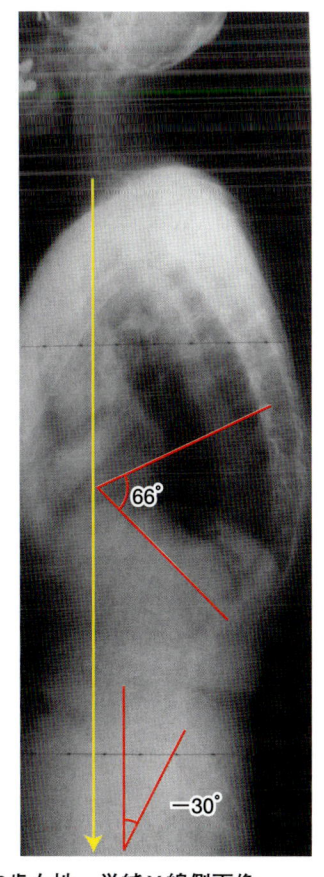

図7 72歳女性，単純X線側面像
骨粗鬆症性椎体圧壊に伴い胸腰椎後弯を呈する．腰椎前弯により骨盤傾斜は保たれるもC7 plumb lineはHAの前方を通り矢状面バランスは不良である

4 必要な検査

1）単純X線

　立位脊柱全長X線像（正面像，側面像）が基本である．各椎体形状や動態を評価するうえでは，部位別に撮影してもよいが，後弯を含めた姿勢を評価するためには，脊柱全長を撮影する必要がある．この際，仙骨傾斜や股関節との位置を評価するため，撮像は大腿骨頭を含める．この像より脊柱のアライメント，骨盤傾斜，重心位置などを評価する（図6，7）．後弯度の計測は側面像にてCobb法に準じて行う．胸椎後弯の評価はT2-T12の範囲で行うのが一般的である．

2）その他の検査

　MRIは神経組織の評価のみならず，不全骨折や脊椎腫瘍の有無をみるうえで有用である．詳細な骨情報を得るにはCTが優れている．奇形椎の評価には3D-CT，脊柱管内への骨性突出の評価にはCT再構築像がよい（図8，9）．以上は形態的な評価であるが，必要に応じて血液生化学検査や骨密度検査を加える．

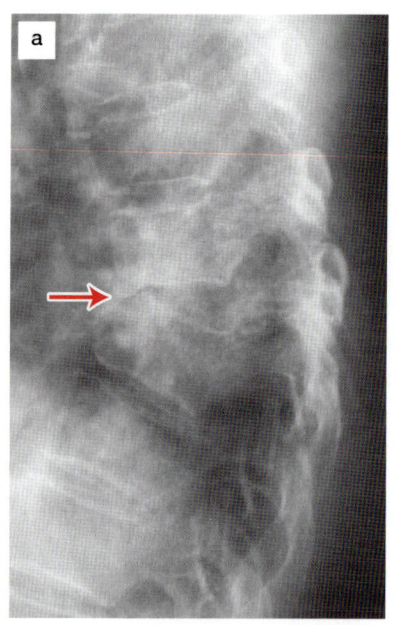

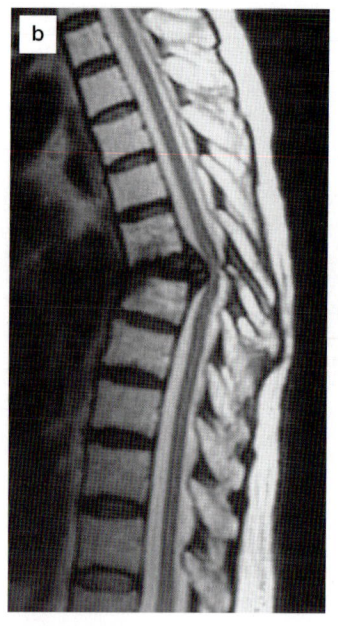

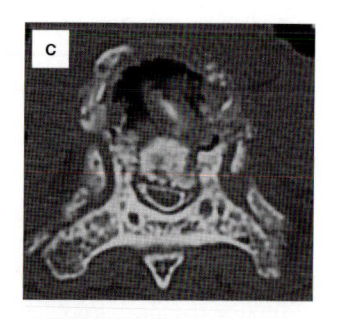

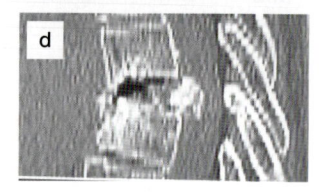

図8 ● 胸椎圧迫骨折による後弯変形例の画像所見①
　　　a：単純Ｘ線像，b：MRI，c：CT像，d：矢状断再構築像
　　　74歳女性．6カ月前に胸椎圧迫骨折の診断を受けた．その後，後弯変形と歩行障害が進行し来院．CT・MRIでは，骨片による脊髄の圧迫を認めた（→）

指導医の教え
高度後弯では，単純Ｘ線像撮影時に全長がカセットに収まらないことがある．このような場合，撮像時脊椎全長をカセットに収めようと体位を取ってしまうと，後弯を矯正した状態での像となってしまうため変形を正しく評価することはできない（図10）．

5 救急処置・応急処置

一般的に救急処置が必要な場合は少ない．ただし，急激に脊髄麻痺が進行している場合や骨折が不安定な場合は入院安静に準じた処置を要する．

指導医の教え
脊髄麻痺は不可逆的な転機をとることがあり，見逃してはならない．

6 治療

1）保存療法

姿勢指導や体操療法が基本となるが，構築性後弯を矯正することはできず，疼痛などの局所症状の改善を図ることが主眼である．装具療法は，成長期での後弯進行を防止する場合に行われるが，効果は少ない．骨粗鬆症例に対してはビスホスホネート製剤が有効であるが，逆流性食道炎の発生を念頭に置き慎重に投与する．

2）手術療法

後弯変形の矯正および脊柱の安定化，必要ならば神経組織の除圧を目的に行われる．手術操作は前方操作，後方操作に大別される．前方操作には椎体解離，神経組織の除圧，前方支柱の再建が，後方操作には脊柱後方要素の短縮があり，症例に応じてこれらを組み合わせて行う．後弯変形のみならず，骨盤傾斜を含めた前脊柱アライメントを考慮して術前計画を立てる．手術に際しては脊椎インストゥルメン

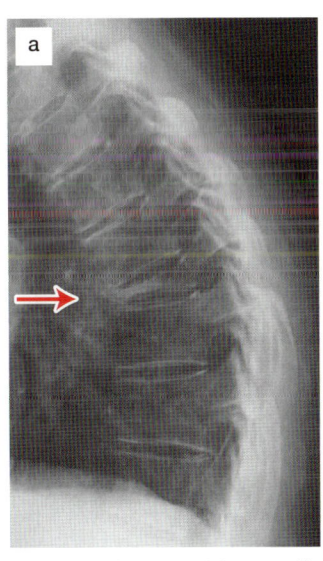

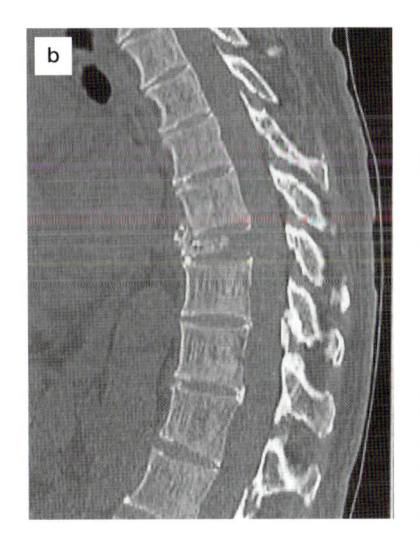

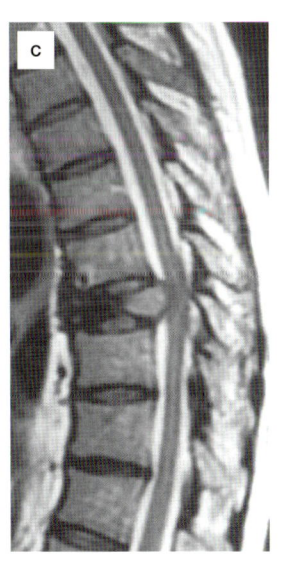

図9 胸椎圧迫骨折による後弯変形の画像所見②
　　a：単純X線像，b：CT像，c：MRI
　　59歳女性．2カ月前に胸椎圧迫骨折の診断を受けた．歩行不能となり来院．MRI上，CTで描出不能な病変を認めた．手術時検体からmalignant lymphoma（悪性リンパ腫）の診断を得た

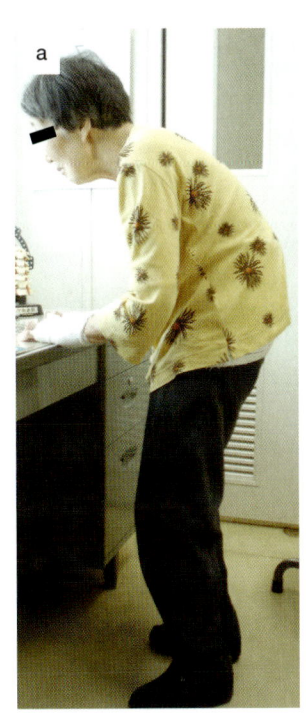

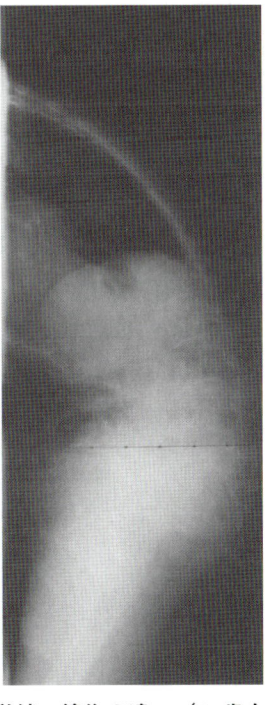

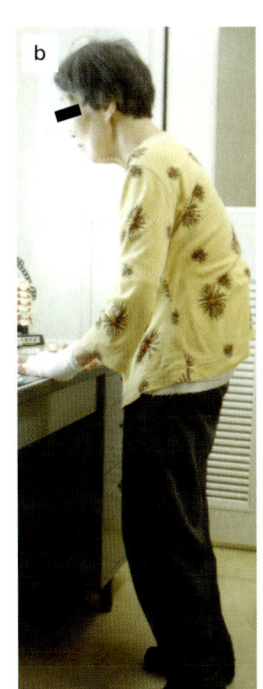

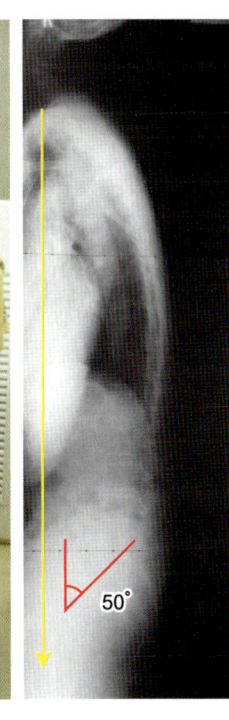

図10 撮影時の体位による単純X線像の違い（81歳女性）
　　a：平常時の起立，著明な後弯変形により立位の保持が困難である．前方注視障害あり．この変形は通常の脊柱全長撮影では評価できない
　　b：前方支持により脊柱はカセット内に収まるが，この患者の後弯変形を表しているとはいえない．ただし仙骨後傾，C7 plumb lineより不良バランスであることはわかる

9●脊柱後弯症　219

テーションの使用は不可欠である．一般の脊椎手術に比べ手術侵襲は大きく，手術操作は複雑であり，合併症発生の危険は高い．高齢者では骨粗鬆症のためinstrumentation failureを起こしやすく，また合併疾患の問題で術後離床が遅れがちである．手術は後弯症の病態を十分に理解し脊柱変形の手術に長けた者が行うべきであり，術後管理は術者を中心としたチーム医療で綿密に行われるべきである．手術の適応としては，①脊髄・馬尾障害を呈する（おそれのある）例，②後弯変形により日常生活に著しい制限をきたしている例，③将来高度後弯へ進行する可能性のある例，があげられる．しかし手術の適否は，臨床症状のみならず，患者の全身状態や活動性，基礎疾患，手術に対する理解度など総合的に判断する必要がある．

> **指導医の教え**
> 近年はインストゥルメンテーションの進歩により複雑な矯正操作も可能となった．しかし脊髄・大血管周囲の手術操作であることには変わりなく，細心の注意を要する．特に角状後弯を呈する例では大血管の蛇行・癒着や脊髄の易損性に留意すべきである．術中脊髄麻痺の発生を予防するため，術中脊髄モニタリングは必須である．

7 後療法

インストゥルメンテーションによる適切な固定を行えば，術後早期からの起立歩行が可能である．いたずらに安静を保つより離床を進めたほうが全身状態の回復は早い．外固定が不要との報告もあるが，日常生活動作では手術部位に想定外の動きを強いることがある．筆者は，術後4～6カ月間は硬性コルセットの着用が望ましいと考える．コルセットは，立位が安定した時点で採型を行う．また，特に術後1～2週では手術部感染の発生に留意する．

> **指導医の教え**
> 感染兆候の発見はできるだけ早期が望ましい．早期発見には，熱型や血液データのみならず患者の詳細な観察が必要である．術創部はもちろん，患者の食欲や意欲も参考になる．発見の遅れた手術部感染は，手術効果を無にするばかりでなく患者に長期にわたる苦痛を強いる結果となる．手術部感染が強く疑われる場合は，開創によるデブリドマンや持続灌流設置など外科的処置を躊躇してはならない．

Advanced Practice

専門医にコンサルトを要する場合

手術治療を要すると考えられる場合，小児で進行が危惧される場合は専門医に相談すべきである．

他科にコンサルトを要する場合

悪性疾患による病的骨折が疑われる場合は，他科と連携のうえ，原疾患，原発病巣の特定と治療方針の決定を行う．高齢者では合併疾患を有する場合が多く，手術を行う場合は麻酔科を含めた他科との連携をとり，周術期のリスクを抑えることが必要である．

思いがけない落とし穴

幼児期・学童期の後弯は短期間で進行することがある．特に先天性後弯，神経線維腫症では，進行による脊髄障害が生じることがある．また手術治療を要する場合，難易度が高くなる．3～6カ月ごとに経過観察を行うべきである．高齢者では，圧迫骨折や椎体圧壊と考えられる症例でも，悪性腫瘍の可能性や不顕性の脊髄障害に留意する．発見の遅れが生命予後や後の生活動作に多大な影響を及ぼす．

知っておきたい最近の研究

脊柱―股関節アライメントの研究から，脊柱と股関節が影響しあう病態が明らかになってきた（hip-spine syndrome）．近年は脊柱―下肢アライメントの観点から，膝関節を含めた下肢関節と脊柱疾患との関与についての研究が進んでいる（knee-hip-spine syndrome）．

<文　献>

1）大谷清：脊柱カリエスにおける亀背矯正. 整形外科, 22：602-610, 1971
2）鈴木信正：日本人における姿勢の測定と分類に関する研究―その加齢変化について. 日整会誌, 52：471-492, 1978
3）Jackson, R. P. et al.：Congruent spinopelvic alignment on standing lateral radiographs of adult volunteers. Spine 25：2808-2815, 2000
4）佐々木邦雄 ほか：変性腰仙椎部後弯に対する手術法の検討. 脊柱変形, 15：78-82, 2000
5）金村德相 ほか：矢状面における脊柱―骨盤alignment. 整・災外, 46：927-937, 2003
6）大谷卓也 ほか：急速破壊型股関節症（RDC）の発生に関与する脊椎－骨盤－股関節の形態学的・生体力学的因子. 整・災外, 46：969-978, 2003
7）飯田尚裕, 鈴木信正：後弯症とは―診断と治療の基本―. 骨・関節・靭帯, 19（7）：599-609, 2006
8）竹光義治 ほか：脊柱後彎症・後側彎症に対するSpinal Instrumentationの反省. 臨整外, 20（4）：557-565, 1985

<書　籍>

1）横串算敏, 石井清一：Scheuermann病, Calvé扁平椎.「図説 整形外科診断治療講座 第5巻 無腐性骨壊死, 骨端症」（室田景久 ほか編）, pp.130-135, メジカルビュー社, 1990
2）下出真法：後弯症.「整形外科クルズス 改訂第4版」（中村耕三 監）, pp.637-638, 南江堂, 2003
3）戸山芳昭：脊柱後弯（症）.「標準整形外科学 第9版」（鳥巣岳彦, 国分正一 総編）, pp.470-471, 医学書院, 2006
4）藤村祥一：Scheuermann病.「今日の整形外科治療指針 第4版」（二ノ宮節夫 ほか編）, pp.593-594, 医学書院, 2000
5）竹光義治：脊柱後彎症.「新臨床整形外科全書 第5巻 B脊椎（胸椎・腰椎）」（天児民和 監修, 松野誠夫 編）：pp.309-358, 金原出版, 1984
6）Lonstein, J. E. et al.："Moe's textbook of scoliosis and other spinal deformities" W. B. Saunders, Philadelphia, 1994

第4章 脊椎・脊髄の疾患

10. 脊髄損傷

河野 仁

Point

1. 脊髄損傷は頚髄に多く，男性に多い
2. 転倒による高齢者の中心性頚髄損傷が増えている
3. 急性期治療の原則は損傷脊椎脊髄の安定化である
4. 脊髄損傷は他臓器の合併損傷を伴う重篤な外傷であり，集中的全身管理が必要である
5. 脊髄損傷の治療は専門性が高いので早期に脊椎専門医にコンサルトすべきである

1 病態・疾患概念

脊髄損傷（spinal cord injuries）は，脊髄を保護する役割を担っている脊椎が鈍的外力により損傷されることによって発生する．受傷の原因は，交通事故や高所からの転落・墜落などが多く，大きな外力が加わった場合に発生する．しかし高齢者に多発する頚髄損傷（中心性頚髄損傷）は，転倒などの軽微な外力によって発生することが特徴である．スポーツ外傷では水泳の飛び込み，ラグビーなどの激しいコンタクトスポーツに発生するが，最近はスノーボードによる受傷が増加している．

日本パラプレジア医学会による脊椎損傷に対する全国調査（1990～'92年）によると，発生頻度は人口100万人あたり約40名であり，男女比は4：1で有意に男性に多い．受傷時年齢は50歳代が最も多く，20歳代と70歳代に小さなピークがある．損傷高位別では頚髄損傷と胸腰髄損傷の割合は4：1で，頚髄損傷が多い．

指導医の教え

日常診療では，高齢者の中心性頚髄損傷に遭遇する機会が圧倒的に多い．高齢者が玄関先で転んだ，あるいは飲酒して階段から落ちたといって受診した場合には，まず中心性頚髄損傷を疑うべきである．麻痺が軽い場合や，酩酊・認知症などのため麻痺がはっきりしない場合もあるため，深部腱反射など注意深く神経学的所見をとってほしい．前額部，顔面の擦過傷は頚椎に負荷が加わった証拠である．

2 主訴・症状

1) 局所症状

損傷された脊椎の局所症状として，局所の疼痛，叩打痛，腫脹，変形，可動域制限などがみられる．そのほか顔面や頭部，腰背部などの体幹にしばしば挫傷，擦過傷，打撲などを認める．

2) 麻痺

損傷された脊髄症状として種々の麻痺を呈する．麻痺は完全麻痺と不全麻痺に大きく分けられる．完全麻痺では損傷部以下の運動，知覚が脱失する．不全麻痺は損傷の程度，高位によってさまざまな麻痺を呈する．基本的に，頚髄損傷では四肢麻痺，胸腰髄損傷では対麻痺（両下肢の麻痺）となる．

脊髄麻痺は5型に分類される（表1）．Ⅰ型は中心部損傷，Ⅱ型は前側部損傷，Ⅲ型は後側部損傷，Ⅳ型は半側部損傷（Brown-Séquard症候群），Ⅴ型は横断性損傷型である．

麻痺の評価法としてFrankel分類（表2）が用いられることが多く，簡便で有用であるが，より詳細な評価法として運動，知覚を点数化したASIA（American spinal injury association）の評価法が用

表1 ● 脊髄麻痺型

Ⅰ. 中心部損傷型	脊髄中心部（灰白質，白質の内側）が損傷され，下肢の運動障害に比較して上肢の障害が強く残存する
Ⅱ. 前側部損傷型	脊髄中心部に加えて前索，側索が損傷され，上下肢の運動障害，表在性の知覚障害があるが，深部知覚は温存される
Ⅲ. 後側部損傷型	脊髄中心部に加えて後索，側索が損傷され，上下肢の運動障害，深部知覚障害があるが，表在性知覚は残存する
Ⅳ. 半側部損傷型（Brown-Séquard型）	損傷側の錐体路，後索，反対側の脊髄視床路が損傷され，損傷側の上下肢の運動障害，同側の深部知覚障害，反対側の表在性知覚障害を認める
Ⅴ. 横断性損傷型	灰白質，全索路が損傷され，損傷部以下の知覚，運動障害を認める

表2 ● Frankel分類

A. complete	損傷高位以下の運動知覚完全麻痺
B. sensory only	運動完全麻痺で知覚のみある程度温存
C. motor useless	損傷高位以下の筋力は少しあるが，実用性はない
D. motor useful	損傷高位以下の筋力の実用性はある．補助具の要否にかかわらず歩行可能
E. recovery or normal	筋力低下がなく知覚障害もない．反射の異常はあってもよい

表3 ● Zancoli分類

髄節	主要筋群	分類
C5	上腕二頭筋 腕橈骨筋	A. 腕橈骨筋収縮なし B. 腕橈骨筋収縮あり
C6	長・短橈側手根伸筋	A. 弱い手背屈力 B. 強い手背屈力
C7	総指伸筋 小指伸筋 尺側手根伸筋	A. 尺側指の完全伸展あり．橈側指および母指伸展なし B. すべての指の完全伸展あり．母指伸展は弱い
C8	深指屈筋 示指伸筋 長母指伸筋 尺側手根屈筋	A. 尺側指の完全屈曲あり．橈側指および母指の屈曲は麻痺，母指伸展は完全 B. すべての指の完全屈曲，母指の弱い屈曲 母指球筋の弱い収縮，手骨間筋の麻痺 浅指屈筋収縮あり，またはなし

いられる．上肢筋力からみた頸髄損傷の分類であるZancoli分類も有用である（表3）．なお，脊椎高位と脊髄（髄節）高位は一致していないので，診断の際には注意が必要である（図1）．

指導医の教え
重度の脊髄損傷の急性期では，脊髄ショックのため損傷高位以下が弛緩性麻痺となる．脊髄ショックを離脱すると痙性麻痺に移行する．ショックを離脱しても四肢の運動，知覚が完全に脱失していれば完全麻痺と判断しがちであるが，仙髄領域（肛門周囲）の知覚が温存されている場合があり（sacral sparing），これは不全麻痺であることを示す重要な所見である．

3) 全身症状

全身症状としては循環，呼吸に注意すべきである．

a. 循環障害

頸髄損傷および上位胸髄損傷では交感神経が遮断され副交感神経優位になるため，心筋収縮力は低下し，心拍出量の低下，徐脈，血圧低下が起こり，血管運動神経の遮断による血管拡張はこれを助長する．

> **指導医の教え**
> 血圧低下が脊髄ショックによるものか，他臓器の損傷による出血性ショックによるものかの判断は難しい場合がある．脊髄ショックによる血圧低下に対して多量の輸液を行うと肺浮腫などを招くことがあるので注意が必要である．

b. 呼吸障害

頸髄損傷では特に呼吸障害に注意すべきである．損傷部位が高位になるほど呼吸障害の程度は重篤になる．横隔膜は第3～5頸髄節神経支配であるため，第3頸髄節以上の損傷では直ちに人工呼吸を行わないと救命できない．それ以下の頸髄損傷では，呼吸筋である肋間筋，腹筋群が麻痺するため，胸郭運動障害が起こり換気不全となる．

c. 膀胱直腸障害

脊髄損傷では膀胱直腸障害は必発であり，軽症例を除けば急性期はほぼ尿閉の状態であると考えてよい．

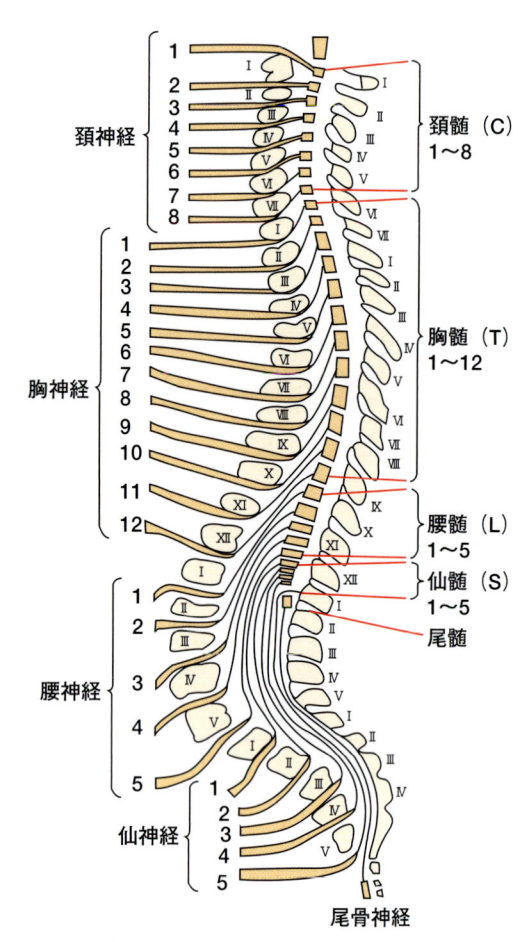

図1 ● 脊椎・脊髄の高位
文献1より改変

3 診察時に収集すべき基本情報

受傷機転の詳細な聴取がきわめて重要である．交通事故であれば事故の大きさ，座っていた座席や姿勢（後部座席における臥位での事故遭遇で脊髄損傷になりやすい），シートベルトの装着の有無など，転落・墜落事故ではどのくらいの高さから落ちたのか，どのような体勢で着地したのか，などである．スポーツ外傷でも同様である．これらの情報から脊椎に加わった外力の大きさや，外力の加わった方向などを推定することにより，脊椎損傷の部位や程度がおおよそ判断できる．

> **指導医の教え**
> 患者本人から情報が得られない場合も多いので，家族や目撃者，救急隊員などからできるだけ受傷時の情報を収集することが大事である．頭部外傷があり意識レベルが低下している場合は麻痺の存在そのものが不明であるので，脊髄損傷の合併を最初から疑って診療にあたるべきである．

4 必要な検査

単純X線の前後像を撮影し，骨折や脱臼の有無および程度を診断する（図2a）．椎体だけでなく，棘突起の骨折や正面像での配列異常，椎間関節の脱臼に注意して読影する．斜位像は撮影してよいが，急性期に前後屈像を撮影することは損傷された脊髄を二次的に損傷する可能性があるため禁忌である．

CTスキャンは骨描出能に優れているため，単純

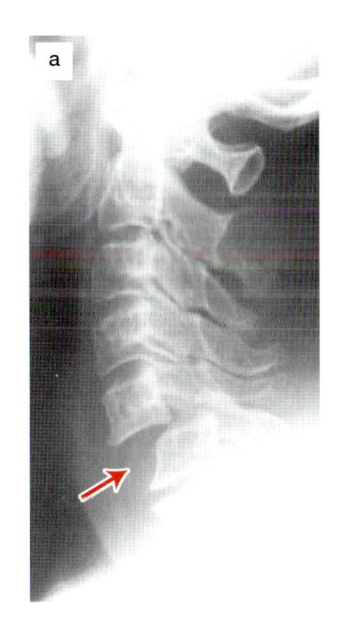

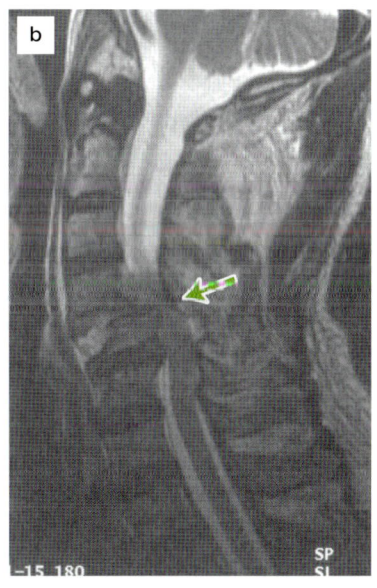

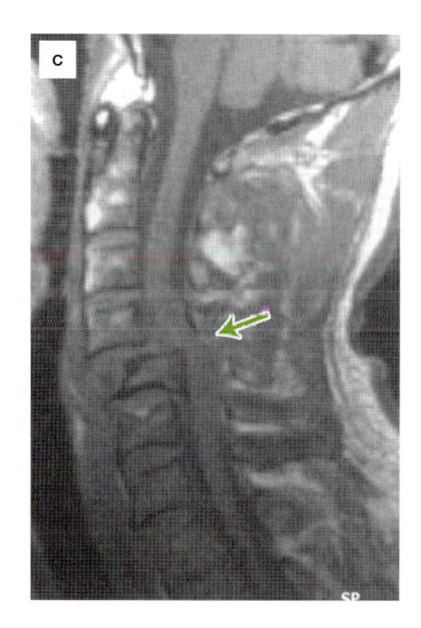

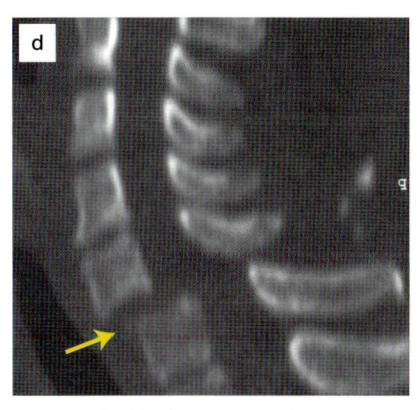

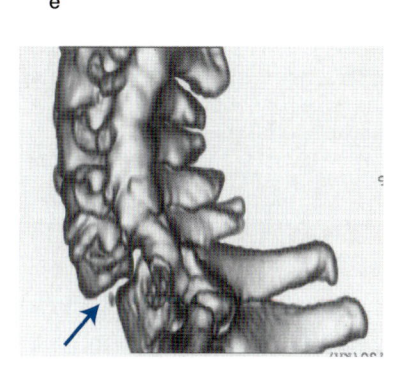

図2 ● 脊椎損傷の画像診断

a：単純X線像．第5頸椎が大きく前方に脱臼（転位）している（→）
b：MRI T2強調像，c：MRI T1強調像．C4-5での脱臼骨折により頸髄が著しく圧迫されている（→）
d：CT断層（糸状断）．C6-7での脱臼が明らかである（→）
e：3D-CT．C6-7での脱臼が三次元的に描出されている（→）
（b, cおよびd, eは同症例）

X線では判断不可能な骨折や脱臼の診断にきわめて有用である．特に断層写真や3次元像は脊椎損傷の理解に役立つ（図2d, e）．

急性期のMRI撮像は単純X線像やCTスキャンにて骨傷が明らかで麻痺の存在が明瞭であれば，必ずしも必要といえないが，画像的な脊髄の損傷程度の把握には有用であり，軟部組織の損傷も描出できる（図2b, c）．損傷された脊髄の輝度変化は予後予測に役立つ．骨傷のない中心性頸髄損傷の場合には，MRIのみが病変を証明できる唯一の画像検査であるため必須である．

血圧，脈拍，呼吸などバイタルサインのチェックは当然必須であるが，脊髄損傷は大きな外力によって起こるため，頭部外傷や胸腹部臓器の損傷を伴っていることが多い．したがって頭部，胸腹部の単純X線やCTスキャン，腹部超音波検査など全身検索が必要になる．

> **指導医の教え**
> 胸髄損傷では胸椎の損傷に伴って肋骨骨折などを合併し，胸郭が損傷される．血胸や気胸などの呼吸器損傷は必発である．

5 診断の決め手

外傷後に発生した麻痺が存在し，画像診断で脊椎や脊髄の損傷が確認できれば診断は確定する．

> **指導医の教え**
> 損傷された椎間板や後方軟部組織のMRI上の輝度変化のみが，唯一の画像所見である症例が存在するので注意が必要である．

6 鑑別診断と注意すべき合併症

1）鑑別診断

外傷を契機に発症した麻痺という点では，外傷性の脊髄硬膜外出血などが鑑別診断として考えられるが，発生頻度は低い．

外傷歴が不明でMRIにより脊髄病変が認められた場合の鑑別診断としては，脊髄梗塞や脊髄出血，くも膜下出血，脊髄血管奇形などの脊髄血管障害，脊髄腫瘍，多発性硬化症や散在性脳脊髄炎などの脱髄性疾患があげられる．

2）合併症

注意すべき合併症としては，呼吸器，循環器，消化器合併症，褥瘡，尿路感染，深部静脈血栓症などがある．

頚髄損傷では換気が障害されるため，喀痰排出が困難となり無気肺，肺炎を高率に合併し，気管切開が必要となる場合もある．交感神経遮断により徐脈，血圧低下および腸管運動の低下により麻痺性イレウスを起こす．また，仙骨部，踵部，大転子部など骨突出部にはごく短時間の圧迫でも褥瘡ができる．二次的にバルーン留置による膀胱炎がよく起こり，下肢の自動運動ができないため静脈血栓ができやすい．

7 救急処置・応急処置

まず損傷部位（頚部や体幹）の安静を保ち，損傷を受けた脊椎，脊髄に二次的な損傷を加えないよう注意する．検査などで移動する場合は頚椎固定装具を装着するかマジックベッドを使用する．体幹は捻転しないよう注意する．

呼吸，循環など全身状態を評価し，血管確保，酸素投与，バルーン留置など集中的全身管理を行う．同時に頭部外傷や胸腹部損傷，四肢の骨折など合併損傷について検索する．

> **指導医の教え**
> 脊髄損傷，特に完全麻痺では損傷部以下の知覚が障害されるため，腹部や四肢の疼痛を訴えない．視診，触診など慎重に身体所見をとらなければならない．頚部から肩甲部の疼痛を訴えた場合は，内臓器損傷による横隔神経刺激症状である可能性があるため注意が必要である．

8 治療

1）脊椎の安定

脊髄損傷治療の大原則は，骨折などにより不安定化した脊椎を安定化することで脊髄を保護し，脊髄の二次損傷を防ぐことである．頚髄損傷では頭蓋直達牽引を行うことで頚椎の安定化が得られる．直達牽引により脱臼を整復することも可能である．

2）治療法の選択

次に麻痺の状態，画像診断から得られた情報などを総合して治療方針を決定する．損傷された脊椎の固定術や，脊髄の除圧術などの観血的治療が必要か否か，手術が必要であればその手術方法の選択および手術時期を決定する．手術療法についての詳細は他項に譲るが，高度で難しい判断である．最近はインストゥルメンテーション手術が発展し，強固な即時固定性が得られ，外固定が簡略化，あるいは省略できるため，積極的に手術を行う場合が多く，早期のリハビリテーションおよび早期社会復帰を促進している．安定型の損傷では，ギプス固定や装具療法などの保存療法が選択される．

高齢者に多い，骨傷のない中心性脊髄損傷に対する手術療法は原則必要ない．ただし，脊柱管の狭窄が高度な場合や受傷前から脊髄症状が存在していた場合などは手術適応の検討が必要である．

表4 ● 脊椎損傷患者のリハビリテーション

残存高位	運動機能	目標設定	器具，車椅子，自助具
C3		全介助	人工呼吸器
C4	横隔膜呼吸	ほぼ全介助	リクライニング式電動車椅子
C5	頸の固定と回旋 肩甲骨挙上，伸展 肩関節挙上 肘関節屈曲	自助具での食事，机上動作 ほかはすべて介助	電動車椅子を併用 手動車椅子はときにリクライニングが必要
C6	肩関節屈曲・内外転・回旋 肘関節屈曲 手関節屈曲	ベッド上寝返り，起坐 車椅子への移乗（平面）の駆動 更衣動作（上半身） 尿集器着脱 電話，電動タイプ [ADLほぼ自立]	ベッドに柵と紐が必要 車椅子は手動式でハンドリムをゴム巻きにし，足台・肘受けは取り外し式．リクライニングは不要 多種類の自助具
C7	肩甲骨屈曲（水平外転） 引き上げ 肘関節伸展 MP伸展	寝返り，起坐 プッシュアップ（用手殿部挙上） 車椅子，便器，自動車への移乗	通常の手動式車椅子 身障者用自動車
T1	手の内在筋	手の巧緻性動作 [就労可能性増大]	車椅子
T6	肋間筋 上部体幹筋	咳嗽 坐位保持・耐性向上	車椅子 訓練用長下肢装具
L2	骨盤挙上 股関節屈曲・内転	実用的装具歩行 （健常者との共同生活）	長下肢装具 車椅子併用
L3	膝関節伸展	実用的装具歩行	短下肢装具

（文献2より改変）

3）薬物療法

急性期の薬物療法としてステロイド大量療法が行われる．受傷後8時間以内の患者に適応があり，メチルプレドニゾロン（ソル・メドロール®）を24時間持続点滴で静脈内投与する．ただし高齢者では電解質異常など副作用が発現しやすいため慎重に投与すべきである．

9 後療法

脊髄損傷患者におけるリハビリテーションの重要性はきわめて大きい．リハビリテーションの役割は，拘縮などの二次的な傷害を予防し，残存機能を最大限回復させることにより可能な限り患者のADLを向上させることである．

受傷後あるいは手術後のなるべく早期から，ベッドサイドリハビリテーションを行い可動域訓練により，特に手指の拘縮予防を図る．訓練室では，筋力増強訓練，可動域訓練とともに，寝返り動作，起坐，起立，歩行訓練などを行う．車椅子への移乗に必要なプッシュアップ（用手殿部挙上）動作や車椅子の操作方法，呼吸訓練，自己導尿訓練，手指巧緻運動障害に対する作業療法などはきわめて重要であり，患者のADLに直結する．麻痺の状態だけでなく，年齢，介護者の有無，家屋の条件などさまざまな状況を総合的に判断してリハビリテーションの到達目標を設定し，患者，家族，医療従事者が協力してリハビリテーションを行うことが求められる（表4）．

Advanced Practice

専門医にコンサルトを要する場合

1）重症の場合

　安静の確保，初期の全身管理などの治療が完了した後は，直ちに救急専門医や脊椎外科専門医にコンサルトすべきである．急性期脊髄損傷患者の全身状態はきわめて不安定であり，また損傷脊椎に対する治療法の選択は，専門的な脊椎外科の知識と豊富な臨床経験が要求されるきわめて専門性の高い領域である．ただし，急性期に専門医のいる施設に搬送することは高率に麻痺の増悪を惹起するので避けるべきである．したがって，重篤な脊髄損傷が疑われる患者を専門的な施設以外で安易に受け入れるべきではない．

2）軽症の場合

　骨傷のない中心性頚髄損傷患者で，麻痺が重篤でなければ専門医でなくても治療可能である．しかし高齢者が多く全身管理に注意を要する．褥瘡の発生は極力防がなければならない．手術適応などで専門医にコンサルトする場合でも，緊急手術が必ずしも必要ではないため時間的余裕はある．

他科にコンサルトを要する場合

　頭部外傷や胸腹部臓器損傷など他臓器の損傷がある場合には当然脳外科，胸部外科，腹部外科などにコンサルトすべきである．

思いがけない落とし穴

　頚胸移行部と呼ばれる第7頚椎/第1胸椎を中心とした高位は，最も見落としやすい部位である．麻痺は頚髄節が損傷を免れるため上肢の麻痺を欠き，対麻痺の形をとる．したがって胸椎レベルの損傷が疑われ画像診断が行われるため頚胸移行部は画像から外れるか，もしくは画像の上端部にかろうじて写っていることになり，医師の関心領域を外れるため見逃しが起こりやすい．さらに単純X線側面像ではちょうど肩の陰影と重なってまったく読影できない．損傷部位の特定できない対麻痺は，CTスキャンやMRIを駆使して頚胸移行部を検索することが肝要である．

> **指導医の教え**
>
> 　筆者も卒後2年目の初出張病院で，同部の損傷を見逃しそうになった経験がある．また，第7頚椎/第1胸椎のわずかな損傷を見逃され，「原因不明の外傷性不全対麻痺」と診断されていた患者を経験したことがある．この部位の損傷は頻度こそ低いが，それだけ医師の関心が低い部位でもあるため，十分留意して診療に当たるべきである．

知っておきたい最近の研究

　従来中枢神経である脳や脊髄では，損傷後の再生は起こらないとされてきた．しかし近年脊髄にも再生能力が存在することが判明し，国内外で盛んに脊髄再生の研究が行われている．脊髄の二次損傷を防ぐ方法と損傷された軸索の再生を促す方法の2つのアプローチで研究が進められており，脊髄損傷患者やその家族はその研究成果に一筋の光明を見出している．

<文　献>

1) Bing's local diagnosis in neurological diseases．(Haymaker, W.)．pp.69-70, Mosby, St. Louis, 1969
2) 安藤徳彦：「整形外科MOOK 脊髄損傷」（竹光善治 編），p.263, 金原出版，1986
3) 「脊髄損傷の実際」（赤津 隆 ほか編），pp.11-274, 南江堂，1991
4) 河野 仁：胸腰椎損傷．「運動器学」（三浪明男 ほか編），pp.590-595, メジカルビュー社，2006

第4章　脊椎・脊髄の疾患

11. 脊髄・馬尾腫瘍

中村雅也

Point

1. 単純X線所見では説明のつかないしびれや疼痛，神経学的所見がある場合は必ずMRIを撮像する
2. 特に脊髄腫瘍が上位頚髄と胸髄に発生した場合は見落としやすいので注意する
3. 脊髄腫瘍を発見した場合は，たとえ神経症状が軽度でも早期に専門家に相談する

1 病態・疾患概念

脊髄腫瘍（spiral cord tamors）は脊柱管内に発生した腫瘍の総称である．臨床的に腫瘍と脊髄・馬尾，あるいは硬膜との位置関係から，硬膜外腫瘍，硬膜内髄外腫瘍（馬尾高位の場合は馬尾腫瘍）と髄内腫瘍に大別される．また特異な形態を示すものとして，脊柱管の内外，椎間孔にまたがる腫瘍を砂時計腫と総称する（図1）．

1）硬膜外腫瘍

全脊髄腫瘍の約15%を占める．腫瘍は硬膜外腔に存在するので，脊髄は硬膜の外から圧迫を受ける形となる．続発性の症例が多数を占め，乳癌や肺癌，あるいは悪性リンパ腫の転移であることが多い．原発性腫瘍では神経鞘腫（neurinoma）や脂肪腫（lipoma）などがある．

2）硬膜内髄外腫瘍

腫瘍は硬膜内で脊髄の外，すなわち硬膜下腔またはくも膜下腔に存在するもので，脊髄を外から圧迫して脊髄障害を引き起こす．全脊髄腫瘍の約65%を占め，腫瘍の種類としては神経鞘腫，神経線維腫（neurofibroma），髄膜腫（meningioma）などがある．

3）髄内腫瘍

髄内腫瘍は脊髄腫瘍全体の5〜15%と発生頻度は低い．その大部分は神経膠腫（glioma），つまり上衣腫（ependymoma）と星細胞腫（astrocytoma）であり，成人では上衣腫の頻度が高く，逆に小児では星細胞腫の頻度が高い．これらに次いで，頻度は低くなるが血管芽細胞腫，海綿状血管腫があげられる．

上衣腫は，病理組織学的には頚髄に好発する細胞性あるいは混合性上衣腫と，腰髄に好発する粘液乳頭状上衣腫に分けられる．星細胞腫は組織学的には頭蓋内と異なり低悪性度であることが多く，悪性星細胞腫は髄内神経膠腫の約7%と低い．

4）馬尾腫瘍

脊髄腫瘍のうち，腰仙椎部すなわち馬尾に存在する腫瘍を馬尾腫瘍と総称する．その多くは馬尾発生の神経鞘腫であるが，髄膜腫や脊髄の延長である終糸から発生する粘液乳頭状上衣腫も念頭に入れるべきである．

2 臨床症状

1）神経根刺激症状

頚髄腫瘍では主に頚肩腕への放散痛，胸髄腫瘍では側胸部痛や上腹部痛などを自覚し，その後に脊髄症状が発現することが多い．馬尾腫瘍では腰痛やしびれで発症し，その後下肢痛が出現することが多く，仰臥位で増強し，座位や立位で軽快する激しい夜間痛が特徴的である．腰部椎間板ヘルニアや変形性脊椎症と誤診されることもしばしばあるので注意を要する．

これら根性痛については，部位，広がりを明確に

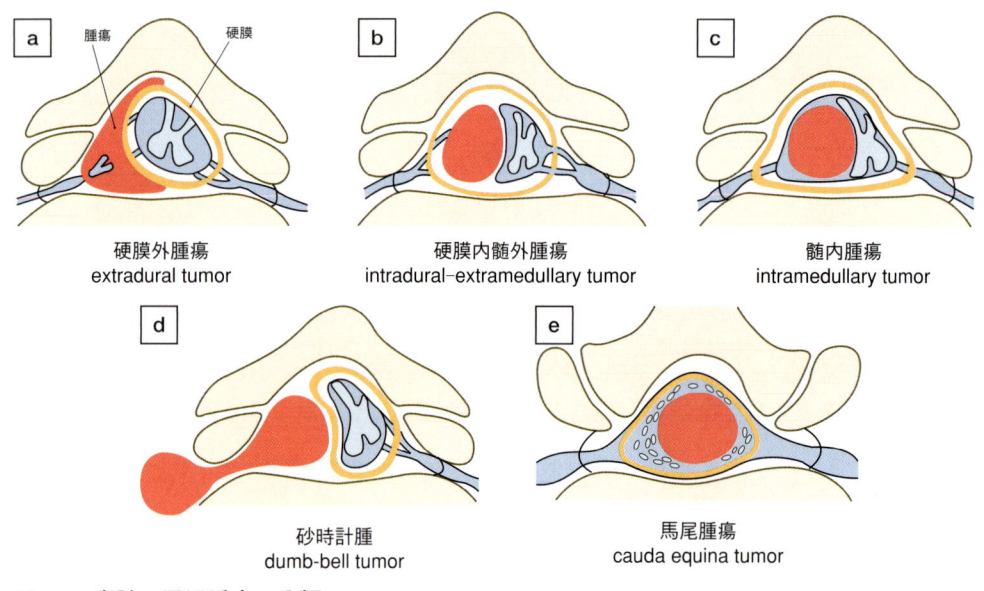

図1 ● 脊髄・馬尾腫瘍の分類

a 硬膜外腫瘍 extradural tumor
b 硬膜内髄外腫瘍 intradural-extramedullary tumor
c 髄内腫瘍 intramedullary tumor
d 砂時計腫 dumb-bell tumor
e 馬尾腫瘍 cauda equina tumor

質問することによって，腫瘍がおおよそどの部位にあるか，左側か右側かを推察することができる．腫瘍が存在する背部を叩打すると，それ以遠に不快な放散痛を再現することがある．

2) 脊髄圧迫症状

脊髄高位に発生した場合は，まず知覚上行路の障害による表在性知覚障害あるいは深部知覚の異常が出現し，その後錐体路障害に基づく下肢痙性麻痺をきたし，最終的には完全弛緩性脊髄横断麻痺に至る．排尿中枢の存在する脊髄円錐部の腫瘍では，比較的早期から膀胱直腸障害が出現しやすい．

3 診察時に収集すべき基本情報

疼痛，しびれ，筋力低下がどこから始まり，どのように進展したか（急性もしくは慢性進行か）によって，脊髄外からの圧迫（髄外腫瘍）か脊髄内からの圧迫（髄内腫瘍）か，また腫瘍の存在する高位をおよそ知ることができる．

4 必要な検査

単純X線では脊髄・馬尾腫瘍を直接とらえることはできないが，腫瘍存在高位に一致した椎弓根間距離の拡大や椎弓根の浸食，椎体後面の圧痕，また砂時計腫の場合は椎間孔の拡大がみられることがある．

MRIは非侵襲的かつ診断価値が高いことに加え，Gd-DTPAの登場と近年の画像解像度の向上により腫瘍の質的診断も可能となりつつあり，脊髄腫瘍の診断におけるその役割はきわめて大きい．

5 診断の決め手

確定診断は摘出標本の病理所見による．腫瘍の発生部位とその広がりを把握するのにMRIはきわめて有用である．

1) 硬膜内髄外腫瘍

a. 神経鞘腫

頻度が最も高い神経鞘腫は，MRIではT1強調像で低～等信号，T2強調像で高信号を呈する（図2a）．また，造影後T1強調像で高信号を示すが，嚢腫状やリング状を呈し不均一に造影されることが多い．髄膜腫とのMRIによる鑑別のポイントは，神経鞘腫では，①硬膜からの立ち上がりが急峻であること，②腫瘍内には嚢腫や出血による陰影欠損が認められることが多いこと，③造影剤による増強が不均一で強いことなどがあげられる（表1）．

b. 髄膜腫

一方，髄膜腫はT1強調像で低～等信号，T2強調像で等～高信号を呈し，造影剤で均一に増強される

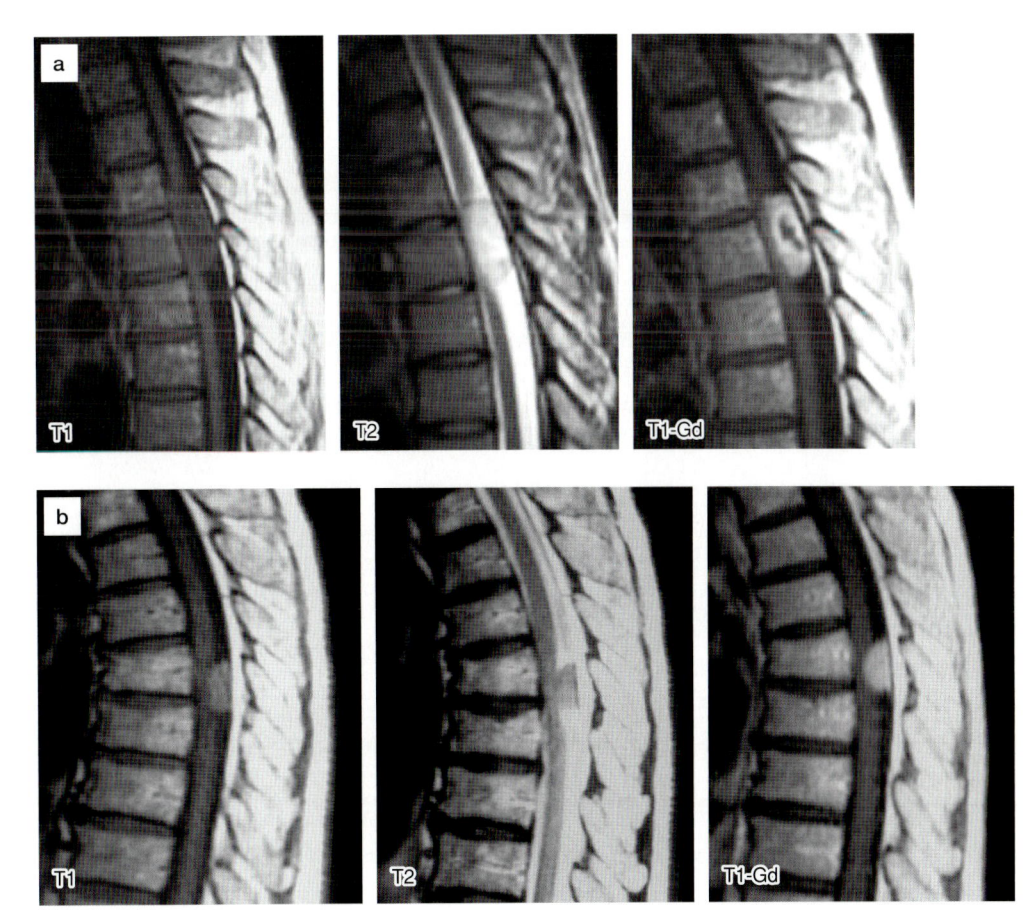

図2 ● 硬膜内髄外腫瘍のMRI像
a：神経鞘腫, b：髄膜腫
（文献3 図2, p.473より転載）

（**図2b**）．また，組織型ではpsammomatous type（砂粒型）で高頻度に石灰化や骨化を伴い，その場合はT2強調像で無信号を示す．①硬膜からの立ち上がりが鈍である（dural tailed sign），②造影剤による増強効果が神経鞘腫より弱く，内部は均一に増強されることが多い，③腫瘍が大きくなって中心部壊死を生じない限り腫瘍内嚢腫性陰影を示すことはない，④約20％に腫瘍内石灰化・骨化を伴う，などが神経鞘腫との鑑別診断上重要なポイントである（**表1**）．

2）髄内腫瘍
a. 上衣腫
T1強調像で低信号，T2強調像で高信号を呈する．造影MRIの増強効果は高率にみられるが，必ずしも

表1 ● MRIによる神経鞘腫と髄膜腫の鑑別のポイント

	神経鞘腫	髄膜腫
腫瘍の局在	後方	前方〜側方
硬膜からの立ち上がり	鋭	鈍
造影の不均一性	＋＋＋	－
造影効果	＋＋＋	＋〜＋＋
腫瘍内嚢腫の合併	＋＋＋	－〜＋

均一ではない（**図3**）．腫瘍の周辺は出血を反映してT2強調像で低信号を呈することがあり，腫瘍辺縁にヘモシデリンが沈着し（hemosiderin cap），腫瘍と非腫瘍部との境界がより明確になる．また，約70％に嚢腫や空洞を伴い，星細胞腫との鑑別上重要

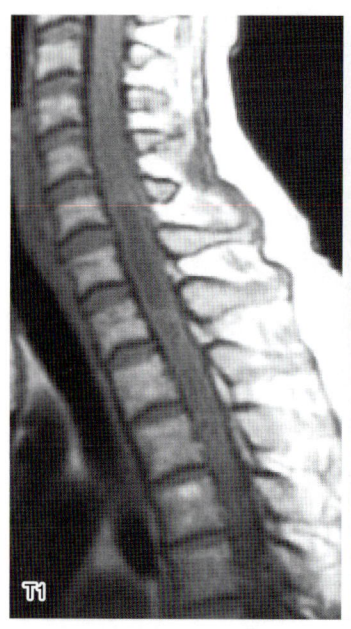

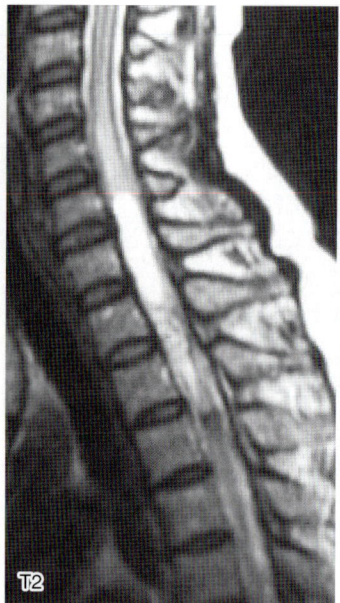

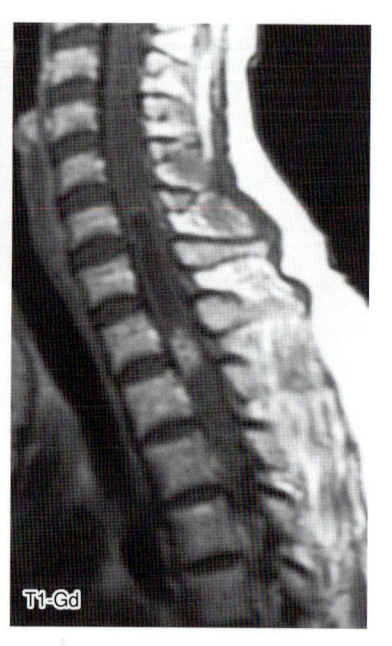

図3 ● 髄内腫瘍（上衣腫）のMRI像
（文献3 図5, p.476より転載）

な所見である．囊腫は腫瘍の頭側または尾側に存在し周囲に造影剤による増強のない反応性囊腫（reactive cyst）と腫瘍内にあって周辺が増強される腫瘍囊腫（intratumoral cyst）がある（**表2**）．

b. 星細胞腫

T1強調像で等～低信号，T2強調像で高信号を呈する．上衣腫と比較して，腫瘍の境界は不明瞭で，浮腫も存在し，びまん性の脊髄腫大をきたすことが多い．造影剤による増強効果はさまざまで，斑状や不整形に増強されるものや，全く増強されないものも存在する（**図4**）．腫瘍が増大すると髄外へ進展し，髄腔内播腫をきたすことがある．

6 鑑別診断と注意すべき合併症

1) 髄内腫瘍と非腫瘍性疾患との鑑別

a. 圧迫性脊髄症に伴う浮腫・脊髄軟化症

高度な慢性圧迫により，脊髄内に浮腫や脊髄軟化などの変化が生じることは，臨床上よく経験するところである．しかし，圧迫部に一致した脊髄の腫大やT2強調像での広範囲の高信号を呈した場合，髄内腫瘍との鑑別に苦慮する．

b. 多発性硬化症

脊髄に発生する多発性硬化症は全体の15～20％存

表2 ● MRIによる上衣腫と星細胞腫の鑑別のポイント

	上衣腫	星細胞腫
腫瘍辺縁の性状	明瞭	不明瞭
囊胞・空洞の有無	＋	－～＋
Gd造影効果	＋＋	－～＋
ヘモシデリン沈着	－～＋	－
髄外への進展	－	－～＋

在し，MRIではT1強調像で低～等信号を，T2強調像では高信号を呈する．造影剤による増強効果は急性期にみられ，形態は卵円形かつ境界は比較的明瞭で脊髄の後外側部に位置することが多い．これらの所見は髄内腫瘍ときわめて類似しているため，その鑑別診断は臨床的にも画像的にも困難な症例も少なくない．

7 救急処置・応急処置

脊髄腫瘍において救急処置を要することは麻痺が急性増悪した場合である．特に上衣腫や海綿状血管腫などの髄内腫瘍で経過観察中に腫瘍内出血をきたし麻痺が急性増悪することがあり，その場合にはス

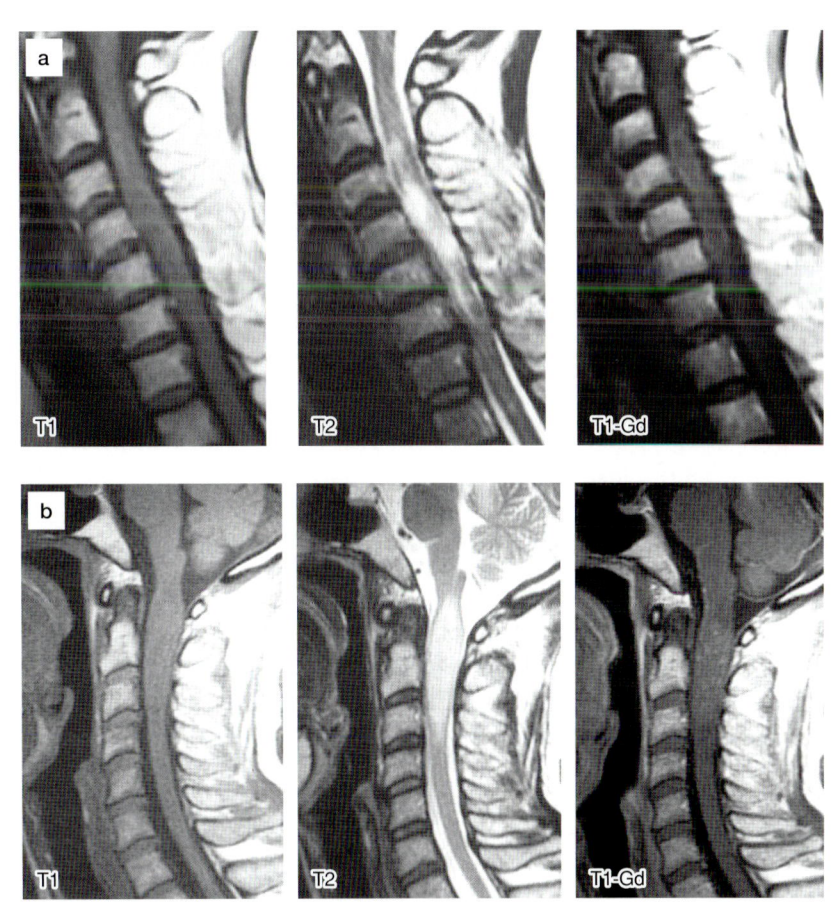

図4 髄内腫瘍（星細胞腫）のMRI像
a：低悪性度，b：高悪性度
（文献3 図6，p.476より転載）

テロイドやグリセリン（グリセオール®）を投与し麻痺の軽減を図る．しかし，治療の原則は可及的早期の手術治療であるため，専門家へ相談もしくは紹介するべきである．

8 治療

脊髄腫瘍のほとんどは放射線感受性が低く，また脊髄の放射線障害（radiation myelopathy）の危険性があるので，放射線療法は髄内腫瘍の一部の症例（星細胞腫，部分摘出後の上衣腫）以外は行われない．したがって脊髄腫瘍の治療は外科的に腫瘍を摘出することが原則である．

手術の際に不用意な広範囲椎弓切除を行うと，高率に術後脊柱変形をきたすことから，厳に戒めるべきである．できるだけ後方支持組織を温存するために，椎弓形成術，片側椎弓切除術などを行うべきである．

マイクロサージェリーの手技向上と術中モニタリングの導入により腫瘍摘出時の安全性は向上したが，髄内腫瘍はいうまでもなく脊髄腫瘍のすべてにおいて，患者や家族に術後の神経機能障害や完全摘出の可能性などについて術前に十分説明し，同意と理解を得ておく必要がある．

9 後療法

創部痛が自制内で，感染や髄液漏の徴候がない場合は，通常4日前後で30°程度のギャッジアップを許可し，頭痛や吐気が出現しなければ1週間前後で座位を開始する．その後は神経症状に応じて，立位，歩行訓練とプログラムを組む．

麻痺が高度な場合は褥瘡に注意し，術直後より全身状態が許せばベッド上での四肢筋力訓練や関節可動域訓練を開始し，間接の拘縮予防に努める．術後1週前後で斜面台起立訓練（起立性低血圧に注意する），筋力訓練を重点的に行い，平行棒内での起立・歩行訓練へと徐々に進めていく．

さらに必要に応じて長・短下肢装具や杖の処方を考慮し，転倒などの事故には細心の注意を払う．

Advanced Practice

専門医にコンサルトを要する場合

脊髄・馬尾腫瘍を発見した場合は，たとえ神経症状が軽度であってもすみやかに専門医に相談するべきである．特に髄内腫瘍はいたずらに経過観察しても，手術のリスクを増加させることにほかならないことを肝に銘じるべきである．

他科にコンサルトを要する場合

髄内腫瘍と非腫瘍性疾患の鑑別に苦慮した場合は神経内科にコンサルトするべきである．必要に応じて，髄液検査や脳MRIを撮像する．

＜文　献＞

1) Nakamura, M. et al. : Surgical outcomes of spinal cord astrocytomas. Spinal. Cord., 44 : 740-745, 2006
2) 中村雅也 ほか： 髄内腫瘍の診断と治療．整・災外，46：689-696，2003
3) 中村雅也，戸山芳昭：脊髄腫瘍の診断と治療（教育研修講演）．日本脊椎脊髄病学会誌，16：472-486，2005
4) 中村雅也 ほか： 脊髄腫瘍（硬膜内髄外腫瘍）．整・災外，45：651-657，2002
5) 中村雅也 ほか： MRIによる脊髄腫瘍の診断．整形外科最小侵襲手術，27：74-81，2003

第4章　脊椎・脊髄の疾患

12. 脊髄空洞症

鎌田修博

Point

1. 比較的若年者のケープガウン型または宙吊り型のしびれ，解離性知覚障害や筋萎縮は脊髄空洞症に特徴的な症状である
2. Charcot関節をみたら脊髄空洞症を疑う
3. MRIで空洞をみたらChiari奇形と脊髄髄内腫瘍の合併に注目する
4. 治療は手術が原則で，大後頭孔部減圧術または空洞—くも膜下腔（または腹腔）シャント術が選択される

1　病態・疾患概念

脊髄実質の中心部に生じた空洞によって全身的に多彩な症状を生じる疾患で，その成因は諸説あり確定はしていない．

発生頻度に男女差はなく，発症年齢は20歳，30歳代が多く，10歳未満，50歳以上は稀である．

脊髄空洞症の病態分類としては，空洞が第4脳室またはくも膜下腔と交通がある交通性と交通がない非交通性に大別するBarnettの分類が有名である．

1) 交通性脊髄空洞症

Chiari I 型，II 型奇型※1や大後頭部のくも膜炎に合併する脊髄空洞症．

2) 非交通性脊髄空洞症

a. 外傷性

脊髄損傷に伴う脊髄空洞症で，損傷高位またはそれより中枢側に空洞を生じる[1]．

b. 腫瘍性

脊髄腫瘍に脊髄空洞症を伴うもので脊髄髄内腫瘍に合併することが多い．腫瘍の種類によって空洞を合併する頻度は異なるが髄内腫瘍では76%と報告されている[2]．上衣腫や血管芽細胞腫，星細胞腫に多い．

一方MRIで脊髄空洞症を発見したときに脊髄髄内腫瘍を合併する可能性は10～15%と報告されている[2]．

c. 脊髄に限局したくも膜炎性

脊髄くも膜炎の原因としては，脊髄損傷，脊髄腫瘍摘出術，髄膜炎，くも膜下出血，脊髄血管障害などがある．

3) 特発性脊髄空洞症

上記の原因には該当しないが，MRIで脊髄に空洞がみられるもの．

2　主訴・症状

初発症状は上肢脱力感，上肢筋萎縮，上肢知覚異常，上肢しびれ感，頭頸部や四肢体幹の疼痛などである．手術直前の症状は知覚障害，筋力低下，疼痛の順に多く，以下筋萎縮（図1），歩行障害，膀胱直腸障害と続く[3]．そのほか，肩関節のCharcot関節※2や小児の側弯症から発見されることもある[4]．

脊髄損傷ではときに損傷後数年で損傷高位より中枢側に空洞が拡大伸展することがある．このため健常高位に新たな神経症状や痛みを生じ，対麻痺が四肢麻痺となることがある[1]．

※1　キアリ（Arnold-Chiari）奇形：大後頭孔から小脳扁桃が下垂，頭蓋頸椎移行部奇形を合併したChiari I 型と嚢胞性二分脊椎に合併し，種々の脳奇形を合併するChiari II 型がある．I 型奇形がほとんどである．

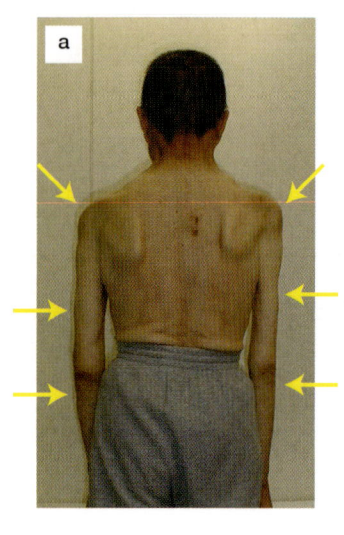

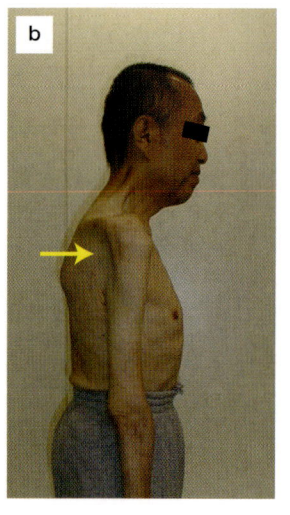

図1 ● 両上肢に見られる筋萎縮
両側とも肩甲帯以下，上腕，前腕に著しい筋萎縮が認められる

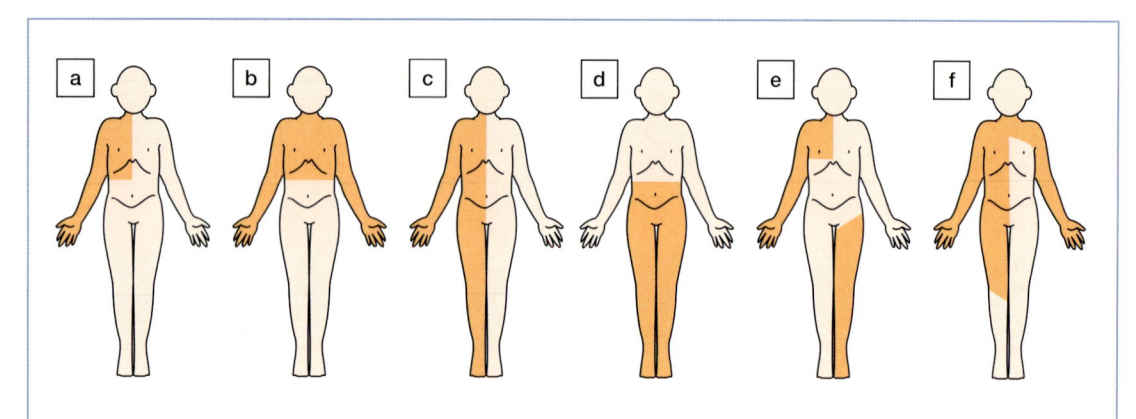

図2 ● 脊髄空洞症の知覚障害の分布図
a：ケープガウン型　b：宙吊り型　c：片麻痺型　d：対麻痺型　e，f：その他
（文献8より一部改変）

3　診察時に収集すべき基本情報

　神経学的所見が最も大切である．神経学的所見の中で必ず確認するべきは知覚障害で，温痛覚障害が触圧覚障害より高度である**解離性知覚障害**[※3]は有名な所見である．
　また，知覚障害の分布は片側または両側上肢に限局するタイプが特徴的で，**ケープガウン型，宙吊り型**と呼ばれている（**図2**）．深部腱反射は低下することが多く，小児では腹壁反射の消失が重要な所見である[4]．

> **指導医の教え**
> 　入浴時に左右の上肢や上下肢間で温度差があったりするようなことはないか確認する．小児例では痛覚の鈍い側の上肢に点滴を希望することがある．

※2　Charcot関節：画像上関節の骨破壊が異常に重度な所見を呈していながら，関節痛が軽度である関節障害を指す．脊髄空洞症による肩のCharcot関節は有名である．**肩のCharcot関節をみたら脊髄空洞症を疑う**．Charcot関節の原因は実際には糖尿病が多い．脊椎に生じた場合はCharcot脊椎と呼ばれる．

※3　解離性知覚障害：脊髄空洞症に伴う障害で，触圧覚，深部覚は比較的保たれるのに対して，温痛覚が強く障害される知覚障害である．このため痛みを伴わない高度の関節破壊であるCharcot関節を生じる．

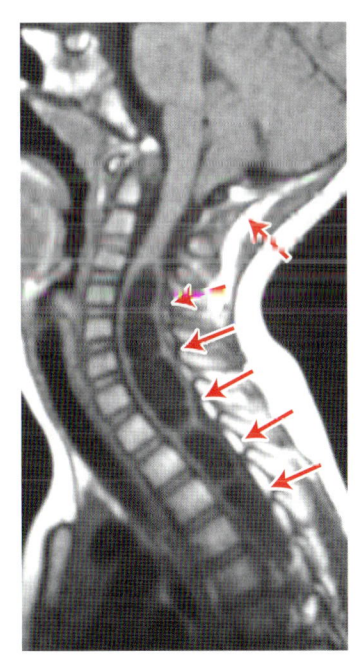

図3 ● **Chiari奇形を伴う脊髄空洞症のMRI所見**
→ がChiari奇形．C3以下に大きな空洞が確認できる
（文献4 図3a, p.858 より転載）

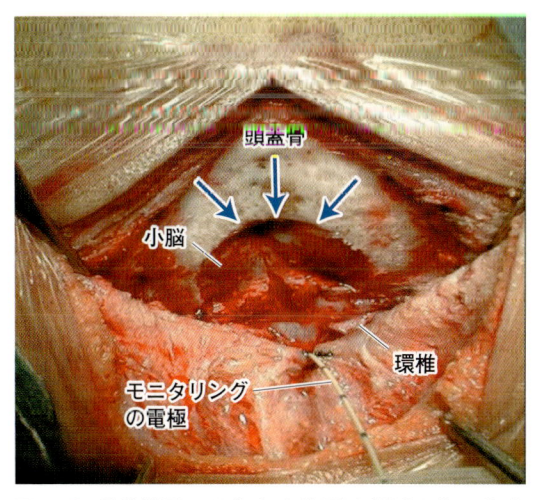

図4 ● **環椎椎弓切除術と大後頭孔部減圧術の術中写真**
上が頭蓋骨で → が除圧された大後頭孔を示す

4 必要な検査

MRIは必須である（図3）．脊髄髄内腫瘍を鑑別するため造影剤を使用したMRIは必ず行う．MRIの出現により診断は容易となったが，軽症例も発見されるようになったため，治療方針の決定はより慎重を要するようになった．

空洞の分布は頚椎から胸椎まで広範に分布する広範型と2, 3椎体高位の範囲にのみ存在する限局型がある．

5 鑑別診断と注意すべき合併症

小さな腫瘍が大きな空洞を伴うことがあるので，脊髄髄内腫瘍との鑑別が重要である．MRI普及以前に脊髄空洞症と診断され，29年後に脊髄髄内腫瘍と診断された症例もある[5]．

6 治療

自然経過は不明であるが，神経学的所見が進行する前に症状の重症度に応じて治療方針を決める必要がある．側弯症を伴う小児例では側弯症の保存的治療中に空洞の縮小が生じる可能性もあるが，原則的には手術的治療が選択される．

術式はChiari奇形を伴う場合は環椎椎弓切除術と大後頭孔部減圧術（foramen magnum decompression）が選択される（図4）．Chiari奇形を伴わない場合は空洞が最も拡大している高位での脊椎の部分椎弓切除術と空洞—くも膜下腔（または腹腔）シャント術（syringo-subarachnoid or peritoneal cavity shunt）が選択される（図5）．

両術式とも術後は翌日から座位は可能で，ドレーンから脳脊髄液の排出がないことを確認したら歩行を開始する．

術後成績は原因疾患によって異なるが，両術式ともおおむね何らかの症状の改善が得られる．特に疼痛と知覚障害は比較的改善するが，筋萎縮は改善しにくい[3][6]．またMRI上の空洞の縮小程度に比較して臨床症状の改善は劣ることが多い（図6）．

シャント術ではシャント不全による空洞の再拡大や症状の再発の可能性があるので，必ず定期的な術後観察が必要である[7]．

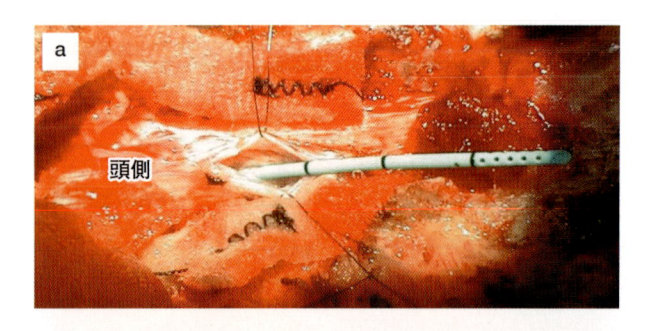

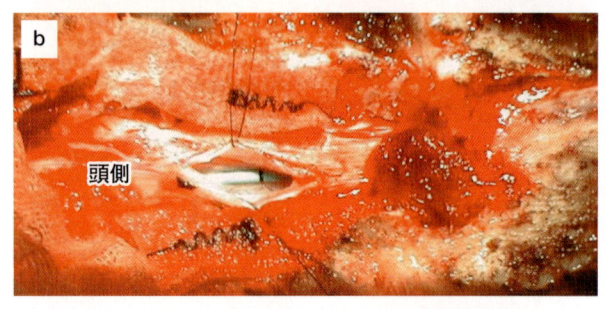

図5 ● 空洞―くも膜下腔シャント術の術中写真
　a：左側で空洞内にチューブが入っている
　b：チューブ右側が末梢側のくも膜下腔に挿入されている

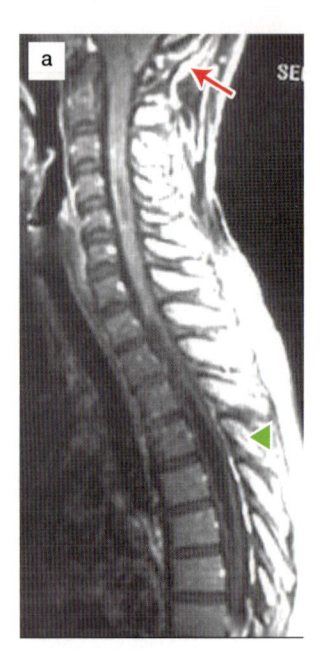

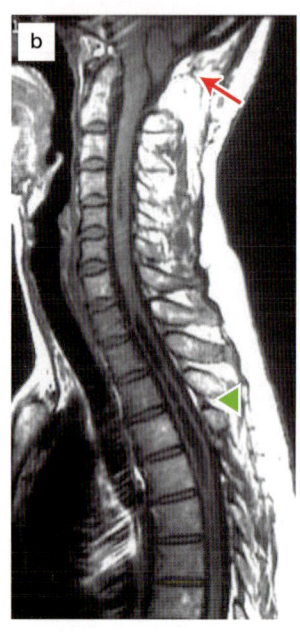

図6 ● 環椎椎弓切除術と大後頭孔部減圧術および空洞―くも膜下腔シャント術を同時に行った症例の術前後MRI所見
　→：Chiari奇形，▶：脊髄空洞症
　aの術前に比べbの術後では小脳扁桃の下垂は残存しているがケープガウン型の解離性知覚障害は，軽度の改善がみられたのみで現在も残存している．空洞は縮小している

Advanced Practice

専門医にコンサルトを要する場合

疾患自体が稀で原則的に手術となる疾患なため診断が確定した時点で脊椎脊髄外科の専門医へコンサルトが必要である．

他科にコンサルトを要する場合

水頭症を合併した場合は脳神経外科に必ずコンサルトする．

<文　献>

1) 柴崎啓一：外傷後脊髄空洞症．脊椎脊髄，7（7）：503-509，1994
   ＞＞脊髄損傷後の脊髄空洞症の病態と治療に関する論文．
2) 安藤哲朗 ほか：空洞症の原因としての脊髄腫瘍；特にその存在診断について．脊椎脊髄，7（7）：519-524，1994
   ＞＞神経内科的な見地からみた脊髄髄内腫瘍に伴う脊髄空洞症の臨床症状や画像所見についての論文．
3) 鎌田修博 ほか：脊髄空洞症の手術成績とMRI所見の検討．臨整外，32（8）：887-892，1997
   ＞＞筆者が慶應義塾大学のデータを分析した結果からみた手術成績と術前後のMRI所見の変化に関する論文．画像所見に比べて臨床症状は改善が劣る．
4) 篠崎義雄 ほか：脊柱側弯症で発見され3歳で手術を行ったChiari I 型奇形の1例．臨整外，39（6）：857-860，2004
5) 神蔵宏臣 ほか：発症後29年して診断された頚髄髄内腫瘍の1例．日本パラプレジア医会誌（現：日本脊髄障害医会誌），15（1）：104-105，2002
6) 阿部俊昭：Chiari奇形を伴う脊髄空洞症に対する手術療法．脊椎脊髄，5（9）：659-663，1992
   ＞＞Chiari奇形を伴う脊髄空洞症に対する脳神経外科的手術手技に関する論文．
7) 鎌田修博 ほか：脊髄空洞症に対するシャント術の効果—経時的MRIによるシャント機能不全例の検討．脊椎脊髄，9（9）：706-711，1996
8) 須藤和昌，田代邦雄：脊髄空洞症の症候．脊椎脊髄，3（2）：105-112，1990

第4章 脊椎・脊髄の疾患

13. 脊髄疾患と鑑別を要する神経，筋疾患（筋萎縮性側索硬化症ほか）

石原傳幸

Point

1. 筋萎縮性側索硬化症は急速に進む筋力低下と筋萎縮が特徴である
2. 脊髄疾患と異なり知覚障害がない
3. 頚椎症との鑑別が困難なことが多い
4. 球麻痺症状（構語障害や嚥下障害），呼吸障害が出現する
5. 人工呼吸器治療が必要となる前に病名告知と呼吸器治療の意志確認を行っておく

＜筋萎縮性側索硬化症＞

　脊髄をおかす疾患は多数存在するが整形外科と神経内科との間で常に問題になるのはこの筋萎縮性側索硬化症（amyotrophic lateral sclerosis：ALS）である．頚椎症と間違えられて手術を受け，その後症状が進行してこの疾患と判明することも，日常の診療ではよく経験するので注意を要する．

1 病態・疾患概念

1）筋萎縮性側索硬化症と進行性脊髄筋萎縮症

　筋萎縮性側索硬化症は錐体路を形成する一次（上位）運動ニューロンと脊髄前角に存在するα運動ニューロン（下位運動ニューロン）の両方を同時に侵す進行性の変性疾患である．上位運動ニューロンを侵さないで脊髄前角α運動ニューロンを侵すだけの疾患は進行性脊髄性筋萎縮症〔spinal progressive muscular atrophy：S(P)MA〕である．

2）進行性脊髄性筋萎縮症の成因

　幼児期や若年で発症する進行性脊髄性筋萎縮症は，それぞれWerdnig-Hoffmann病とKugelberg-Welander病とも呼ばれる．これらの疾患は第5染色体に存在するSMN（survival motor neuron）遺伝子異常により発症する常染色体劣性遺伝病であることが判明したが，成人や老年期に発症するSPMAの遺伝子異常は球脊髄性筋萎縮症のほかは判明していない．球脊髄性筋萎縮症〔spinal bulbospinal muscular atrophy（SBMA）あるいはKennedy-Alter-Sung病〕は性染色体劣性遺伝疾患であるため男子のみに発症する．X染色体に存在するアンドロゲン受容体遺伝子の第1エクソンにあるCAG繰り返し配列の数が増加して発症する．

3）筋萎縮性側索硬化症の成因

　一方，筋萎縮性側索硬化症症例のほとんどが孤発性であり遺伝の関与は認められないが，1993年常染色体優性疾患である家族性ALS（FALS）において第21染色体上に存在するCu/Zn superoxide dismutase（SOD1）遺伝子の点変異が20％の症例で存在することが見出された[1]．この事実はALS研究の歴史の中で画期的な成果であり，すぐにも原因が究明されて治療可能な疾患となることが期待された．孤発性のALS症例のなかにもこの遺伝子異常が存在することは証明されたが，ALS患者全員にみられるわけではなく，すべての症例をSOD1遺伝子異常すなわち酸化ストレスによる神経細胞死というメカニズムで説明できないことがわかってきた．その後の研究により，ALS 1-8，ALS-FTD，ALS-Xなど，少なくとも10カ所の遺伝子座が同定された[2]．

　現在でもALSの病態は依然不明ではあるが，alpha-amino-3-hydroxy-5-methyl-4-isoxazolepropionic acid（AMPA）/kainate受容体による神経細胞内へのCa流入促進による細胞死というメカニズムで説明しようという説が我が国で提唱されている[3]．

2 主訴・症状

1) 筋萎縮性側索硬化症

a. 特徴的な症状

ALSは中年期以後に発症し，進行性の筋脱力が主訴となり，診察すると小手筋などの遠位筋の萎縮がみられることが多い．左右差があるのが通常で，一般には一側上肢から始まることが多いとされているが，下肢から発症することもある．構語障害，嚥下障害ではじまることもあり，稀ではあるが呼吸障害から発症することもある．

末梢運動神経障害の特徴的な所見としてfasciculation（線維束性攣縮）を自覚していることが多い．患者に質問するとfasciculationが最初に感じられてから，その後に筋萎縮が出現すると答える症例にしばしば遭遇する．構語障害や嚥下障害は舌や咽頭・喉頭筋肉の筋萎縮で起こり球症状と呼ばれる．

呼吸障害は呼吸筋の筋力低下によって起こる，呼吸不全に容易に陥るが低酸素血症と高二酸化炭素血症がみられるので，拘束型肺機能障害（Ⅱ型呼吸不全）に分類される．自然経過では数年以内で死亡するといわれている．

b. その他の特徴

ALSでは4つの陰性徴候といって知覚障害がない，眼球運動障害がない，膀胱直腸障害がない，褥瘡がないことが有名であるが，最近では人工呼吸器による延命によりこれらの4つの症状は「ない」のではなく末期まで「生じにくい」と考えられるようになってきた．

球麻痺が起これば胃瘻造設や胃管からの栄養剤注入を考慮しなければならないし，構語障害が著しくなれば，communication aid（コンピューターを使った意志伝達装置など）が必要となるし，呼吸不全となれば呼吸器装着も考慮しなければならない．このようにこの疾患は難病中の難病であると考えられている．

2) 進行性脊髄性筋萎縮症

生後6カ月までに発症するS(P)MAはWerdnig-Hoffmann病とも呼ばれ，floppy infant（低緊張乳児）として出生し，呼吸不全で2歳までには死亡してしまう．座位保持は不能である．舌に線維束性攣縮発症がみられる．

生後1歳6カ月以上で発症する症例はKugelberg-Welander病とも呼ばれ自立歩行は獲得できるが，やがて歩行不能となる．生後6カ月〜1歳半までに発症する症例は中間型と呼ばれ起立歩行は不能である．

成人型S(P)MAは舌に線維束性攣縮がみられず（球麻痺症状がない），筋萎縮，筋力低下のみの症例を指す．

> **指導医の教え**
> ALSでは一側上肢の小手筋から症状が始まることが多い．またfasciculationに注意すること．これが多ければALSである．舌にfasciculationがみえたら中年以降ならALSか球脊髄性筋萎縮症を考える．陰性徴候にも留意が必要．

3 診察時に収集すべき基本情報

1) 問診

問診では，筋萎縮と筋力低下が進行性かどうかをまず確かめることが重要である．数日または数週間の間に進行する場合は筋萎縮症を考えなくてよい．ALSでは球麻痺症状の存在が重要であるので，構語障害や嚥下障害の有無に注意する．呼吸不全の有無については夜間に呼吸が苦しくなったことはないか，夜中に悪夢にうなされて起きることがたまたまあるかなどと聞く．神経筋疾患では遺伝子病が多いので必ず家系図をきちんと書いておくことが肝要である．

2) 身体所見

診察では，筋萎縮の分布がまず大切である．ALSでは遠位筋が強く侵されるし，Werdnig-Hoffmann病やKugelberg-Welander病では近位筋が強く侵される．球麻痺を起こすと舌の線維束性攣縮がみられる．球脊髄性筋萎縮症では女性化乳房をしばしばみる．ALSでは下位運動ニューロン異常の症状のほかに上位運動ニューロン障害症状（すなわち錐体路症状）がみられ，腱反射の亢進や病的反射が出現する．腱反射亢進は筋萎縮が進めば消失する．

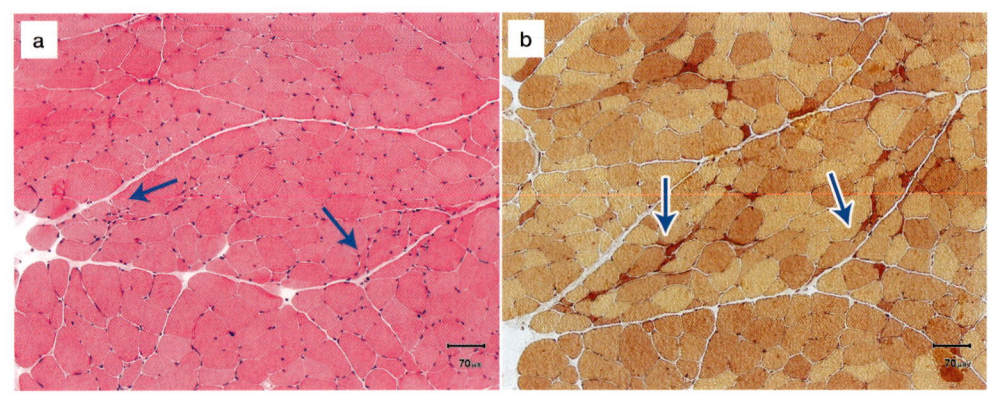

図1 ● 71歳女性症例
血清CKが400～500 U/Lと高値のため筋炎を疑い筋生検を施行した．aはH&E染色，bは非特異的エステラーゼ染色．→はsmall angulated fiber（小径角化線維）が集まって存在しておりsmall group atrophy（小群集萎縮）の像を呈している．その後球麻痺症状が出現しALSと診断された

4 必要な検査

まず，血液検査でクレアチンキナーゼ（CK）値のチェックを行う．ALSでもCKが上昇することはあり得るが，一般には正常範囲内にとどまることが通常である．CKが上昇していれば筋炎や筋ジストロフィーなどを考えるべきであろう．経皮酸素飽和度（SpO_2測定）を測定して呼吸不全の有無をチェックする．

次に筋電図を行い神経原性変化の有無をチェックする．針筋電図検査で神経原性変化があったとしても神経伝導速度が大幅に低下していれば筋萎縮症は考えない．

頚髄障害との鑑別のためにMRI検査を行う．嚥下障害があればビデオによる嚥下機能検査（videofluorography，VF）を行う．髄液検査では通常異常が認められない．

> **指導医の教え**
> CK値チェック，筋電図検査と進むのが神経筋疾患の診断のルーチンである．筋疾患を疑えばこれに筋生検が加わるが，忘れがちなのはSpO_2チェックである．神経筋疾患では呼吸不全に陥る症例が多いことを忘れないように．

5 診断の決め手

遺伝子検査が可能であれば施行して，異常所見があれば確定診断となる．乳幼児のWerdnig-Hoffmann病では筋生検が診断の決め手となることが多い．

6 鑑別診断と注意すべき合併症

日常の診察場面ではまず頚椎症との鑑別が最も問題となる．ALSとの鑑別が困難である症例は数多く存在するので，迷ったら神経内科医師とも併診するべきである．変形性頚椎症とALSが合併することもあり頚椎の手術をしたが，どんどん症状が進行してALSと判明することも多い．どうしても鑑別が困難な場合は数カ月間保存的に経過をみる．ALSでは常に進行性であるので鑑別が可能となる．頚椎症と鑑別困難であった症例の筋生検を図1，2に示す．いずれの症例も鑑別困難でやむを得ず筋生検を行った．

筋萎縮がみられることからは肢帯型筋ジストロフィーが鑑別疾患にあげられるが，筋ジストロフィーでは一般には近位筋が主に侵されて，血液のCK値も上昇している．

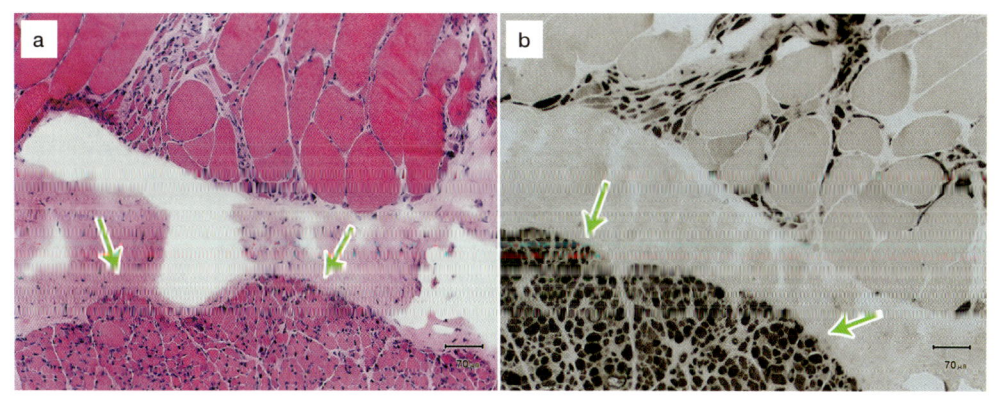

図2 ● 83歳男性症例
血清CKは正常範囲であったが，両上肢に著しい筋力低下を認めた．aはH&E染色，bはATPase染色を示す．➡の部分は著しく萎縮した細胞群を示す．これはlarge group atrophy（大群集萎縮）と呼ばれ，長期の脱神経と再神経支配の混在の結果を示す．この症例では球麻痺がないところから脊髄性筋萎縮症と診断した

7 救急処置・応急処置

ALSでは呼吸不全で救急治療室に搬送されることがあり得る．この時点で呼吸器を装着するかどうかを決定することは本人や家族には難しいので，診断がついたら早期に診断名の告知と合併症を教えて，特に人工呼吸器治療を受けるかどうかの意志確認を行いカルテに記録しておくことが重要である．肺炎などで急性呼吸不全になった場合も意志確認をしておけば迷わずに治療方針が立てられる．

8 治療

合併症治療についてはこれまでに述べてきた．薬物治療としてリルゾール（リルテック®）が使われるようになった．興奮性の神経伝達物質であるグルタミン酸塩の拮抗薬である．唯一使用可能な薬剤であるが，症状は改善しないが延命効果はあるという薬剤であり，効果が限定的であるので，他の根本的な治療法の開発が期待される[4]．

<文　献>

1) Beckman, J. S. et al. : ALS, SOD and peroxynitrite. Nature, 364 : 584, 1993
2) 河原行郎 ほか：筋萎縮性側索硬化症の分子標的治療への展望．最新医学，59：1620-1633，2004
3) Kawahara, Y. et al. : Human spinal motoneurons express low relative abundance of GluR2 mRNA : an implication for excitotoxicity in ALS. J. Neurochem., 85 : 680-689, 2003
4) Miller, R. G. et al. : Clinical trials of riluzole in patients with ALS. ALS/Riluzole Study Group-Ⅱ. Neurology, 47 : S86-S90, 1996

INDEX
索引

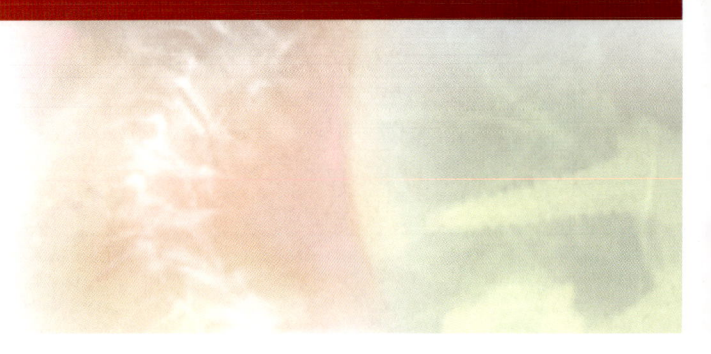

3D-CT ── 122
10秒テスト（10 second test）── 17, 79

◆ 欧文 ◆

A～C

ABI（ankle brachial pressure index） ── 154
Allen分類 ── 60
Andersonの分類 ── 58, 59
anterior open wedge osteotomy ── 192
AS（ankylosing spondylitis） ── 189
ASIA ── 222
atlantoaxial angle ── 104
Babinski反射 ── 20
bamboo spine ── 189, 191
Barré-Liéou syndrome ── 71
Behçet病 ── 189
BNP（brain natriuretic peptide） ── 40
Bohler法 ── 123
Brooks法 ── 64, 183
Brown-Séquard症候群 ── 222
CE（compressive extension） ── 62
cerebrospinal fluid hypovolemia ── 74
cervical angina ── 89
Chamberlain線 ── 95
Chance骨折 ── 120
Chapmanの分類 ── 197
Charcot関節 ── 235, 236
Charcot脊椎 ── 236
Chiari奇形 ── 100, 235, 237
chin-on-chest position ── 190

clivo-axial angle ── 97
Cobb角 ── 50, 208
Cobb法 ── 217
compromised host ── 171
Crohn病 ── 189
CT ── 25

D～J

DE（distractive extension） ── 62
decision making ── 23
Denis ── 118
DF（distractive flexion） ── 62
Down症 ── 103
EF（左室駆出率） ── 41
enthesopathy ── 189
entral cord syndrome ── 74
Ewing肉腫 ── 202
fasciculation ── 241
Finger escape sign ── 17
FNST（femoral nerve stretch test） ── 18, 141
Frankel分類 ── 120, 222, 223
glove and stocking type ── 157
Guillain-Barré症候群 ── 142
hang man's fracture ── 60
High-riding VA ── 183
hip-spine syndrome ── 220
HLA B27 ── 189
Hoffmann反射 ── 20
IDT法（intra discal therapy） ── 145
IgG index ── 31
informed consent ── 33
instability index ── 104, 185
intracranial hypotension ── 74

IVY法 ── 41
Jacksonテスト ── 18
Jefferson骨折 ── 59
JOA score ── 78

K～N

Kemp徴候 ── 18
kinking ── 156
Klippel-Feil症候群 ── 100
knee-hip-spine syndrome ── 220
Kugelberg-Welander ── 241
laminotomy ── 158
large group atrophy ── 243
LES（less erosive subset） ── 181
LF（lateral flexion） ── 62
Lhermitte徴候 ── 18
Love法 ── 143, 144
lumbar spondylosis deformans ── 161
Luschka joint ── 12
Magerl法 ── 64, 183, 185
malignant lymphoma ── 219
manual muscle testing ── 21
Margerl法 ── 105, 106
McCormack ── 124
McGregor線 ── 95
ME（more erosive subset） ── 181
MED法（micro endscopic discectomy） ── 144
MRI ── 26
MRSA ── 173
MUD（mutilating disease） ── 181
myelopathy hand ── 16
nerve root unroofing ── 158

INDEX

O～R

OLF (ossification of ligamentum flavum) ——— 134
OMC型装具 ——— 50
OPLL (ossification of posterior longitudinal ligament) ——— 83, 134
os odontoideum ——— 103, 184
pincers mechanism ——— 13
PLIF (posterior lumbar interbody fusion) ——— 150
postural reduction法 ——— 123
Pott麻痺 ——— 175
PSO (pedicle subtraction osteotomy) ——— 192
psoas position ——— 175
psoriatic spondylitis ——— 193
PS固定 ——— 64
raction spur ——— 161
Ranawat分類 ——— 180, 182
Ranawat法 ——— 95
Redlund-Johnell法 ——— 95
redundant nerve roots ——— 155, 156
Reiter症候群 ——— 189
Retropharyngeal space ——— 73
Reyerson法 ——— 123
Risser（リッサー）徴候 ——— 209
ROM (range of motion) 訓練 ——— 42
round back ——— 217

S～Z

SAC (space available for spinal cord) ——— 185
sacral sparing ——— 223
Scapulo-humeral reflex ——— 95
Scheuermann病 ——— 213, 215
sensory march ——— 153
SLR テスト (straight leg rising test) ——— 141
small angulated fiber ——— 242
SMN (survival motor neuron) ——— 240
SOD (Cu／Zn superoxide dismutase) ——— 240
SOMIブレース ——— 47, 64, 69

Sprengel変形 ——— 100, 101
Spurling テスト ——— 18
straight leg raising test ——— 18
Swimmer's position ——— 73
teardrop fracture ——— 60
tethered cord syndrome ——— 197
three column theory ——— 118
traction spur ——— 161
Trömner反射 ——— 20
untethering ——— 199
vacuum phenomenon ——— 162
VC (vertical compression) ——— 62
von Recklinghausen病 ——— 214
Whiplash mechanism ——— 71, 72
Whipple病 ——— 189
Zancoli分類 ——— 223
Z形成術 ——— 114

◆ 和文 ◆

あ～お

悪性腫瘍 ——— 132
悪性星細胞腫 ——— 229
悪性脊椎腫瘍 ——— 202
悪性リンパ腫 ——— 219
亜全摘術 ——— 114
圧迫骨折 ——— 118
圧迫性脊髄症 ——— 83, 232
アミロイドーシス ——— 109
アミロイド沈着 ——— 107
安定型損傷 ——— 123
医療過誤 ——— 35
インシデント・アクシデントレポート ——— 52
インストゥルメンテーション手術 ——— 226
インストゥルメント ——— 144
インフォームドコンセント ——— 33, 53
ウィリアムス（Williams）型腰仙椎装具 ——— 50
運動麻痺 ——— 39, 96
運動療法 ——— 42

嚥下機能検査 ——— 242
延髄障害 ——— 180
円背 ——— 29, 213
横隔神経刺激症状 ——— 226
黄色靱帯骨化症 ——— 134
横靱帯 ——— 12
横断性損傷型 ——— 222
越智の分類 ——— 180
温熱療法 ——— 45

か

下位頸椎の脱臼 ——— 76
開口位撮影 ——— 182
外傷後脊髄空洞症 ——— 239
外傷性AAS（環軸関節亜脱臼）——— 184
外傷性頚部症候群 ——— 71
外傷性軸椎すべり ——— 60, 63
外傷性ヘルニア ——— 74
開窓術 ——— 158
外側型ヘルニア ——— 141
外側陥凹部 ——— 152
解剖 ——— 12
潰瘍性大腸炎 ——— 189
解離性知覚障害 ——— 235, 236
角状亀背 ——— 216
角状後弯 ——— 213, 220
確定診断 ——— 29
下肢伸展挙上テスト ——— 18
下肢深部静脈血栓症 ——— 41
画像診断 ——— 23
片開き式脊柱管拡大術 ——— 86, 92
合併症 ——— 39
化膿性脊椎炎 ——— 109, 167, 171, 175, 178
化膿性椎間板炎 ——— 171, 184
カフェオレスポット ——— 29
感覚障害 ——— 20
間欠牽引 ——— 44
間欠跛行 ——— 153, 157
環軸関節亜脱臼 ——— 180, 185
環軸関節回旋位固定 ——— 184
環軸関節後方固定術 ——— 185
環軸椎後方固定術 ——— 105

環軸椎垂直脱臼 ── 97
肝疾患 ── 40
眼性斜頚 ── 112
関節可動域訓練 ── 42, 43
関節拘縮 ── 216
間接除圧 ── 98
関節突起間部 ── 148
関節リウマチ ── 95, 180
乾癬性脊椎炎 ── 189, 193
完全麻痺 ── 222, 226
環椎後頭関節脱臼 ── 58, 63
環椎後頭骨脱臼 ── 64
環椎後頭骨癒合 ── 100
環椎骨折 ── 59, 63, 64
環椎前弓 ── 184
環椎椎弓切除術 ── 237
癌転移 ── 202
乾酪壊死 ── 175, 176

き

奇異呼吸 ── 131
偽関節 ── 110, 169, 170
気胸 ── 132
機能性側弯症 ── 208, 211
亀背 ── 29, 213
急性期脊髄損傷患者 ── 228
急性腰背部痛 ── 166
球脊髄性筋萎縮症 ── 240
球麻痺症状 ── 241
胸郭損傷 ── 131
胸鎖乳突筋 ── 112
胸鎖乳突筋筋腹 ── 112, 113
胸鎖乳突筋筋腹切離術 ── 114
強直性脊椎炎 ── 135, 189, 214
胸椎 ── 13
胸椎MRSA脊椎炎 ── 174
胸椎OLF（黄色靭帯骨化症）── 136
胸椎OPLL（後縦靭帯骨化症）── 135
胸椎圧迫骨折 ── 218, 219
胸椎後弯 ── 212
胸腰髄損傷 ── 222
胸腰仙椎装具 ── 48
胸腰仙椎軟性装具 ── 48

胸腰椎後弯 ── 217
極超短波療法 ── 45
棘突起 ── 12
棘突起縦割式脊柱管拡大術 ── 86
筋移行術 ── 114
筋萎縮 ── 21, 236
筋萎縮性側索硬化症 ── 240
筋原性側弯症 ── 208
筋性斜頚 ── 112
筋力 ── 21
筋力増強訓練 ── 43

く・け

空洞―くも膜下腔シャント術 ── 238
屈曲回旋損傷 ── 120
屈曲伸展損傷 ── 120
グリセオール ── 233
クローヌス ── 20
頚胸移行部 ── 228
頚胸椎装具 ── 46
頚髄症 ── 89
頚髄損傷 ── 222
頚性狭心痛 ── 89
形成欠損 ── 214
形成不全すべり症 ── 147
痙性麻痺 ── 89, 223
頚性めまい ── 89
頚椎 ── 12
頚椎OPLL（後縦靭帯骨化症）── 83
頚椎カラー ── 46, 74
頚椎牽引 ── 44
頚椎骨折 ── 74
頚椎症 ── 89
頚椎症性筋萎縮症 ── 89
頚椎症性脊髄症 ── 83, 216
頚椎前弯 ── 212
頚椎装具 ── 46
頚椎損傷 ── 58
頚椎脱臼 ── 74
頚椎椎間板ヘルニア ── 78, 83
頚椎捻挫 ── 71, 76
頚椎癒合症 ── 100
頚動脈結節 ── 12

経皮的椎間板摘出術（PN法）── 145
経皮的電気刺激療法（TENS）── 46
頚部硬膜外ステロイド注入 ── 81
頚部腫瘍 ── 113
結核性脊椎炎 ── 172, 175, 178
血清反応陰性脊椎関節症 ── 189
血栓・塞栓症 ── 36
牽引療法 ── 42, 44
顕在性二分脊椎 ── 195
原発性骨粗鬆症の診断基準 ── 167
原発性脊椎腫瘍 ── 202

こ

抗菌薬 ── 173
抗結核薬 ── 175
膠原病 ── 170
後縦靭帯 ── 83
後縦靭帯骨化症 ── 80, 83, 91, 134
硬性コルセット ── 168
拘束型肺機能障害 ── 241
後側部損傷 ── 222
構築性後弯 ── 218
構築性側弯症 ── 208
交通事故 ── 71, 224
交通性脊髄空洞症 ── 235
後頭顆骨折 ── 58, 63, 64
後頭骨頚椎（胸椎）間固定術 ── 186
後方固定術 ── 136, 186, 210
後方除圧兼固定術 ── 124, 126
後方除圧術 ── 92
後方椎体間固定 ── 144
後方法 ── 210
硬膜外腫瘍 ── 229
硬膜内髄外腫瘍 ── 229
骨芽細胞腫 ── 202
骨硬化像 ── 176
骨シンチグラフィー ── 28
骨髄腫 ── 202
骨粗鬆症 ── 131, 166, 214
骨粗鬆症性椎体圧壊 ── 216
骨粗鬆症治療薬 ── 169
骨突起骨 ── 103
骨肉腫 ── 202

INDEX

骨片脊柱管内突出 —— 170	腫瘍嚢腫 —— 232	ステロイド大量療法 —— 227
骨癒合 —— 110, 184	上位頸髄 —— 96	スポーツ外傷 —— 224

さ・し

細菌培養検査 —— 172	上位頸椎損傷 —— 63, 64	**せ**
坐骨神経痛 —— 38	上衣腫 —— 231	性機能 —— 15
シートベルト損傷 —— 120	小関節破裂型骨折 —— 171	星細胞腫 —— 229
弛緩性麻痺 —— 223	小保存性線維 —— 242	脆弱性骨折 —— 131
軸性疼痛 —— 93	心因性疼痛 —— 37	脊索腫 —— 202, 203
軸椎下亜脱臼 (SAS) —— 180, 186	真空現象 —— 162	脊髄圧迫症状 —— 230
軸椎外傷性すべり —— 64	神経合併症 —— 35	脊髄インストゥルメンテーション —— 123
軸椎関節突起間骨折 —— 60	神経原性側弯 —— 208	脊髄円錐 —— 14, 137
自己決定権の侵害 —— 54	神経膠腫 —— 229	脊髄円錐下端 —— 14
四肢麻痺 —— 222	神経根刺激症状 —— 229	脊髄解離術 —— 200
思春期後弯症 —— 213	神経根障害（神経根症）—— 39, 93	脊髄空洞症 —— 208, 235
姿勢性後弯 —— 212	神経根症状 —— 78	脊髄空洞症の知覚障害 —— 236
持続牽引 —— 44	神経根性疼痛 —— 37	脊髄係留症候群 —— 194
支柱付き頸椎装具 —— 47	神経根造影 —— 30	脊髄血管障害 —— 226
歯突起間骨癒合 —— 184	神経根ブロック —— 81, 142, 156	脊髄脂肪腫 —— 196, 198
歯突起形成異常 —— 100, 103	神経鞘腫 —— 229, 230	脊髄終糸緊張症候群 —— 199
歯突起骨 —— 59, 103, 184	神経所見 —— 16	脊髄腫瘍 —— 229
歯突起骨折 —— 59, 63, 184	神経線維腫 —— 214, 229	脊髄症 —— 39, 101, 180
支配筋 —— 21	神経ブロック —— 74	脊髄障害 —— 39
脂肪腫 —— 229	神経ブロック注射 —— 37	脊髄症状 —— 78
周術期合併症管理 —— 40	神経麻痺 —— 54, 168	脊髄ショック —— 223, 224
重粒子線 —— 206	人工股関節置換術 —— 191	脊髄髄節 —— 14
ジュエット (Jewett) 型胸腰仙椎装具 —— 49	進行性脊髄性筋萎縮症 —— 240	脊髄髄内腫瘍 —— 235, 237
手根管症候群 —— 109	診察法 —— 16	脊髄性筋萎縮症 —— 243
手術合併症 —— 33, 35	心疾患 —— 41	脊髄造影 —— 28, 30
手術器械 —— 53	靭帯骨棘 —— 191	脊髄損傷 —— 74, 222
手術操作 —— 54	診断書 —— 75	脊髄軟化症 —— 232
手術部感染 —— 220	深部感覚 —— 20	脊髄腫瘍 —— 229
受傷機転 —— 120	深部腱反射 —— 19	脊髄分節 —— 15
出血性ショック —— 224	深部腱反射亢進 —— 89	脊髄変性疾患 —— 135
術後 —— 54	深部静脈血栓症 —— 55, 159, 226	脊髄麻痺 —— 35, 214, 218
術後合併症 —— 54	腎不全 —— 40	脊髄麻痺型 —— 223
術後せん妄 —— 41		脊柱管 —— 152
術後早期合併症 —— 54	**す**	脊柱管狭窄 —— 39, 101, 108, 152
術前 —— 52	錐体路症状 —— 95	脊柱管内突出 —— 167
術前・術後治療 —— 39	垂直性亜脱臼 —— 180, 186	脊柱管内ヘルニア —— 141
術中 —— 54	髄内腫瘍 —— 229, 231	脊柱管の前後径 —— 13
腫瘍浸潤圧迫 —— 204	髄膜腫 —— 229, 230	脊柱後弯症 —— 212
	スクリュー固定術 —— 66	
	スタインドラー (Steindler) 型腰仙椎装具 —— 49	

脊柱再建術 —— 185	前方除圧兼固定術 —— 123, 124	**つ**
脊柱靱帯骨化症 —— 83, 134	前方除圧固定術 —— 81, 92	椎間板造影 —— 28, 30, 171
脊柱側弯症 —— 207, 239	前方脊柱再建術 —— 169	椎間板ヘルニア —— 140, 143
脊柱側弯症矯正装具 —— 50	前方注視障害 —— 214	椎弓形成術 —— 92, 233
脊柱短縮術 —— 199, 201	前方法 —— 123, 210	椎弓切除術 —— 158
脊柱不安定性 —— 182		椎骨動脈損傷 —— 182
脊柱矢状面弯曲 —— 213	**そ**	椎骨動脈循環不全 —— 104
脊椎圧迫骨折 —— 166, 172	造影検査 —— 28	椎骨動脈走行異常 —— 98
脊椎炎 —— 189, 193	創感染 —— 35	椎骨脳底動脈循環不全 —— 180
脊椎カリエス —— 109, 167, 213, 216	臓器損傷 —— 133	椎骨脳底動脈不全症状 —— 103
脊椎高位 —— 15	装具療法 —— 42, 46	椎体圧潰 —— 214
脊椎後方短縮術 —— 169	足背動脈 —— 154	椎体形成術 —— 169
脊椎骨切り術 —— 191	続発性骨粗鬆症 —— 166, 167	椎体腫瘍 —— 216
脊椎骨粗鬆症 —— 166	側面動態撮影 —— 182	追突事故 —— 71
脊椎固定術 —— 163		椎分離すべり症 —— 147
脊椎腫瘍 —— 202	**た・ち**	対麻痺 —— 222
脊椎所見 —— 16	ダーメンコルセット —— 49	ツベルクリン反応 —— 176
脊椎・脊髄疾患治療 —— 37	体幹装具 —— 46	
脊椎前後合併手術 —— 214	大後頭孔 —— 95	**て・と**
脊椎前方固定術 —— 173	大後頭孔部減圧術 —— 237	テーラー（Taylor）型胸腰仙椎装具 —— 49
脊椎損傷 —— 118	大耳介神経損傷 —— 115	低髄液圧症候群 —— 74
脊椎洞神経 —— 161	大腿神経伸長テスト —— 18	ディスコグラフィー —— 28
線維束性攣縮 —— 241	大動脈弁閉鎖不全 —— 193	転移性脊椎腫瘍 —— 172, 178, 202, 205
前後合併手術 —— 124, 127	多関節破壊型病型 —— 181	転落・墜落事故 —— 224
仙骨 —— 15	脱臼骨折 —— 120, 121	同意書 —— 33, 36
仙骨傾斜 —— 217	脱髄性疾患 —— 226	頭蓋頚椎移行部奇形 —— 235
仙骨裂孔ブロック —— 38	多発性硬化症 —— 85, 232	頭蓋直達牽引 —— 98, 226
全後弯 —— 213	多発性骨髄腫 —— 167	頭蓋底陥入 —— 95, 184
潜在性二分脊椎 —— 195	単純X線 —— 23	頭蓋底陥入のX線基準線 —— 96
前縦靱帯 —— 83	チェアバック（chair-back）型腰仙椎装具 —— 50	等尺性運動 —— 43, 163
全身管理 —— 52, 54	竹様脊椎 —— 191	透析 —— 40, 107
前脊柱アライメント —— 218	中下位頚椎骨折 —— 61	透析性脊椎症 —— 107
前側部損傷 —— 222	中ト位頚椎損傷 —— 60, 63, 66	等張性運動 —— 43
選択的神経根造影 —— 156	中心性頚髄損傷 —— 74, 184, 222	疼痛 —— 37
選択的椎弓形成術 —— 93	中心部損傷 —— 222	動的因子 —— 39
剪断損傷 —— 120	超音波療法 —— 45	糖尿病 —— 40
仙腸関節炎 —— 189, 193	超短波療法 —— 45	動脈瘤性骨嚢腫 —— 202
仙腸装具 —— 50	治療評価判定基準 —— 78	特発性後弯症 —— 216
仙椎 —— 15	陳旧性圧迫骨折 —— 166	特発性脊髄空洞症 —— 235
先天性後弯 —— 215		特発性側弯症 —— 208
先天性骨化障害 —— 95		徒手筋力テスト —— 21
先天性側弯症 —— 100, 208		突背 —— 213
前方固定術 —— 136, 144, 210		

INDEX

な〜の

内固定	110
ナイト（Knight）型腰仙椎装具	50
ナイト・テーラー（Knight-Taylor）型胸腰仙椎装具	49
軟骨肉腫	202
軟性コルセット	168
日常生活動作	42
二分脊椎	149, 194
尿路感染	226
脳性ナトリウム利尿ペプチド	40
脳脊髄液減少症	74
囊胞性二分脊椎	195
膿瘍像	176

は・ひ

肺外結核	176
肺疾患	41
破壊性脊椎関節症	107, 184
バストバンド	133
発育性狭窄症	91
馬尾腫瘍	229
馬尾・神経根障害	39
馬尾性間欠跛行	153
破裂骨折	119
バレ・リュー症候群	71
ハロー式頸胸椎装具	47
ハローベスト固定	64
半硬性装具	46
反射弓	19
反射中枢	19
半側部損傷	222
反応性囊腫	232
ハンプ	207
皮下捻髪音	131
非交通性脊髄空洞症	235
ビスホスホネート	166, 169, 206
尾椎	15
皮膚表在反射	19
ヒューリスティックス	23
表在感覚	20
病的反射	78

ふ〜ほ

不安定型損傷	123
フィラデルフィア・カラー	47
副甲状腺機能亢進症	100
腹壁反射	236
腐骨	176
不全麻痺	222
物理療法	42
部分的椎弓切除	158
分節欠損	214
分離すべり症	147
分離部固定術	151
閉塞性動脈硬化症	154
ペディクルスクリュー	64
ヘルニア高位	141
ヘルニア摘出術	143
ヘルニアの脱出	140
辺縁造影効果	176
変換熱	45
変形性頸椎症	109, 242
変形性脊椎症	89, 108, 161
変性すべり症	152
変性側弯症	152
片側椎弓切除術	233
膀胱直腸障害	21, 230
膀胱直腸機能	15
歩行異常	17
ボストン（Boston）型装具	50
ホットパック	45

ま〜も

末梢運動神経障害	241
麻痺性後弯症	214
ミエログラフィー	28
ミエロパチーハンド	16
ミルウォーキー（Milwaukee）型装具	50
むち打ち損傷	71
ムチランス型病型	181
モールド型胸腰仙椎装具	49
モールド型頸椎装具	47
問診	52

や〜よ

矢状面回旋度	104
輸血合併症	36
腰仙椎装具	49
腰椎	14
腰椎化膿性脊椎炎	173
腰椎形成不全すべり症	147
腰椎結核性脊椎炎	177
腰椎牽引	44
腰椎後弯	216
腰椎神経根	15
腰椎前弯	212, 216
腰椎椎間板症	140
腰椎椎体間固定術	150
腰椎破裂骨折	122
腰椎分離症	147
腰椎変形性脊椎症	161
腰痛体操	43
腰部脊柱管狭窄症	109, 161, 216

り〜わ

リウマチ性脊椎炎	180
リウマトイド因子	189
リスクマネジメント	52
リハビリテーション	42
良性脊椎腫瘍	202
リラクゼーション	43
臨床決断	23
類骨骨腫	202
ルシュカ関節	12
レーザー治療	82
レーザー椎間板減圧法（PLDD法）	82, 145
老人性側弯症	216
肋骨胸骨骨折	131
肋骨骨折	226
弯曲異常	89

整形外科専門医になるための診療スタンダード 全4巻

[掲載項目一覧]

第1巻 脊椎・脊髄
編集／千葉一裕，松本守雄

概論
- 脊椎・脊髄疾患診療のポイント
  1. 解剖／2. 診察法／3. 画像診断／4. 確定診断／5. 脊椎・脊髄疾患のインフォームドコンセント／6. 治療／7. リハビリテーション
- リスクマネジメント
  1. 脊椎手術におけるリスクマネジメント

疾患

第1章 頚椎
1. 頚椎損傷（脱臼・骨折）／2. むち打ち損傷／3. 頚椎椎間板ヘルニア／4. 脊柱靱帯骨化症［頚椎］／5. 変形性脊椎症（頚椎症，頚髄症）／6. 頚椎の先天異常／7. 破壊性脊椎関節症／8. 筋性斜頚

第2章 胸椎
1. 脊椎損傷（骨折・脱臼）［胸・腰椎］／2. 胸郭損傷／3. 脊柱靱帯骨化症［胸・腰椎］

第3章 腰椎・仙椎
1. 腰椎椎間板症，椎間板ヘルニア／2. 腰椎分離症，分離すべり症，形成不全すべり症／3. 脊柱管狭窄症（変性すべり症を含む）／4. 変形性脊椎症［腰椎］

第4章 脊椎・脊髄の疾患
1. 脊椎骨粗鬆症・脊椎圧迫骨折／2. 化膿性脊椎炎／3. 結核性脊椎炎／4. リウマチ性脊椎炎／5. 強直性脊椎炎，乾癬性脊椎炎（seronegative spondyloarthropathy）／6. 二分脊椎，脊髄係留症候群／7. 脊髄腫瘍／8. 脊柱側弯症／9. 脊柱後弯症／10. 脊髄損傷／11. 脊髄・馬尾腫瘍／12. 脊髄空洞症／13. 脊髄疾患と鑑別を要する神経，筋疾患（筋萎縮性側索硬化症ほか）

第2巻 上肢
編集／池上博泰，佐藤和毅

概論
- 上肢疾患診療のポイント
  1. 肩関節／2. 肘関節／3. 手・指関節
- リスクマネジメント
  1. 上肢疾患におけるリスクマネジメント

疾患

第1章 上肢全般
1. 上肢の関節リウマチ（手・手関節をのぞく）／2. 上肢の循環障害，コンパートメント症候群（Volkmann拘縮を含む）／3. 新鮮開放創／4. 神経断裂／5. 血管損傷／6. 末梢神経障害（単神経障害，多発性単神経障害，多発性神経障害など）

第2章 肩甲帯
1. 鎖骨骨折／2. 肩関節脱臼／3. 肩鎖関節脱臼／4. 肩関節周囲炎・五十肩／5. 腱板断裂（Rotator Cuff Tear）／6. 外傷性腕神経叢損傷／7. スポーツによる肩の障害／8. 肩関節の先天異常〔肩甲骨高位症（Sprengel変形）〕／9. 肩関節の不安定症（反復性肩関節脱臼，非外傷性不安定症）／10. 肩腱部組織の変性疾患（上腕二頭筋長頭腱の障害）

第3章 上腕・肘・前腕
1. 上腕骨近位端骨折／2. 上腕骨骨幹部骨折／3. 小児上腕骨顆上骨折／4. 肘関節脱臼および脱臼骨折／5. 上腕骨外側上顆炎／6. 肘内障（pulled elbow）／7. 肘部管症候群／8. 上腕骨小頭離断性骨軟骨炎／9. 変形性肘関節症／10. 前腕骨骨折（両前腕骨骨折・Galeazzi骨折）

第4章 手・手関節
1. 手関節部骨折（橈骨遠位端骨折・尺骨茎状突起骨折・手根骨骨折・手根骨脱臼）／2. 手指の骨折・脱臼／3. 指関節靱帯損傷／4. 手の腱損傷／5. 手根管症候群／6. 腱鞘炎-ばね指／7. 腱鞘炎-de Quervain病／8. 手の骨端症，骨壊死症（Kienbock病）／9. 多指症／10. 手の炎症性疾患（腱鞘炎と腱炎，手の関節リウマチ，手の変形性関節症）／11. 手の感染症／12. 手の神経麻痺（橈骨神経麻痺，正中神経麻痺，尺骨神経麻痺，前骨間神経麻痺，円回内筋症候群，尺骨神経管症候群，後骨間神経麻痺）／13. 手の先天異常（形成障害，分化障害，重複，指列誘導障害，過成長，低成長，絞扼輪症候群）

監修／戸山芳昭，大谷俊郎

※ 第2～4巻は発行予定
（各巻のタイトル，掲載内容は一部変更になることがございます）

第3巻　下肢
編集／松本秀男，柳本　繁，須田康文

概論
- 下肢疾患診療のポイント
  1. 解剖／2. 診察法／3. 画像診断／4. 確定診断／5. インフォームドコンセント／6. 治療／7. リハビリテーション
- リスクマネジメント
  1. 下枝のリスクマネジメント

疾患

第1章　下肢全般
1. 下肢の関節リウマチ／2. 肺血栓塞栓症・深部静脈血栓症／3. 痛風／4. 偽痛風／5. 下肢の循環障害（コンパートメント症候群，閉塞性動脈硬化症）／6. 骨関節感染症（骨髄炎，化膿性関節炎，術後感染，結核性関節炎を中心に）

第2章　骨盤・股関節・大腿
1. 骨盤骨折／2. 先天性股関節脱臼／3. 化膿性股関節炎／4. 単純性股関節炎／5. Perthes病／6. 大腿骨頭すべり症／7. 変形性股関節症／8. 大腿骨頭壊死症／9. 外傷性股関節脱臼／10. 大腿骨頸部・転子部骨折／11. 大腿骨骨幹部骨折

第3章　膝関節
1. 膝内障／2. 膝靱帯損傷（前十字靱帯損傷）／3. 膝靱帯損傷（後十字靱帯損傷）／4. 膝靱帯損傷（内側側副靱帯損傷）／5. 半月板損傷／6. 離断性骨軟骨炎／7. 膝骨端症（Blount病，Osgood-Schlatter病）／8. ジャンパー膝／9. 膝周辺の骨折・脱臼／10. 反復性膝蓋骨脱臼／11. 膝蓋大腿関節障害／12. 変形性膝関節症／13. 膝関節周囲の骨壊死症／14. 色素性絨毛結節性滑膜炎（膝関節）

第4章　下腿・足・足関節
1. 下腿骨骨折／2. 足関節部骨折・脱臼／3. 足関節靱帯損傷／4. 踵骨骨折／5. 先天性内反足／6. 外反母趾／7. 足部骨端症（Kohler病，Freiberg病，Sever病）／8. 足部疲労骨折／9. アキレス腱断裂／10. 足底腱膜炎／11. 糖尿病足

第4巻　骨・軟部腫瘍 および骨系統・代謝性疾患
編集／森岡秀夫

概論
- 骨・軟部腫瘍診療のポイント
  1. はじめに／2. 診断の順序／3. 問診／4. 血液検査／5. 画像診断／6. 生検／7. インフォームドコンセント／8. 治療

疾患

第1章　原発性骨腫瘍
1. 骨軟骨腫／2. 内軟骨腫／3. 骨巨細胞腫／4. 良性軟骨芽細胞腫／5. 類骨骨腫／6. 骨肉腫／7. 軟骨肉腫／8. 骨悪性線維性組織球腫／9. Ewing肉腫/PNET／10. 脊索腫／11. 多発性骨髄腫／12. 骨原発性悪性リンパ腫

第2章　腫瘍類似疾患
1. 線維性骨皮質欠損・非骨化性線維腫／2. 単純性骨嚢腫／3. 線維性骨異形成

第3章　転移性骨腫瘍
1. 転移性骨腫瘍

第4章　軟部腫瘍
1. デスモイド／2. 悪性線維性組織球腫（未分化多形肉腫）／3. 脂肪腫・脂肪肉腫／4. 平滑筋肉腫／5. 横紋筋肉腫／6. 血管腫・血管肉腫／7. 滑膜肉腫／8. 神経組織由来の腫瘍／9. 胞巣状軟部肉腫／10. 類上皮肉腫／11. 淡明細胞肉腫

第5章　骨系統疾患
1. 軟骨無形成症／2. 多発性骨端異形成症／3. 骨形成不全症／4. 多発性異骨症（ムコ多糖症）

第6章　代謝性骨疾患
1. 骨軟化症／2. 副甲状腺機能異常／3. 甲状腺機能異常／4. 成長ホルモン異常症／5. 骨Paget病

医学とバイオサイエンスの 羊土社

羊土社 臨床医学系書籍ページ　http://www.yodosha.co.jp/medical/

- 羊土社では，診療技術向上に役立つ様々なマニュアル書から臨床現場ですぐに役立つ書籍，また基礎医学の書籍まで，幅広い医学書を出版しています．
- 羊土社のWEBサイト"羊土社　臨床医学系書籍ページ"は，診療科別分類のほか目的別分類を設けるなど書籍が探しやすいよう工夫しております．また，書籍の内容見本・目次などもご覧いただけます．ぜひご活用ください．

▼ メールマガジン「羊土社メディカルON-LINE」にご登録ください ▼

- メディカルON-LINE（MOL）では，羊土社の新刊情報をはじめ，お得なキャンペーン，学会・フェア情報など皆様に役立つ情報をいち早くお届けしています．
- 登録・配信は無料です．登録は，上記の"羊土社　臨床医学系書籍ページ"からお願いいたします．

整形外科専門医になるための診療スタンダード

1 脊椎・脊髄

2008年 4月10日　第1刷発行	
2013年 3月 5日　第2刷発行	
監　修	戸山芳昭　大谷俊郎
編　集	千葉一裕　松本守雄
発行人	一戸裕子
発行所	株式会社　羊土社
	〒101-0052
	東京都千代田区神田小川町2-5-1
	TEL　03（5282）1211
	FAX　03（5282）1212
	E-mail　eigyo@yodosha.co.jp
	URL　http://www.yodosha.co.jp/
装　幀	竹山壮一朗
印刷所	凸版印刷株式会社

ISBN978-4-7581-0210-0

本書の複写にかかる複製，上映，譲渡，公衆送信（送信可能化を含む）の各権利は（株）羊土社が管理の委託を受けています．本書を無断で複製する行為（コピー，スキャン，デジタルデータ化など）は，著作権法上での限られた例外（「私的使用のための複製」など）を除き禁じられています．研究活動，診療を含み業務上使用する目的で上記の行為を行うことは大学，病院，企業などにおける内部的な利用であっても，私的使用には該当せず，違法です．また私的使用のためであっても，代行業者等の第三者に依頼して上記の行為を行うことは違法となります．

JCOPY ＜（社）出版者著作権管理機構 委託出版物＞
本書の無断複写は著作権法上での例外を除き禁じられています．複写される場合は，そのつど事前に，（社）出版者著作権管理機構（TEL 03-3513-6969，FAX 03-3513-6979，e-mail：info@jcopy.or.jp）の許諾を得てください．

memo

memo

骨・関節疾患の診断,治療に役立つ書籍

よくわかる リウマチ治療薬の選び方・使い方

松原　司／編

リウマチ治療薬の入門＆実践書．従来のリウマチ薬はもちろん，生物学的製剤を使いたいという医師におすすめです．同種・類似薬との使い分けをエキスパートが実践的に解説．症例提示で具体的な使い方も理解できます．

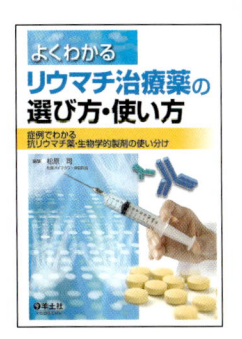

- 定価（本体 5,000円＋税）
- B5判　■ 206頁　■ ISBN 978-4-7581-1703-6

リウマチ診療のための 関節エコー撮像法ガイドライン

日本リウマチ学会，関節リウマチ超音波標準化委員会／編

日本リウマチ学会が撮像・評価方法を標準化．検査時の体位などの撮像法をイラストで図解．また，正常／病的画像それぞれをシェーマとセットで掲載し評価法を解説．視覚的にも理解しやすい実践的なガイドライン．

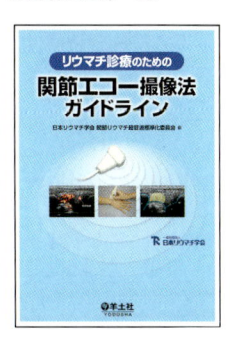

- 定価（本体 3,800円＋税）
- A4判　■ 83頁　■ ISBN 978-4-7581-1707-4

すぐに使える リウマチ・膠原病診療マニュアル

岸本暢将／編

リウマチを専門としていない医師にオススメ！リウマチ性疾患の"一発診断"に役立つ情報が充実，写真やイラストも豊富で，外来・病棟・救急などのさまざまな場面でよく出合う症状へのアプローチがわかる実践書！

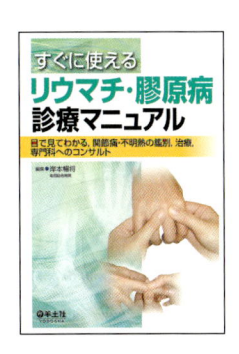

- 定価（本体 5,000円＋税）
- B5判　■ 277頁　■ ISBN 978-4-7581-0662-7

筋骨格注射スキル
注射の原理原則と部位別実践テクニック

岸本暢将／監訳
山本万希子，萩野　昇／訳

知りたかった筋骨格注射のコツが写真と解剖イラストで見える！わかる！欧米好評書が待望の翻訳．肩・肘・手・手首・殿部・股関節・足・足首の注射テクニックを解説．整形外科医，リウマチ医，プライマリケア医必携．

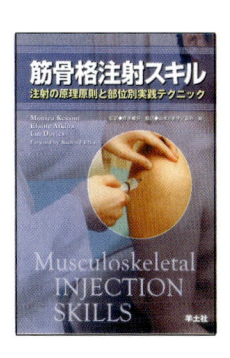

- 定価（本体 6,000円＋税）
- B5変型判　■ 200頁　■ ISBN 978-4-7581-0641-2

発行　羊土社

〒101-0052 東京都千代田区神田小川町2-5-1
TEL 03(5282)1211
E-mail: eigyo@yodosha.co.jp
FAX 03(5282)1212
URL: http://www.yodosha.co.jp/

ご注文は最寄りの書店，または小社営業部まで

骨・関節疾患の診断，治療に役立つ書籍

できる！画像診断入門シリーズ
骨軟部 画像診断のここが鑑別ポイント 改訂版

[シリーズ監修] 土屋一洋
福田国彦／編

画像鑑別診断の大人気シリーズが待望の改訂！1疾患が見開き完結で一目瞭然！鑑別すべき疾患画像を並べて比較でき，鑑別ポイントもしっかり掴める．疾患画像は800点掲載！画像診断医，研修医にオススメ！

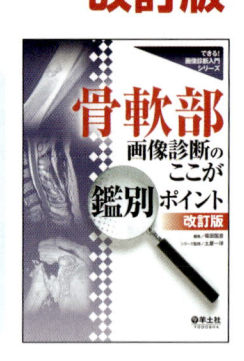

- ■ 定価（本体5,400円＋税）
- ■ B5判 ■ 247頁 ■ ISBN 978-4-7581-0776-1

正常画像と並べてわかる 骨軟部CT・MRI
◀ここが読影のポイント▶

福田国彦／編

骨軟部の病変部のCT・MRI画像を正常画像と比較できるから，見るべきポイントがすぐわかる！各部位ごとに押さえておきたい症例画像を網羅．

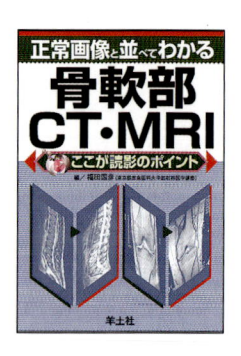

- ■ 定価（本体3,000円＋税）
- ■ A6判 ■ 259頁 ■ ISBN 978-4-7581-0619-1

救急・当直で必ず役立つ！骨折の画像診断
全身の骨折分類のシェーマと症例写真でわかる読影のポイント

福田国彦，丸毛啓史／編

全身50種類以上の代表的な骨折を網羅し，読影のポイントを骨折分類のシェーマと豊富な症例写真を用いてわかりやすく解説！さらに，部位ごとに基本的な撮像方法と正常解剖も掲載．骨折を診るすべての医師必携！

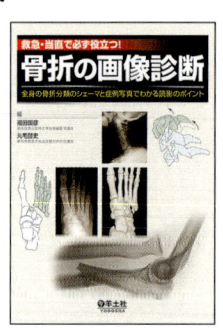

- ■ 定価（本体5,000円＋税）
- ■ B5判 ■ 268頁 ■ ISBN 978-4-7581-1168-3

ビジュアル基本手技シリーズ
カラー写真でみる！骨折・脱臼・捻挫 改訂版

内田淳正，加藤 公／編

「とにかく写真が多い」「解説が明解」「イラストがわかりやすい」と大人気の入門書を改訂．外傷症例の診療の知識と手技がよくわかり，骨折の診断と処置のコツもつかめます．初心者はもちろん指導医にもお勧め！

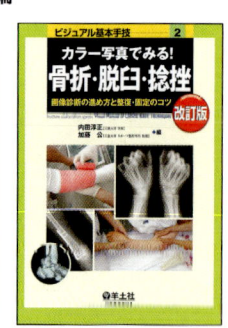

- ■ 定価（本体4,700円＋税）
- ■ A4判 ■ 173頁 ■ ISBN 978-4-89706-349-2

発行　羊土社

〒101-0052
東京都千代田区神田小川町2-5-1
TEL 03(5282)1211
E-mail:eigyo@yodosha.co.jp

ご注文は最寄りの書店，または小社営業部まで
FAX 03(5282)1212
URL:http://www.yodosha.co.jp/